普外科常见疾病诊疗与周围血管外科手术技巧

王瀚锐 主编

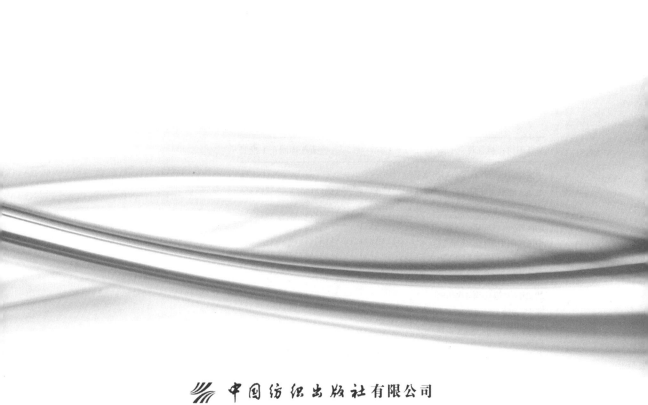

中国纺织出版社有限公司

图书在版编目（CIP）数据

普外科常见疾病诊疗与周围血管外科手术技巧 / 王
瀚锐主编. -- 北京：中国纺织出版社有限公司，2022.8
　　ISBN 978-7-5180-9730-2

　　Ⅰ.①普…　Ⅱ.①王…　Ⅲ.①外科—常见病—诊疗②
血管外科手术　Ⅳ.①R6

中国版本图书馆CIP数据核字（2022）第134620号

责任编辑：樊雅莉　　责任校对：高　涵　　责任印制：王艳丽

中国纺织出版社有限公司出版发行

地址：北京市朝阳区百子湾东里A407号楼　邮政编码：100124

销售电话：010 — 67004422　传真：010 — 87155801

http://www.c-textilep.com

中国纺织出版社天猫旗舰店

官方微博 http://weibo.com/2119887771

三河市宏盛印务有限公司印刷　各地新华书店经销

2022年8月第1版第1次印刷

开本：787×1092　1/16　印张：11.25

字数：272千字　定价：78.00元

凡购本书，如有缺页、倒页、脱页，由本社图书营销中心调换

编 委 会

前　言

普外科是一门临床综合性学科，是外科系统中最大的专科。由于普外科涉及面广、整体性强，加之临床新理论、新技术、新疗法的不断涌现，为了便于临床医师系统学习普外科疾病知识，不断提高医治水平，更好地为患者服务，编者根据自身多年丰富的临床经验并参考相关文献，编写了这部临床实用的著作。

本书内容丰富，贴近临床，注重实用，形式新颖。首先介绍常见创伤的院前急救与周围血管手术基本技术，然后详细阐述各种普外科疾病的病因、诊断、鉴别诊断、治疗方式。最后对周围血管常见疾病的手术操作方法与技巧进行简单讲解。各位编者在繁忙的医教研工作之余，为本书投入了大量的精力，他们通过通俗易懂的语言和深入浅出的文笔，将先进的普通外科知识和精湛的手术技巧表达出来，传递给广大外科同道和读者。

由于编写内容较多，时间紧促，尽管在编写的过程中反复校对、多次审核，但书中难免有不足和疏漏之处，望各位读者不吝赐教，提出宝贵意见，以便再版时修订。

编　者

2022 年 5 月

目　录

第一章

常见创伤的院前急救与处理

第一节　多发伤与复合伤

一、概述

多发伤是指单一致伤因素造成机体两个或两个以上部位同时遭受严重损伤，如不进行紧急处理可能会危及生命，常伴有大出血、休克以及严重的生理功能紊乱。具体来讲，将身体分成头颈部、面部、胸部、腹部、骨盆和四肢、体表6个部分。有2个部位以上的损伤，且每个伤的简明损伤评分（AIS）大于3的称为多发伤。还有一种定义的方法是根据创伤的严重程度将其分为：伴有意识障碍的颅脑创伤，伴有呼吸功能不全的胸部创伤，失血性休克或处于休克前期3种情况，具有2种以上的损伤称为多发伤。

复合伤是指两种或两种以上致伤因素同时或相继作用于机体所造成的损伤。

爆炸伤是最典型的复合伤。还有特殊类型的复合伤，如放射损伤复合炭疽、躯体创伤复合精神创伤；极端特殊环境发生的复合伤，如高原缺氧、海水浸泡等。

二、病因

多发伤和复合伤最常见的原因为交通事故、高处坠落、爆炸伤、跌打等。Regel 等对3 406个多发伤病例（其中85%为交通事故引起的外伤）进行了回顾性分析。其中，四肢创伤86%，颅脑创伤69%，胸部创伤62%，腹部创伤36%，骨盆创伤28%；并发脊髓损伤14%，并发损伤部位以颅脑创伤＋四肢创伤（63%）、胸部创伤＋四肢创伤（52%）为最常见，并发腹部创伤的概率较低。

三、病理生理

多发伤对机体的损害在诊断和治疗时要考虑它的病理生理的复杂性。无论受伤轻重，伤后数小时内局部即产生炎症反应。创伤的炎症起源于组织断裂、胶原纤维暴露和细胞破坏，临床上表现为局部的红、肿、热、痛等，于伤后24～48小时达到高峰。创伤性炎症对组织修复功能有利，但较广泛或剧烈的创伤性炎症对机体又有不利影响。较早出现的体温反应，是由于受伤后部分炎症介质作用于体温中枢导致发热，而休克晚期有时体温反应反而受抑制，因此，体温中枢受累严重时可发生高热或体温过低的症状。

（一）机体应激反应剧烈

创伤刺激、失血、失液、精神紧张等可引起神经-内分泌方面的变化。

（1）通过中枢兴奋交感-肾上腺髓质系统，使心跳加快加强，心输出量增加，以保证心、脑等器官得到较好的血液灌注。

（2）低血容量使肾血流量减少，激活肾素-血管紧张素-醛固酮系统，促进肾小管对钠的重吸收，增加排钾，促进水分的重吸收。

（3）下丘脑-垂体系统分泌大量的抗利尿激素，促进远端肾小管对水的重吸收，与醛固酮协同维持血容量。

（二）免疫功能抑制，易继发感染

机体遭受严重创伤后，受损的组织激活血管活性介质及活性裂解产物，导致异常炎症反应，抑制免疫功能，尤其是细胞免疫功能。出血性休克会引起肠黏膜缺血水肿、局部坏死、肠道机械屏障破坏，肠道通透性增高及免疫功能抑制，出现"细菌移位"，易继发感染。

（三）高代谢状态和多器官功能衰竭

常在伤后第3天出现高代谢状态和多器官功能衰竭，体液、血糖、蛋白质、血清钾、血清钙等都会出现相应变化，最终随着免疫抑制细胞活性增高和大量炎症介质释放，各个脏器相继出现功能障碍，很容易引发多器官功能衰竭。

（四）复合伤

复合伤发病机制是"复合效应"，它与单一伤最基本的区别是：机体受到复合致伤作用后的综合反应，常表现为"加重效应"。早期死亡率高于单一伤，多数情况下主要死于早期休克，但还有比休克更早的直接致死原因，如有害气体急性中毒、严重的肺出血和肺水肿等。复合伤与其他严重创伤类似，病程主要有过度应激紊乱、缺血缺氧、全身炎症反应综合征等早期全身性损害、重要内脏并发症、创伤修复等。按累及的系统，放射损伤有造血损害、免疫紊乱与感染、出血病变、肠上皮损伤、创面难愈等；烧伤和冲击伤有创面与伤口、心脏病变与全身性循环功能障碍、肾脏病变与急性肾衰竭、免疫紊乱与感染等。

爆炸致损伤可同时表现为冲击伤、烧伤、破片伤等，但通常以冲击伤为主，多表现为多发伤并发复合伤如冲烧毒复合伤、冲毒复合伤、挤压伤、弹片伤、多发骨折等，是多种致伤因素的相互加强或扩增效应的结合。患者的病理生理紊乱，常较单一因素所致的多发伤更加严重且复杂，不仅损伤范围广，涉及多个部位和多个脏器，而且全身和局部反应强烈而持久。

胸部爆炸伤以多发伤和复合伤一并存在较多见，不同部位和多种因素造成的损伤相互影响，使伤情更加复杂，除了造成严重的胸部创伤以外，常并发有腹腔脏器损伤。表现为心脏、肺脏同时受累时，既有破片伤又有冲击伤，实质脏器受损的同时常并发有胸腔破裂造成的血气胸等。最终导致神经内分泌、血液循环、生化以及生物活性因子等多方面的功能严重紊乱和障碍。

四、临床表现

除了各种致伤因素引起的原发病表现以外，最常见的临床表现有休克、严重低氧血症、组织感染以及多器官功能衰竭，但在早期尤以前两者多见。

（一）休克发生率高

多发伤损伤范围广，失血量大，损伤的应激反应剧烈，易发生低血容量性休克，有时可与心源性休克同时存在。

（二）严重低氧血症

早期发生率高，可达90%，尤其是有颅脑创伤、胸部创伤伴有休克或昏迷者，动脉血氧分压可降至30～40 mmHg。

1. 呼吸困难型

患者缺氧明显，呼吸极度困难，辅助呼吸肌收缩明显，如明显的腹式呼吸。

2. 隐蔽型

患者临床缺氧体征不明显，仅表现为烦躁不安、呼吸增快，但没有呼吸困难表现。

（三）组织感染发生率高

创伤后机体免疫功能受到抑制，伤口污染严重，肠道细菌移位以及侵入性导管的使用，致感染发生率高，且多为混合感染。后期由于大量使用广谱抗生素，易发生耐药菌和真菌的感染。

（四）易发生多器官功能衰竭

由于休克、感染及高代谢反应，多发伤易并发多器官功能衰竭。一般从一个脏器功能衰竭开始累及其他脏器，通常发生的顺序依次是肺脏、肝脏、胃黏膜与肾脏。

五、辅助检查

1. 诊断性穿刺、引流

诊断性腹腔穿刺（DPP）、诊断性腹腔灌洗（DPL）、胸腔穿刺和引流在院前急救过程中有相当大的作用，前两者在诊断腹腔伤情中起着决定性作用，而胸腔穿刺和引流在胸部闭合性损伤的诊断和救治中必不可少。

2. 移动超声检查

腹部创伤超声重点评估方案（FAST）：一般指由临床医生操作，对创伤患者进行床旁超声快速评估，根据腹腔及心包有无游离液体，判断是否存在腹部及心脏损伤。对并发有严重颅脑创伤、休克等多发伤患者，往往由于意识障碍而容易出现胸腹部创伤的早期漏诊。FAST具有快速、无创、方便、可重复性等特点，可以在3分钟内识别严重腹腔出血及心包积液，有助于早期诊断、针对性治疗。FAST的敏感性为73%，特异性为100%。目前也有将此技术运用到闭合性颅脑损伤的评估和诊断当中。

3. 放射影像学检查

院前急救配备移动X线检查，对于隐性腹部创伤有极大的帮助，在腹部拍片之前，应先拍摄颈椎片，以避免在搬运患者过程中出现意外。腹部平片包括两侧膈肌、两侧肋部及盆腔。上腹部的损伤往往并发有下胸部的损伤，必须同时拍片，观察有无肋骨骨折、血气胸或外伤性膈疝等。肋骨骨折的部位往往可以间接地提示腹腔脏器损伤的部位，如左侧下胸部的肋骨骨折多伴有脾脏破裂或左肾损伤，右侧下胸部肋骨骨折往往伴有肝脏破裂或右肾损伤，结合症状、体征和腹腔穿刺结果不难作出判断。反之，也可提示有相应部位的肋骨骨折。受伤早期就出现腹膜炎的患者多半是空腔脏器的穿孔或实质脏器断裂，立位腹部平片须观察：

膈下有无游离气体，膈肌是否抬高，肝脾阴影是否有异常变化，胃或结肠有无受压、移位，肠管液平分布情况，有无腹膜后间隙的积气、积液或脊柱骨盆骨折等。患者如不能立位拍片，可行左侧卧位拍片，可观察肝脏与季肋间有无线状气腹，比右侧卧位片容易发现气腹征。

六、诊断

（一）生命功能评估

1. 呼吸功能

严重创伤后，必须迅速对患者的气道、通气功能以及气体交换进行评估。

（1）重型颅脑创伤后昏迷，患者往往出现舌根下坠堵住喉咙；颈面部伤、血凝块和移位肿胀的软组织可堵塞气道；喉或气管的软骨骨折可引起气道狭窄；黏痰、泥土、义齿、呕吐物都可堵塞气道，导致窒息。

（2）胸壁或胸膜腔的完整性遭到破坏（多根、多处肋骨骨折，开放性或张力性气胸，大量血气胸等），或颈髓损伤致呼吸肌麻痹，气道虽然通畅，但胸廓不能做有效运动，没有足够的气体进入肺部，导致动脉血氧分压降低，动脉血二氧化碳分压升高。

（3）肺实质损伤、出血、水肿、炎性浸润或失血过多、红细胞过少等，导致气体不能进行充分交换。

2. 心血管功能

创伤后，心血管可因大出血或血浆外渗导致循环血量不足，或因张力性气胸、心包压塞、心肌挫伤、心肌梗死或冠状动脉气栓导致心功能衰竭、低血容量性休克或心源性休克。

（二）病史和体征是创伤最基本的诊断依据

1. 意识障碍

颅脑创伤、呼吸功能障碍，或出血性休克等都可引起不稳定的意识障碍，酒醉患者的意识障碍常使临床判断困难。

（1）颅脑创伤可能引起患者的意识丧失，虽然有时无法得到主诉，仍要考虑颈部创伤以及胸腹部创伤。颈部创伤可能会导致损伤部位以下痛觉及其他感觉的缺失，因此不能遗漏胸腹部创伤的诊断。昏迷、小儿和智能不全的患者特别要注意腹部创伤和脊髓损伤。

（2）颅脑创伤并发其他部位脏器损伤的诊断，除了脉率、血压、尿量、红细胞压积等必不可少的检测外，辅助检查是必须的。现场抢救除了胸腔穿刺、腹腔穿刺，紧急的腹腔灌洗也可以明确胸腹部脏器损伤的性质。移动超声检查可以作为即时诊断、重复评估的重要方法，而到达医院后的首要步骤就是进行紧急 X 线检查和 CT 检查。

2. 休克

中心静脉压下降提示大量失血。中心静脉压上升，脉压小，提示心包压塞。中心静脉压下降，无外出血或股部软组织出血，提示腹腔内大出血。单侧胸前壁皮下气肿，呼吸音低，气管和纵隔（X 线拍片提示）向对侧移位，提示张力性气胸。

（1）外伤性休克诊断应注意，要排除颈部创伤，特别是骨折；动脉血气分析可提示组织灌注程度；红细胞压积检查，提示血液浓缩程度及血液中红细胞量的多少；留置导尿管，尿量 <0.5 mL／（kg·h），提示低血容量。

（2）即便没有颅脑创伤，休克也可以引起脑缺血，从而导致患者身体一侧的麻痹、瞳孔不等大等情况。

（3）外伤引起的休克在排除了神经源性休克、张力性气胸、心包压塞等就需要考虑出血性休克的可能。如果是张力性气胸和心包压塞，没有并发出血性休克，则颈静脉是怒张的；而神经源性休克或出血性休克，颈静脉是瘪的。如果存在出血性休克但没有明显的外出血，则要考虑是否存在胸腔、腹腔以及后腹膜的出血。

（4）关于出血，每侧胸腔出血可达 2 000 mL；单侧股骨骨折，软组织内积血可达 800 mL；骨盆骨折，无尿路损伤，失血量为 1 000 ~ 1 500 mL。年轻人失血 1 200 ~ 1 500 mL,血压仍会正常，但临床上会出现皮肤湿冷、面色苍白、心动过速、出冷汗、少尿或无尿、烦躁不安。

3. 胸部创伤

应从呼吸及循环系统的功能变化考虑。多发伤并发肺部损伤：创伤以后如果早期出现呼吸困难，频率 >30 次/分，动脉血氧分压下降，动脉血二氧化碳分压初期下降，后期上升，在排除了机械因素，如面部、口腔颌面方面的创伤后，就应考虑急性呼吸窘迫综合征的出现。应考虑到严重胸部创伤是否并发心脏损伤；下胸部损伤有无肝脾破裂等。若胸腔持续引流有大量空气排出、肺功能不良、引流血液 >200 mL/h，且 3 小时以上仍不减少，应考虑胸腔进行性大出血和心血管损伤。

4. 腹部创伤

首先应从失血性休克的表现判断损伤部位。虽然腹腔内脏器损伤不会马上影响到呼吸循环系统，但一旦诊断延误就可能是致命的。严重腹部挤压伤，要考虑是否并发膈肌破裂。

5. 骨折

骨盆骨折，注意有无盆腔或腹腔内脏器损伤。

6. 复合伤

在烧冲复合伤或机械性创伤复合冲击伤时，机体冲击伤是最易被人们所忽略的。在特殊环境中受到创伤时，要加倍注意有无石棉、烟尘以及爆炸产生大量的氮氧化物的吸入中毒的情况。

（三）多发伤和复合伤容易漏诊与误诊

1. 早期表现隐匿

腹腔内实质性脏器损伤早期出血不多，有时仅为包膜下出血，生命体征变化不明显；颅脑创伤早期只有短暂意识不清，有时仅表现为脑震荡，缺乏典型的临床表现，容易导致延误救治时机。

2. 四肢创伤掩盖内脏损伤症状

常见有股骨骨折或其他长骨骨折，疼痛较明显，若同时并发脾脏破裂，但腹膜刺激征表现不明显，容易导致延误诊断。

3. 其他

早期多个系统似乎都不严重，只见轻伤不见重伤；多个系统损伤都严重，受专业知识的限制，医生各行其职，易造成漏诊或误诊。

七、急救与处理

确定救治的轻重缓急，即先救命，后治伤。

（一）院前救治流程

包括现场评估、患者伤情评估、确定转送的医疗机构、患者转运与信息交换、患者交接。

1. 现场评估

包括环境安全、患者人数、受伤机制、伤情和受伤部位，是否需要增援，以及是否需要交通警察等协助。

2. 患者伤情评估

包括气道、呼吸、循环、神经损伤程度、全身检查。

（1）绿色预警：生命体征基本稳定，没有生命危险。

（2）黄色预警：生命体征不稳定，不救治患者会死亡。

（3）红色预警：生命体征极其不稳定，不迅速处置4小时内将死亡，或难以逆转的濒死状态。

3. 确定转送的医疗机构

（1）红色预警患者：选择就近医疗机构救治。

（2）黄色或绿色预警患者：选择区域性创伤救治医疗机构或救治点。

4. 患者转运与信息交换

确定接收救治的医疗机构后，根据轻重缓急次序将患者搬离事故现场，现场应确定无患者遗漏。转运过程中通知接收医疗机构转运患者的数量、伤情、预计到达时间等信息。

5. 患者交接

包括预警级别、伤情评估表、主要伤情、次要伤情、已经采取的急救措施（止血带时间等）、急需的急救措施和其他特殊情况。

（二）治疗

对于颅脑创伤引起的颅内压升高，胸部创伤引起的换气性呼吸障碍以及胸部创伤、腹部创伤、大血管损伤等引起的出血性休克，究竟优先治疗哪个，需要根据每个患者受伤的具体情况进行判断，一般治疗顺序是胸部创伤、腹部创伤、颅脑创伤、四肢脊柱和骨盆创伤。

1. 生命救治

（1）迅速把握生命体征：2分钟快速检查伤情，包括体温、脉搏、呼吸、血压，尤其是意识水平和瞳孔大小及对光反射、四肢活动、胸腹呼吸状况，包括直肠指检。要求去除患者全部衣着，全面检查伤情。动态观察伤情，5分钟重复观察一次。估计创伤部位的出血量，有出血可以根据血压、脉搏等判断出血量，没有明显出血反而要更加密切注意隐蔽的症状和体征。尽快把握致命伤的情况，如上呼吸道阻塞、张力性气胸、出血性休克、脑疝、心包压塞等。

（2）抗休克、止血、防止窒息：①建立两条以上静脉输液通路，其中一路是大静脉（锁骨下静脉、颈内静脉或股静脉），必要时静脉切开置管，便于快速输液或进行中心静脉压监测，怀疑有后腹膜血肿、骨盆骨折、腹腔内大出血则禁止使用股静脉穿刺；②给氧和控制出血；③保证呼吸道通畅，必要时行气管内插管、经环甲膜气管穿刺置管或气管切开；④保留导尿管。

（3）院前急救复苏及液体选择：羟乙基淀粉、低分子右旋糖酐、乳酸钠林格液和 O 型浓缩红细胞（比例2.5∶1）。抗休克早期，立即输入乳酸钠林格液 2 000 mL，15 分钟内输入，可迅速扩充血容量。

创伤患者出血控制前的液体复苏目标：收缩压 80 mmHg，平均动脉压 50 ~ 60 mmHg，心率 < 120 次/分，动脉氧饱和度 > 96%，尿量 > 0.5 mL/（kg·h），无意识障碍，能准确遵嘱活动，动脉乳酸水平 < 1.6 mmol/L，碱剩余 < -5，血红蛋白 > 9 g/dL，中心静脉压 3 ~ 8 cmH$_2$O。

（4）体位、固定及转移：患者平卧，头偏向一侧，防止呕吐和误吸；无论有无颅脑创伤或颈椎损伤，均要使用颈托固定颈部；对有四肢骨折患者，应用夹板固定；将患者转移至相对安全的地方。

2. 确定治疗方案

（1）心脏停止 3 分钟以内必须立即行心肺复苏，条件允许可行开胸直接心脏按压。而针对多发伤和复合伤确定一个治疗方案比较困难，这是因为多发伤的类型错综复杂，即便是同一组合的多发伤根据病理生理的不同，治疗方法也不尽相同。例如：并发有颅脑创伤和腹部创伤的情况，颅内血肿和出血性休克，究竟是先开颅，还是先开腹，或者同时开颅开腹，需要根据具体情况做出选择。

对于严重多发伤和复合伤的患者，所有损伤部位的彻底性治疗一般都需要手术，手术方法要以抢救生命为第一目标，不必拘泥于一般的原则，而应按制止外出血和控制大出血为原则，以度过危险期。酸中毒、凝血功能障碍和低体温等是创伤预后不良的因素，如果通过手术不能阻止这些危险因素进一步恶化，则它们就是非手术损伤控制的适应证，也就是通过保守治疗控制和解决这些因素。

（2）如果出现必须先对某个部位的损伤进行紧急手术治疗而不得不暂时放弃对其他部位的手术治疗，需要进行以下的紧急处理：①胸部创伤引起的单肺破裂，在监测呼吸功能的同时张力性气胸可行单肺换气、胸腔引流，血气胸行胸腔引流；②颅脑创伤，使用高渗性利尿药、甘露醇和巴比妥类药物治疗，过度换气以及脑低温治疗；③骨盆骨折并发尿道破裂，骨盆骨折引起的尿道破裂多为后尿道，由于紧贴耻骨后及盆壁的静脉丛破裂，盆腔内的出血、渗血甚多，出血量可达数千毫升，由此可见创伤早期危及生命的是受伤后失血性休克，而不是尿道断裂和尿外渗，而抢救休克的关键是迅速恢复组织的灌流量；④脊髓损伤，由于可以在损伤后 8 小时内开始使用甲强龙，且首剂为大剂量冲击，并要求在持续心电监护及提供除颤器的情况下进行，因此不主张在院前急救时就开始使用甲强龙；⑤在病情危重的特定情况下，联合采用以静脉注射山莨菪碱或东莨菪碱（20 mg/8 h）、地塞米松（40 mg/8 h）、大剂量维生素 B$_6$（3 ~ 5 g/8 h）为主的冲击疗法，可能使爆炸伤患者的病情得到逆转。

（高　兵）

第二节 血气胸

一、概述

创伤性血胸、气胸是常见的胸部创伤之一。创伤引起的气胸常与血胸同时存在，称为血气胸。单纯的气胸或血胸并不多见。据统计，我国因胸部创伤而住院的患者中血胸、气胸占60%以上。

正常胸膜腔是不含气体的空腔，其间为负压。任何创伤引起空气经胸壁、肺以及气管的破口进入胸膜腔，造成肺组织压缩塌陷，即为创伤性气胸。若并发胸腔内和肺组织破裂出血，则称为创伤性血气胸。根据胸膜腔内压力的改变，气胸可分为3大类：闭合性气胸、开放性气胸和张力性气胸。

二、病因

血气胸是胸部创伤的常见并发症，创伤的程度主要取决于外力或动能的大小、作用的方式和部位以及生物组织特性。常见的有胸部钝性创伤、胸部锐器伤和胸部火器伤。胸部钝性创伤是胸部遭受撞击后，胸部减速度、撞击力以及胸部压缩率的耐受程度和黏性响应超出了本身的承受能力而造成的损伤。胸部锐器伤一般是由刀剑、竹竿、木棍、钢筋等锐器直接切、砍、刺伤胸部导致的损伤，损伤范围一般仅局限于伤处。胸部火器伤一般是指以火药等为原动力的投射物所致的胸部创伤。

（一）气胸

1. 闭合性气胸

胸部开放伤或闭合伤导致空气经胸壁、肺或食管较小的伤口进入胸膜腔，然后创口迅速闭合，导致胸膜腔与外界隔绝，气体无法自由进出，也不再增减，胸膜腔的压力保持稳定，且低于大气压。

2. 开放性气胸

枪弹、爆炸物，或锐器造成胸壁较大的损伤，使胸膜腔与外界相通，空气可随呼吸自由进出胸膜腔，可影响患者的呼吸功能和循环功能，并迅速导致严重的内环境紊乱，是胸部创伤早期死亡最主要的原因之一。

3. 张力性气胸

是胸部创伤中最危急的一种，多由闭合性创伤引起。由于肺裂伤、支气管或食管破裂，创口呈单向活瓣与胸膜腔相通，空气随呼吸可不断进入胸膜腔，但无法排出，导致胸膜腔内压力逐渐升高，造成肺组织进行性压缩塌陷，纵隔向健侧移位，在极短的时间内可引起呼吸和循环功能紊乱，若未及时明确诊断、救治，患者会很快死亡。

（二）血胸

创伤性血胸是创伤最严重的并发症之一。胸膜腔内大出血是胸部创伤早期死亡的重要原因之一。血胸主要有以下3个来源。

1. 肺组织来源

肺实质破裂出血多可自然停止，是因为肺动脉压力低于体循环压力，而且受压肺血管通过的循环血量比正常时明显减少。除非伤及肺内大血管，一般不需要开胸止血。

2. 胸壁肋间血管来源

胸壁肋间有丰富的血管网，主要为肋间动、静脉和胸廓内动、静脉，压力较高。血管一旦破裂，出血迅速且持续，一般不易自然停止，需要开胸止血。

3. 心脏及大血管来源

包括主动脉、上下腔静脉、肺动静脉。该部位出血量多而迅速，大多数患者当场死亡。

三、发病机制

(一) 气胸

1. 闭合性气胸

由于气体进入胸膜腔挤压肺组织，使肺部气体交换面积减少，肺组织压缩塌陷，肺内血管阻力增高，肺内循环血量明显减少，出现缺氧。如果患者存在基础疾病，肺功能差，则缺氧发生迅速，症状也更明显，即使小量气胸也可造成低氧血症。如果患者健侧肺功能正常，对缺氧有一定的代偿，症状会出现得晚些。

2. 开放性气胸

胸膜腔和外界相通，空气可经伤口自由进出，胸膜腔内负压消失，肺组织塌陷，肺内气体交换面积减少，出现缺氧。当吸气时，进入胸膜腔的空气会增加，加重患侧肺组织压缩塌陷，导致两侧胸腔压力严重不平衡，纵隔移向健侧，压迫健侧肺组织，影响健侧肺的代偿，进一步加重缺氧。开放性气胸一旦出现纵隔摆动和气摆动可造成循环功能紊乱，引起休克。纵隔摆动是指吸气时纵隔移向健侧，呼气时气体从伤口逸出，纵隔随之向患侧移动，这种纵隔摆动可刺激纵隔和肺门神经丛，使静脉回流受阻，影响循环功能。气摆动是指吸气时患侧肺内未经过气体交换的残气吸入健侧肺内，呼气时健侧肺从气管排出部分残气的同时，也有不少残气被送入患侧肺内，造成残气在两肺间来回流动。这部分残气二氧化碳含量高，影响气体交换，使缺氧加重。

由于伤口与外界相通，大量细菌可通过伤口进入胸腔。如果伤处有异物留存，将会增加感染的机会，容易并发脓胸。

3. 张力性气胸

受伤组织形成单向活瓣，当吸气时空气通过活瓣进入胸腔，呼气时活瓣闭合，伴随呼吸使空气源源不断进入胸膜腔，使胸膜腔内压力不断增高，进行性压缩肺组织，并将纵隔推向健侧，使健侧肺也受到挤压而塌陷，造成气体交换面积减少，同时血流仍灌流被压缩的肺泡且产生分流，加重了呼吸功能障碍，导致严重低氧血症。此外，纵隔移位使心脏大血管扭曲及胸腔内高压，使回心静脉血流受阻、心输出量减少，可迅速导致呼吸与循环功能衰竭。

(二) 血胸

血胸是胸部受到外伤后，胸壁、心脏、肺血管破裂出血，血液进入胸腔所致。血胸的严重程度与出血量多少、出血速度以及同时并发的损伤相关。

四、临床表现

血气胸常见的临床症状为胸痛、气短、呼吸困难、咯血、心悸等。常见的体征为呼吸困难、口唇发绀、胸壁隆起或凹陷、反常呼吸运动、皮下气肿；压痛、挤压痛、气管移位；上胸部叩诊呈鼓音，下胸部叩诊呈实音，可伴有心浊音界消失；呼吸音减弱或消失。其临床表现与胸壁缺损的大小、肺组织受压的程度、出血量的多少、出血来源以及合并伤的严重程度有关。

根据肺组织受压塌陷的程度分为少量气胸、中量气胸及大量气胸。少量气胸为肺组织受压塌陷在30%以下；中量气胸为肺组织受压塌陷30%～50%；50%以上则为大量气胸。少量气胸可无临床表现，或有胸痛，但无明显的呼吸与循环功能障碍。中到大量气胸最先出现的症状是胸痛及气急，检查时气管轻度向健侧偏移，伤侧胸部叩诊呈鼓音，呼吸音明显减弱或消失。严重时可出现烦躁不安、呼吸困难、口唇发绀，或发生休克。如果发生张力性气胸，患者症状出现迅速，并且进行性加重，多有躁动不安、大汗淋漓、严重呼吸困难、口唇发绀、脉细数而弱、血压下降，并常伴有纵隔及皮下气肿。检查时可见伤侧胸壁饱满，肋间隙变平，胸廓活动幅度明显减低，气管显著向健侧偏移。伤侧胸部叩诊呈鼓音，呼吸音消失。胸腔穿刺测压，腔内压为正压。张力性气胸病情发展迅速，应在第一时间及时抢救，如果患者生命体征不稳，可先行胸腔减压，之后再行检查以明确诊断。

根据胸膜腔内积血的多少分为少量、中量和大量血胸。胸膜腔内积血在500 mL以下称为少量血胸，X线胸片可见肋膈角变钝，液面不超过膈顶，临床多无内出血的症状和体征。胸膜腔积血量在500～1 500 mL称为中量血胸，X线胸片见积液达肺门平面。由于失血引起的血容量减少，心输出量降低，患者可有内出血及肺受压萎陷的症状，表现为面色苍白、呼吸困难、脉细而弱、血压下降，检查发现伤侧呼吸运动减弱，下胸部叩诊呈浊音，呼吸音明显减弱。胸膜腔积血量在1 500 mL以上称为大量血胸，X线胸片可见胸腔积液超过肺门平面。除因大量失血引起血容量迅速减少，产生失血性休克外，尚因大量积血压迫肺组织，使肺萎陷而引起呼吸功能障碍，患者有较严重的呼吸与循环功能紊乱表现。检查可见伤侧呼吸运动减弱，肋间隙变平，气管向健侧移位，呼吸音明显减弱或消失。

血液积聚于胸腔，是天然的细菌生长繁殖的培养基，如不及时排除积血，可导致脓胸。

五、辅助检查

（一）实验室检查

血常规：单纯气胸多无明显改变。血胸或血气胸根据出血量的大小可出现血红蛋白、红细胞计数、红细胞压积下降。

（二）影像学检查

1. 胸部X线平片

是诊断气胸的重要方法。可以显示肺受压塌陷的程度，肺内病变有无胸膜粘连、胸腔积液和纵隔移位。若纵隔旁出现条带状透亮影，提示纵隔气肿；气胸线以外透亮度增高，无肺纹理显现。如果气胸线不明显，可嘱咐患者呼气，肺体积缩小密度增高，与外带积气透光带形成对比，有利于诊断气胸。大量气胸时，肺组织向肺门回缩，外缘呈弧形或分叶状。如伴发血胸，可见气液平面。少量气液胸在胸部X线片中不易被发现。

2. 胸部B超

多用于测定血胸的量，或者为胸腔穿刺做定位。

3. 胸部 CT

典型的血气胸以横贯一侧或双侧胸腔的气液平面为特征性表现。

（三）特殊检查

1. 胸腔穿刺、胸腔镜

是血气胸简单可靠的诊断方法。胸腔穿刺可抽出积血。胸腔镜可观察到胸腔积血，有助于进一步明确病因。

2. 电视胸腔镜探查和剖胸探查指征

（1）进行性血胸。

（2）凝固性血胸。

（3）开放性、张力性气胸经闭式引流后持续漏气达 48 小时。

（4）高度怀疑胸部其他脏器损伤或膈肌损伤者，可直接紧急剖胸或电视胸腔镜探查，以免延误抢救时机。

六、诊断

1. 病史

详细了解有无胸部外伤史，致伤原因和方式，有无气促、呼吸困难和发绀情况，有无诱发因素，有无出血及休克的表现。

2. 体格检查

呼吸急促、脉搏细数、血压下降、口唇发绀；气管移位；肋间隙饱满，可触及皮下气肿，患侧胸部叩诊为鼓音或浊音，呼吸音减弱或消失；胸背部或上腹部可见伤口（开放性血气胸者）。

3. 辅助检查

通过血常规、胸部 X 线平片或胸部 CT、胸部 B 超、胸腔穿刺、胸腔镜等辅助检查可以支持气胸、血胸的诊断。

七、鉴别诊断

1. 乳糜胸

由胸导管损伤引起，多发生在钝性胸部创伤、穿透性胸部创伤和手术损伤后，其临床表现与乳糜流出的多少有关，大量乳糜积聚于胸腔，可压迫肺组织，使肺压缩塌陷将纵隔推往健侧。患者常表现为胸闷、气急、心悸，甚至血压下降等症状。由于大量丢失营养致水及电解质平衡紊乱，可在短期内造成全身消耗、衰竭，或合并其他严重并发症而死亡。X 线常表现为大量胸腔积液征象，偶尔可见纵隔增宽。

2. 胆汁胸

创伤引起胆汁胸较少见，多为右下胸穿透伤损伤到膈肌及肝脏引起。闭合性胸部创伤也可发生胆汁胸。胆汁有强烈的刺激性，进入胸腔可导致胆汁性胸膜炎或脓胸；穿入支气管，可引起支气管胸膜胆管瘘。多表现为发热、胸痛，有时放射至右肩部。此外，还可伴有上腹疼痛、压痛及咳嗽等症状。如果与支气管相通，则可咳出苦味带胆汁颜色的痰液。X 线检查：可见胸腔积液影像，右半膈肌常抬高。

八、注意事项

1. 继续出血征象

早期创伤性血气胸除明确血气胸诊断外，更重要的是明确胸腔内出血是否停止或仍在继续，有下列情况应考虑到有活动性出血。

（1）有失血性休克表现，经输血、补液等抗休克措施不见好转，或情况暂时好转不久又恶化。

（2）胸腔穿刺抽出的血液很快凝固。

（3）胸腔穿刺抽出积血后，很快又见积血增长。

（4）血红蛋白、红细胞及红细胞压积进行性持续下降。

（5）放置胸腔闭式引流，每小时引流量超过 200 mL，持续 3 小时以上；流出血液色鲜红，温度较高，其血红蛋白测定及红细胞计数与周围血液近似；或 24 小时引流液超过 1 000 mL 以上。但应注意有时出血在胸腔内凝固而引流出的血液不多，因而应结合全身情况或床旁胸片和 B 超测定。

2. 感染征象

胸腔内积血可引起中等体温增高及白细胞增多，需与血胸是否并发感染鉴别。血胸若发生感染表现如下。

（1）体温及白细胞数量明显升高，并伴有其他全身中毒症状。

（2）将胸腔抽出液 1 mL 放于试管内，加蒸馏水 5 mL，混合放置 3 分钟后观察，若为淡红色透明，表示抽出液无感染。如果呈浑浊或出现絮状物，则多已感染。

（3）将抽出之积血涂片检查红、白细胞之比例，正常情况红、白细胞比例为 500 ：1，有感染时白细胞数量增多，红、白细胞之比达 100 ：1 即可确定已有感染。

（4）将抽出的积血进行涂片，细菌培养阳性。

3. 迟发性血胸

迟发性血胸并不少见。无论是闭合性或开放性胸部创伤，都应警惕迟发性血胸的发生，虽然目前对迟发性血胸的时间界限尚无统一的意见，但大多数学者认为这类患者伤后临床及胸部 X 线照片并无血胸表现，但之后甚至数日后证实有血胸，甚至大量血胸存在，即可作为诊断。其原因可能因肋骨骨折断端活动时刺破肋间血管，或已封闭的血管破口处凝血块脱落，也可能与肺挫裂伤、胸壁小血管损伤等因素有关。因此，在胸部创伤后 3 周内应重复多次行胸部 X 线检查。

九、急救与处理

（一）气胸

1. 闭合性气胸

少量闭合性气胸一般无须特殊治疗。需绝对卧床休息，密切观察病情，必要时可给予镇静、止痛药物治疗，避免用力咳嗽，待胸腔内气体逐渐吸收后，压缩塌陷的肺组织可随之复张。中量及大量闭合性气胸应特别注意，随时警惕张力性气胸的发生，多数学者主张闭式引流，因为其既可迅速使肺复张，改善患者缺氧症状，又可避免发生张力性气胸救治不及时带来的危险。闭式引流的适应证如下：①中、大量气胸；②无论气胸多少，只要存在呼吸困难；③非手术治疗中气胸增加；④胸腔闭式引流，拔出引流管后气胸复发；⑤需用机械通气；⑥需气管插管、行全身麻醉；⑦并发有血胸；⑧双侧气胸；⑨张力性气胸。肺泡复张后应警惕肺复张后的急性肺水肿，其发生机制：可能由于肺组织长时间受压塌陷、缺氧等，改变了塌陷的肺泡壁的渗透性，肺泡表面活性物质减少，引流时迅速形成的胸腔负压使患侧肺毛细血管压力增高、血流增加，从而引发肺水肿，这种情况多见于肺压缩塌陷时间较长的自发性气胸，在创伤性气胸中罕见。如遇到这种情况，可按急性肺水肿给予强心、利尿等处理，必要时可行呼气末正压通气（PEEP）治疗。

2. 开放性气胸

开放性气胸一经发现，必须紧急处理。①迅速清洁、消毒创口周围皮肤，用不透气的材料，如多层凡士林油纱布等封闭创口，并安全固定，确保胸腔与外界隔绝，变开放性气胸为闭合性气胸。在患者转运途中，应密切注意包扎是否严密，辅料有无松动、脱落，并时刻警惕张力性气胸的发生。在呼吸循环功能尚未得到纠正或稳定之前对已严密包扎的创口揭开辅料检查是危险的。②氧气吸入。③纠正休克，立即给予补液、输血。④清创缝合，对较大的胸壁创口及污染严重者，应立即进行清创处理。清创手术应待患者全身情况得到改善后，在气管插管麻醉下施行。充分冲洗伤口时，要剪去失活组织、摘除异物和游离骨片、修整肋骨断端、冲洗胸腔，采用常规胸腔闭式引流，将胸壁肌肉紧密缝合，皮肤、皮下敞开引流，留待以后二次缝合。若有胸腔内出血或脏器损伤，可扩大切口，给予相应的处理。如胸壁缺损过大，可游离附近的肌瓣填塞，也可用肺填塞，即将肺膨胀后，使肺充填于胸壁缺损，并将肺与创口间断缝合，也可采用人工代用品，如涤纶片等修补。术后鼓励患者咳嗽排痰以及早活动，促使肺及早复张。⑤应用抗生素，防治感染。

3. 张力性气胸

张力性气胸的病情发展迅速，如救治不及时，可迅速因呼吸、循环衰竭而死亡。①急救：紧急情况下可在第2或第3肋间用粗针刺入，以排气减压。在穿刺针进入胸腔后，用血管钳紧贴皮肤夹住，并用胶布将血管钳固定于胸壁上，然后用消毒乳胶管连接穿刺针尾和水封瓶，做胸腔闭式引流。如临时未备水封瓶，可将静脉输液用的乳胶管取下，下端放入留有100～200 mL盐水输液瓶内，并将瓶口用胶布固定，以防滑出。转运患者时，可于穿刺针尾端栓一橡胶指套，其顶部剪一小口，制成活瓣排气针。如备有特制的胸腔引流针，效果更好。一些胸腔闭式引流装置，不仅可以排气，还可以排液体，且适用于转运。如为胸壁创口引起的张力性气胸，创口首先应立即封闭包扎、固定，再行穿刺排气等处理。②治疗：患者经急救处理后一般情况有所改善，若张力性气胸仍不能控制，应于局部麻醉下在锁骨中线第2或第3肋间插入口径为0.5～1 cm之胶管做闭式引流，漏气停止及肺充分膨胀后24～48小时可拔管。③若胸腔闭式引流有重度漏气，呼吸困难改善不显著，肺未能复张，疑有严重的肺裂伤或支气管断裂时，应行开胸探查，根据术中所见，施行裂伤缝合术、气管修补术、肺叶或全肺切除术。

（二）血胸

1. 出血已停止的血胸

出血已停止的血胸，胸腔内血量较少，可采取胸腔穿刺，抽出胸腔内的积血，使肺组织及时复张。穿刺后可在胸腔内注入抗生素以防治感染。对中量以上的血胸，现多主张采用闭式引流。其优点是使血及气体尽快排出，肺组织及时复张，并有监测漏气及继续出血的作用，所致的胸腔感染也明显减少。

2. 活动性出血的血胸

已明确活动性出血的患者，应在输血、输液、抗休克治疗的同时及时进行开胸探查。根据术中所见，对破裂的血管予以缝扎，对肺裂伤进行修补，对严重肺损伤进行切除，对破裂的心脏、大血管进行修补，对不甚迅猛的活动性出血，有条件者也可在电视胸腔镜下止血，清除胸腔内积血。

3. 凝固性血胸

对早期凝固性血胸，大多数人主张在患者情况稳定后，争取早期手术，一般在2周左右，此手术比较简单，做较小的开胸切口，清除凝血块以及附着于肺表面之纤维蛋白膜；若为纤维胸也应争取早期剥除纤维板；也有采用电视胸腔镜手术，术后放置闭式引流。必要时可用负压吸引，嘱患者吹气球，促进肺及早膨胀。

4. 感染性血胸

已继发感染的血胸，应及时采用闭式引流，排出积脓。如果发现脓胸粘连形成多房性，或凝固性血胸、纤维胸发生感染，应早期行开胸手术，清除脓性纤维素块，剥离肺皮层。采用经肋床切口粗管闭式引流，或用冲洗引流管冲洗引流，使肺及早膨胀。术后需要使用大剂量抗生素，以控制感染。

（三）治疗进展

1. 中心静脉导管的运用

临床上治疗血气胸的主要措施为胸腔闭式引流。传统的引流管采用有侧孔的硅胶管或者橡胶管，一般较粗、质地硬，操作比较复杂，患者的损伤大、痛苦大。近年来，创伤小，操作简单、快捷、方便、安全、时间短的中心静脉导管胸腔闭式引流在临床上的应用越来越普遍。

有研究对非进行性创伤性血胸患者接受中心静脉导管引流治疗和接受常规胸腔闭式引流治疗作比较。结果显示：两组患者积血排除时间、肺复张时间、治疗效果相比差异无统计学意义，但是前者疼痛、感染、穿刺性损伤、皮下气肿等并发症发生率显著低于后者。中心静脉导管引流术的优点：①直接穿刺，不需要切口，不会留有瘢痕，易被医患双方接受；②导管的材质主要为聚氨酯，组织相容性良好，不易发生堵塞，即使在治疗中出现堵塞，用生理盐水冲洗很容易疏通，也可以用保留的导引钢丝在消毒后进行疏通；③导管头部圆滑质软，不会对局部产生刺激，且形成的封闭引流系统，长期放置不会导致感染；④患者可以随意改变自己的体位，有助于将胸腔的积液彻底引流；也可以自由下床活动，方便护理。

中心静脉导管引流术置管时的注意事项：①在超声定位和（或）引导下进行置管，避免损伤胸腔内脏器；②置入深度要适宜，太浅导管可能位于皮下，使液体外溢造成逆行性感染；太深导管易折弯受阻；③定时冲洗导管，可以有效地减少堵塞的发生，确保引流的通畅；④控制排液速度，预防发生复张性肺水肿。

对于大量血胸患者，中心静脉导管引流速度较慢，引流的效果不是很确定，一般不主张采用。

2. 电视胸腔镜的运用

电视胸腔镜治疗血气胸有创伤小、痛苦少、操作时间短、恢复快和出血少的优点。电视胸腔镜可以通过原有胸腔闭式引流口或新做的操作孔置入胸腔，运用其可视性能够避免盲目诊断及延误治疗，准确判定出血原因和部位，并迅速处理损伤，减少失血量；它克服了开胸手术尤其是小切口手术对胸腔全面探查的困难，不留死角，对胸腔顶部及胸壁的探查直接、直观，有助于排除或确诊膈肌损伤、膈疝形成、心脏有无破裂等其他损伤；对胸膜粘连的患者在电视胸腔镜下应用电钩分离，较传统手术分离方法便捷、可靠，而且能明显减少出血以及术后严重渗血并发症的发生。

电视胸腔镜的适应证随着胸腔镜技术的发展在不断扩大，治疗创伤性血气胸的适应证比开胸手术更广泛。对创伤后 6~12 小时中等量及以上的血胸，或胸腔引流量 >200 mL/h 连续 2 小时以上，或并发肋骨骨折明显错位而刺入胸腔，或对手术耐受一般或较好，或无其他危及生命并发症的患者皆可行。

电视胸腔镜的禁忌证包括：既往反复多次发生胸膜腔炎症，或有同侧胸腔手术史致胸膜与肺广泛致密性粘连；患者手术耐受力严重不足；创伤引起的大量血气胸伴休克，且经快速输血、补液等处理无好转，怀疑有大血管损伤；血气胸伴心脏严重损伤；伴有气管、支气管和食管损伤的血气胸。

（高　兵）

第三节　挤压综合征

一、概述

挤压综合征是四肢及躯干肌肉丰富的部位遭受长时间重物挤压后，出现以肢体肿胀、肌红蛋白尿、高血钾为特点的急性肾衰竭。其临床表现除了包括挤压的局部肌肉坏死外，主要表现为全身性的病理生理改变以及由此所造成的肾脏功能损害。挤压综合征既是挤压伤引起的全身病变表现，也是急性肾衰竭的特殊类型。

挤压综合征的预后不仅取决于外界因素，而且取决于受压部位发生的病理过程，同时与机体对创伤的反应有关。影响挤压综合征预后的主要因素有机体受压的重量、面积，受压时间，周围环境如温度、空气流通情况等。挤压综合征病情危重，除了急性肾衰竭，常并发其他器官功能衰竭，如脓毒症、ARDS、DIC、出血、低血容量性休克、心力衰竭、心律失常、电解质紊乱及心理创伤等问题，病死率可高达到 50%。死亡原因主要为水中毒、高血钾、尿毒症和化脓性感染。

二、病因

1. 建筑物、设施倒塌或山体滑坡

常见于严重自然灾害（如地震、热带风暴、泥石流等）、工程事故、战争时期，多成批出现。

2. 交通事故

机体受到车辆或者重物长时间压迫，如不及时解除压迫可导致挤压综合征。

3. 被动体位

偶见于昏迷、醉酒、冻僵、药物中毒、手术与肢体瘫痪长期卧床的患者，因长时间固定单一体位导致自身重力压迫，造成局部肌肉的挤压伤，严重者可引起挤压综合征。

三、发病机制

挤压综合征的发病机制如下。①机体受到长时间机械压迫，受压部位尤其是肌肉组织肿胀，组织内压力升高，由于骨骼和骨间膜、肌间隔形成的筋膜室受到筋膜的限制，压力不能释放而不断升高，使血管受压损伤，血液循环被阻断，组织的血流量减少，局部组织缺血，甚至坏死，最终导致这些组织功能的损害。②压迫解除后，缺血的肌肉发生再灌注损害，组胺、超氧阴离子以及有害介质如 IL-2、IL-1、TNF 等大量释放，导致毛细血管扩张，通透性增强，血浆外渗，使肌肉水肿，肌肉鞘和骨筋膜室内压力迅速升高，进一步加重肌肉组织肿胀、缺血缺氧以及渗出增加，进而发生骨筋膜室综合征。③大量组织液外渗，导致有效循环血量减少，发生休克。④部分因受压及再灌注损害而坏死的肌肉，释放出大量肌红蛋白，通过肾小球滤过而进入肾小管，同时释放出大量的乳酸、磷酸等酸性物质，在肾小管中形成酸性尿，肌红蛋白在酸性的环境下快速形成结晶和管型，沉积在肾小管中，造成肾小管梗阻，损伤肾小管上皮细胞；创伤引起机体应激反应，下丘脑-垂体-肾上腺轴系统被激活，释放大量儿茶酚胺类物质，导致肾血管收缩，以及由于低血容量休克，使肾脏灌注压下降，肾脏血流减少，引起肾小管坏死而致急性肾衰竭。⑤局部组织受压损伤严重，还会引起机体代谢性酸中毒，肾排钾减少，使血清钾、尿素氮升高。

四、临床表现

（一）局部表现

当机体受到挤压伤时首先出现的是皮肤损伤，当外部压力解除后早期即出现疼痛、肿胀、感觉异常、压痛、缺乏弹性、肌力下降、功能障碍和被动牵拉痛等症状和体征。随着病情进一步发展，可出现感觉逐渐减退或消失、血管闭塞、脉搏消失、肢体发凉等表现。随着血液和淋巴回流受阻，组织缺血、缺氧致坏死加重，晚期可出现急性肾脏损害及其他器官的损害。

1. 皮肤损害

通常在早期无明显表现。当压迫解除后，缺血再灌注损伤加重，伤后 4 天受压迫组织的边界位置会出现明显分隔，软组织肿胀明显，皮肤的紧张度增加，发亮、变硬，可出现瘀斑以及水疱。随着血液循环受阻的进一步加重，肢体远端血供减少或消失，可出现血管闭塞、皮肤苍白、皮温下降、脉搏减弱或消失、感觉功能障碍，甚至坏疽。

2. 肌肉组织损害

受损肌肉呈白黄色、质脆易碎、感觉减退，且深部肌肉的改变较浅部肌肉明显。压迫解除后，随着血液循环不同程度的恢复，肌肉颜色转变为红色或褐红色，肌肉可出现瘀血、水肿、紫斑和皮肤麻木、组织液渗出等缺血再灌注损害。如筋膜切开减张后，肌肉仍呈白色，表明肌肉已坏死，应予切除。需要注意的是即使肢体远端脉搏不减弱，肌肉组织仍有发生缺血坏死的危险。

（二）全身表现

1. 休克

心率增快、脉搏细数微弱，口渴、烦躁，血压下降等。

2. 意识障碍

烦躁不安、意识恍惚，或呈兴奋状态，有的可出现表情淡漠呈嗜睡状态，甚至出现昏迷。

3. 急性肾功能损害

伤后早期尿呈深褐色或红棕色，12 小时达高峰，持续时间一般为 12～24 小时，挤压伤后体内蛋白分解增加，代谢产物不能经肾排出，血中尿素氮升高。晚期可导致急性肾衰竭。

4. 高钾血症

在少尿期，血钾可每日上升 2 mmol/L，甚至在 24 小时内导致死亡。早期常无特殊症状，有的可呈轻度的神志改变、感觉异常和四肢软弱等，甚至心功能不全的表现如低血压、心跳缓慢、心律不齐等，严重者发生心搏骤停。

5. 代谢性酸中毒

组织缺氧、乏氧代谢，出现代谢性酸中毒，血 pH < 7.35，BE 下降，$PaCO_2$ 正常或稍降低。

6. 其他脏器损伤

如心功能衰竭、呼吸窘迫综合征以及肝脏等脏器功能障碍。

五、辅助检查

1. 尿液

（1）早期为少尿期，尿量减少，尿比重大于 1.020，尿钠少于 60 mmol/L，尿素增加。

（2）少尿或无尿期，尿比重降低（1.010），尿肌红蛋白阳性，尿蛋白阳性，尿潜血阳性，可见红细胞或管型，尿钠多于 60 mmol/L，尿素减少，尿中尿素氮与血中尿素氮之比小于10 ：1，尿肌酐与血肌酐之比小于20 ：1。

（3）多尿期及恢复期，尿比重可正常或降低，其余指标基本恢复正常。

2. 血常规

血红蛋白、红细胞计数、红细胞压积均降低。

3. 出凝血

血小板减少，出凝血时间延长。

4. 肌酶

谷草转氨酶（GOT）、肌酸磷酸酶（CPK）、乳酸脱氢酶升高。

5. 电解质

高血钾、高血磷、低血钙等。

6. 血肌红蛋白

血肌红蛋白升高。

7. 其他

血清肌酐（Scr）升高，肌酐清除率（Ccr）降低。谷丙转氨酶、CK-MB、TNT 升高等。

六、诊断

1. 病史采集

详细了解致伤原因和方式，肢体受压时间，相应的全身及局部症状等。伤后有无深褐色或茶色尿以及少尿的情况。

2. 体格检查

受压肢体肿胀，皮肤发亮、张力高，筋膜室内组织压测定 > 30 mmHg 或者比舒张压低 20～45 mmHg。有脱水、创伤性休克的临床表现。

3. 实验室检查

高血钾、高血磷、低血钙、氮质血症、血红蛋白降低、红细胞计数减少、红细胞压积降低、代谢性酸中毒和肝肾功能测定异常、心肌酶异常以及尿常规异常，尿潜血试验强阳性，尿肌红蛋白定性检查阳性。

4. 诊断标准

（1）有长时间受重物挤压的受伤史及临床表现。

（2）持续少尿或无尿，并且经补液治疗尿量无明显增多，或者尿色出现茶色、深褐色。

（3）尿中出现蛋白、红细胞、白细胞及管型。

（4）血清肌红蛋白、肌酸磷酸酶、乳酸脱氢酶水平升高。

（5）氮质血症、高血钾、代谢性酸中毒等急性肾损伤表现。

5. 临床分级

可按伤情的轻重、肌群受累的容量和相应的化验检查结果不同，将挤压综合征分为以下三级。

（1）一级：肌红蛋白尿试验阳性，CPK > 10 000 IU/L，无急性肾功能衰竭等全身反应。若伤后早期不做筋膜切开减张，则可能发生全身反应。

（2）二级：肌红蛋白尿试验阳性，CPK > 20 000 IU/L，血肌酐和尿素氮增高而无少尿，但有明显血浆渗入组织间，有效血容量丢失，出现低血压。

（3）三级：肌红蛋白尿试验阳性，CPK 明显增高，少尿或无尿，休克，代谢性酸中毒以及高血钾。

七、鉴别诊断

1. 挤压伤或骨筋膜室综合征

筋膜间隔区压力升高造成肌肉缺血坏死，形成肌红蛋白血症，但无肾功能衰竭。

2. 严重创伤导致急性肾衰竭

虽有急性肾衰竭临床表现，但无肌肉缺血坏死、肌红蛋白尿、高血钾。

八、急救与处理

（一）现场急救处理

（1）抢救人员迅速进入现场，力争及早解除重物压迫，减少本病发生概率。

（2）伤肢制动，以减少组织分解的毒素被吸收、减轻疼痛，尤其对尚能行动的患者要提前说明活动的危险性。

（3）伤肢用凉水降温，或暴露在凉爽的空气中。禁止按摩与热敷，以免加重组织缺氧。

（4）伤肢不应抬高，以免降低局部血压，影响血液循环。

（5）伤肢有开放性伤口和活动出血者应止血，但避免应用加压包扎和止血带。

（6）患者一律饮用碱性饮料，既可利尿，又可碱化尿液，避免肌红蛋白在肾小管中沉积。如不能进食者，可用5%碳酸氢钠150 mL静脉滴注。

（7）补液开始于营救前，在任一肢体上建立大静脉通路。在营救期间（通常是45～90分钟）静脉补充等渗生理盐水，速度1 000 mL/h。如果营救时间超过2小时，应减慢输液速度，不超过500 mL/h，调整的幅度取决于年龄、体重、环境温度、尿量、估计的液体丢失总量。

（8）有创伤性休克者行液体复苏。先给平衡液或生理盐水、5%碳酸氢钠静脉滴注，再给低分子右旋糖酐等液体，不宜大量输注库存血。

（二）伤肢处理

（1）早期切开减张，使筋膜室内组织压下降，可防止或减轻挤压综合征的发生。即使肌肉已坏死，通过减张引流也可以防止有害物质进入血流，减轻机体中毒症状。同时清除失去活力的组织，减少发生感染的机会。早期切开减张的适应证为：①有明显挤压伤史；②有1个以上筋膜室受累，局部张力高、明显肿胀，有水疱以及相应的运动感觉障碍；③尿肌红蛋白试验阳性（包括无血尿时尿潜血阳性）。

（2）现场截肢仅作为挽救生命的干预措施，而不是预防挤压综合征。截肢适应证：①患肢无血运或严重血运障碍，估计保留后无功能者；②全身中毒症状严重，经切开减张等处理症状缓解不明显，且危及患者生命；③伤肢并发特异性感染，如气性坏疽等。

（三）保护肾脏功能

1. 预防肾衰竭

预防和初始管理挤压相关急性肾损伤与一般急性肾损伤的原则相同。对于低血容量的患者，早期应快速液体复苏，以确保其容量纠正。容量纠正的患者维持水化以保持充足的尿量。轻症者可输入平衡液；重症者可按2份等渗盐水、1份碱性溶液的比例输入；严重者可输入高渗碱性溶液，成人可每日输入5%碳酸氢钠200～800 mL；补充血容量有助于肾脏排出肌红蛋白、代谢产物和组织毒素，目前常用20%甘露醇，24小时分次输入2 g/kg，也可选用呋塞米等药物。

2. 少尿期的保守治疗

决定治疗措施时，始终要注意尿量，往往初期少尿，稍后发展成多尿。当患者少尿时应避免和去除影响肾功能恢复的因素，如肾毒性药物、尿路梗阻、泌尿系统或全身性感染、低血压、高血压、心力衰竭、消化道出血和贫血等。监测容量和电解质：测定血清钾，每天至少两次；监测液体入量和出量、血清钠、血清磷和血清钙的水平，每天至少1次。动脉血气分析每天至少1次。如果血清pH < 7.1，应补充碳酸氢钠；如果pH仍继续下降，应增加碳酸氢钠的用量，直到可以透析为止。

3. 透析治疗

透析是挽救生命的措施。当被挤压患者出现液体、电解质和酸碱平衡变化时，应尽一切可能给予透析。在纠正尿毒症、危及生命的并发症后应及时启动透析，并密切监测患者的透析指征，特别是高血钾、高血容量和严重的尿毒症中毒症状。

4. 多尿期的治疗

在挤压相关急性肾损伤的恢复阶段，通常表现为多尿，要避免低血容量并维持水、电解质和酸碱平衡。一旦肾功能开始改善，应逐步减少补液量，同时继续密切监测临床和实验室指标。

（四）其他

1. 抗休克治疗

补充血容量，防止或纠正休克。

2. 防治感染

用抗生素预防和控制感染。

3. 防治高血钾

严格控制含钾量高的食物和药物，避免输入库存血液。

4. 营养供给

宜用高糖、高脂肪和低蛋白饮食。

（五）注意事项

（1）对于肢体受压的患者，应尽量及早做出诊断，以降低死亡率。

（2）检查所有输注的液体，避免使用含钾的溶液，尽快测定血钾水平。在无相关测定设施的地方，可进行心电图检查以检测高血钾。如为高血钾，应立即治疗高钾血症，紧急措施包括使用葡萄糖酸钙、葡萄糖加胰岛素、碳酸氢钠和 β_2 激动剂。二线措施包括透析和聚磺苯乙烯。

（3）治疗过程中要实时评估病情，判断有无骨筋膜室综合征，即外伤引起四肢骨筋膜室内压力增高，导致肌肉、神经缺血、坏死，临床表现为剧烈疼痛、相应肌肉功能丧失的一种严重并发症。

（4）判断有无急性肾功能损害：不超过 3 个月的肾脏功能或结构方面的异常，包括血、尿、组织检测或影像学提示的肾损伤异常。诊断标准：48 小时内 Scr 升高绝对值≥0.3 mg/dL（26.4 mmol/L）或 Scr 较基础值升高≥50%；或尿量<0.5 mL/（kg·h），持续 6 小时以上。一旦急性肾衰竭的诊断成立，早期使用透析治疗。

（高　兵）

第二章

周围血管手术基本技术

第一节　血管缝合法

对于主干动、静脉疾病或损伤的手术治疗，需通过直接缝合修复、补片血管成形或血管旁路移植术等方法重建血流。血管缝合和吻合是整个手术操作中的基本技术之一，技术不当是造成重建血管早期失败的重要原因，如缝合与吻合技术不良或失误导致吻合口狭窄，移植物扭曲、成角，以及血管腔内栓子、内膜斑块等异物形成或脱落等。血管缝合修复的原则最早是由 Alexis Carrel 在 20 世纪初确立的，随着缝合材料的技术改进，使从主动脉到指动脉或大脑表面动脉等大部分动脉的重建成为可能。

一、血管手术器械

血管外科手术的施行需要在良好显露的前提下，阻断血流或者转流后进行。显露过程常用器械包括手术剪、DeBakey 血管镊以及牵开器等。普通手术剪具有钝性头部，适用于血管周围的分离；而弯头血管剪，头端有弯曲、笔直、成角及反向成角的各种类型可供选择，其尖头用于剪开和切除血管壁。血管镊头端为无损伤的锯齿，因此提起血管时对血管壁损伤较小，且不会压碎血管斑块。

血流控制可分为血管腔外控制和血管腔内控制两类，血管腔外控制常使用金属血管阻断钳，并根据切口的深度、术野显露的程度、血管的大小以及所需应用的角度，选择不同类型的血管阻断钳。术前应备有各种类型的阻断钳以供选择：DeBakey Atraugrip 系列适用于胸腹腔大血管；较小的动脉如股腘动脉、锁骨下动脉、肱动脉、颈动脉等血管可选用 Castaneda 型阻断钳；小分支动脉的返流血可用不同大小的"哈巴狗"夹；小的外周动脉如腘动脉、肱动脉以远的动脉易受钳夹损伤，故可用细巧的血管阻断带或光滑的圆头无创伤腔内导管来控制。血管阻断带多为硅胶制成，应有不同颜色以便识别，围绕目标动脉套两圈可以达到无损伤阻断全部或部分血流的目的，并在不影响手术野的情况下提供牵引。

缝合血管用的持针器应有尖巧的头端以便于缝合时精确定位。其咬针部分应以高质量的金属，如用钨制造以使持针牢固。同时应有不同规格的持针器以备不同深浅的缝合之用。皮头钳为小止血钳嘴部包以软橡皮或塑料带，用以抓持缝线尾端，防止其滑脱。绝不可用无保护的金属器械来夹单丝纤维，以免造成损伤。

二、血管缝合材料

1. 常见血管缝线类型与特性

以往曾使用蚕丝缝线进行血管缝合，虽然其不可吸收，但容易发生降解，过一段时间后会失去张力，并且与远期吻合口假性动脉瘤形成有关，因此现在基本不用于血管吻合。理想的血管缝线应具有无菌、便于使用、组织反应小、强度高、打结牢靠、易吸收等特性，但是目前动脉缝合时常使用带无损伤针的不可吸收线。可吸收缝线如聚二噁烷酮缝线半衰期长，已在小儿血管外科中应用，以适应儿童组织的生长。

（1）编织的聚酯缝线：如涤纶线、Mersilene 线等，不可吸收，由聚酯纤维编织而成，强度高，牢固且不易断，具有较好的组织相容性和张力，没有"记忆"特性，易打结。但涤纶线和 Mersilene 线外层没有覆盖层，表面较粗糙，当穿过组织或打结时会有牵拉感，影响手感。

（2）聚丙烯缝线：如 Prolene 线，是目前血管重建术中最常用的缝线材料，由人造的线形聚烯烃的单股细线制成，能持久维持其张力，摩擦系数很低，非常光滑，对组织损伤小，便于缝合和收紧，且表面无裂隙，细菌不易存留。其主要缺点是较易断，并有"记忆"倾向而易致扭结。尤其应注意增加打结数目以免滑脱。

（3）聚四氟乙烯缝线：如 Gore - Tex 缝线，材料柔韧性好、强度高，且生物相容性稳定，几乎不引起组织炎症反应，没有记忆性，具有良好的操作手感。PTFE 缝线为针线一体，1 ∶ 1 的针线直径比使得缝合穿过移植物后线周围所留空隙较少，而且线体遇血后可发生体积膨胀，因而针眼出血相对较少，有效改善了聚丙烯缝线用于 PTFE 移植物或补片时出现的针孔出血情况。

2. 血管缝线选用的基本原则

血管缝线从 2-0 到 11-0 不等，原则上在确保缝合的足够强度前提下，尽可能选用最细的线，同时应选用圆形缝针、弧度合适（通常为 1/2 及 3/8 弧）、缝线与缝针融合在一起的缝线，以减少缝线穿过血管壁引起的针孔出血。为最大限度减少对血管的损伤，尽可能选用摩擦系数较小的光滑、单丝或外有被覆的缝线。由于多股编织缝线的丝与丝间隙中更易隐匿感染源，因此应尽可能选用单丝缝线。动脉缝合可以用单针，也可以用双针，实际手术中多使用"一线双针"，更灵活、更迅速地进行血管吻合。PTFE 缝线主要应用于各种 PTFE 相关产品，而在必须完成血管缝合或吻合而又无合适的血管缝线备用条件下，尼龙线甚至丝线仍可选用。

从 2-0 到 7-0 的血管缝线可以基本满足从大血管到外周血管的缝合及吻合的需要。大血管以 3-0 及 4-0 的血管缝线最为常用，外周血管则常用 5-0 及 6-0 的血管缝线。一般缝线选择的标准为：主动脉用 3-0，髂动脉用 4-0，腋动脉、颈总动脉及股动脉用 5-0，颈内动脉、肱动脉及腘动脉用 6-0，胫动脉及踝下动脉用 7-0 或 8-0。注意 PTFE 缝线尺寸以 CV 来表示，最大尺寸为 CV-0，最小尺寸为 CV-8。CV-3 相当于 2-0，CV-4 相当于 3-0，以此类推。

三、血管缝合的基本技术

（一）血管显露与血流控制

血管显露是血管手术的重要步骤，而控制血流才能提供无血视野完成手术操作。寻找目标动脉过程中，动脉的搏动感可作为引导，但术者必须熟悉局部血管、侧支循环及周围组织的解剖，依此寻找和显露手术血管，静脉因与同名动脉伴行而不难找到。动静脉常为同一血管鞘包裹，切开该层即可见血管，动脉表面有典型的滋养血管，而静脉表面则呈蓝色。根据手术需要，沿血管外疏松组织，游离动脉或静脉。通常控制血流的顺序是先控制流入道血管端，然后控制流出道与属支血管。根据血管大小及解剖部位，选用不同类型的无损伤血管钳（夹）、柔软而有弹性的胶质带，或用球囊导管经血管腔内阻断血流。

（二）血管的切开方式

血管切口有纵行与横行两种方式，两种切口在缝合时都会引起血管横截面积减少，如果血管直径减少接近50%就会引起明显的血流动力学变化。

而在低血流、高阻力的情况下，这种情况对血流的干扰更明显，尤其是术后的患者往往处于高凝状态，并伴有血管内膜的损伤、异物的存留（缝线）等，很容易导致血栓形成，因此在切开及缝合时要尽量减少血管腔的缩窄。横切口缝合关闭后不易引起管腔狭窄，适用于口径较小的血管（直径 <4 mm），但其缺点在于切口可因血管内膜收缩而较难关闭，并且容易形成内膜夹层和活瓣。血管纵切口可提供良好的显露，切口容易延长及缝合关闭，适用于端-侧或端-端吻合。但是纵切口直接缝合关闭较易引起管腔狭窄，因此加用自体静脉或人工血管材料行补片血管成形为宜。

（三）血管缝合的基本原则

血管显露操作须轻柔，且只能使用无损伤的血管镊抓持血管外膜，避免直接钳夹造成内膜损伤。血管缝合前首先应清除血管腔内血块、斑块碎屑等异物。要全层缝合，尽可能自血管腔内向腔外进针，尤其是在动脉硬化病变血管，由外向内进针很易将动脉硬化斑块掀起造成漂浮的内膜片，在血流冲击下很可能形成夹层及继发血栓形成，导致动脉闭塞。如果行动脉内膜切除，远端内膜有形成活瓣或夹层的危险，应由动脉外向内进针，再由内缝向外，在血管腔外打结予以缝合固定。缝合时应避免外膜进入血管腔内引起血栓形成。必要时可修剪切口周围多余的外膜，但是外膜修剪过度或缝合时遗漏外膜组织可能导致针眼渗血的增加。缝合血管时，注意不要缝到血管的对侧壁。连续缝合的缝线需保持一定的张力，过于松弛会引起出血，如果拉紧后仍有针眼渗血，可采用压迫止血，多数情况下可以止住出血，也可采用黏合剂止血或将邻近外膜缝合覆盖于针眼出血点以止血。

（四）血管缝合的常用方法

常用的血管缝合方法有间断缝合、连续缝合、补片缝合等。大多数动脉可采取连续缝合来关闭，小血管应采取间断缝合以避免狭窄，儿童患者也应该行间断缝合以便于血管的生长。除了大血管或血管壁特别厚的血管，一般血管缝合的间距和边距都可为 1 mm，通常采用等针距缝合，但有时因粥样硬化斑块的影响，也可采用不等距缝合。间断或连续水平褥式缝合可以使血管外翻，从而保持内膜的光滑，减少血栓形成的发生率，但因褥式缝合可引起明显的血管缩窄，现在已较少应用。在第一针缝合时采用水平褥式缝合，之后连续缝合，并用镊子轻柔外翻血管壁也能达到外翻效果。

补片缝合时使用血管补片，主要用于小于 4 mm 的血管以及有动脉壁缺损，缝合可能造成明显动脉管腔狭窄的情况，也可用于治疗血管狭窄性病变。小血管可用自体静脉作补片，必要时可使用自体大隐静脉，但考虑到下肢动脉血管旁路及冠脉搭桥的需要，尽可能保留以备未来所需。大血管可用人工材料，如涤纶或 PTFE。血管补片常需修剪成卵圆形，而带尖角的补片在两个角处易造成血管狭窄。马凡综合征等病变可造成动脉壁变脆，缝合时易撕裂，造成严重出血，可在血管壁外加衬垫后再缝合，大血管可用涤纶片，小血管可用小片肌肉做衬垫。

（高　兵）

第二节　血管吻合法

动脉重建的手术指征主要有 3 个方面：损伤、动脉瘤样扩张和动脉闭塞。虽然非主干动脉或有良好侧支循环的部位，如桡动脉损伤伴完整掌动脉弓的情况下，不必做血管重建手术，但是多数情况下，解剖或功能血管重建对于维持组织器官最佳生理功能以及提高患者生存质量，有较大意义。

一、血运重建禁忌证

肢体长达数小时的完全缺血会导致大量肌肉坏死，重建血运会引起致命的代谢紊乱，此为血管重建的绝对禁忌证。伴有大块组织缺损的严重复合伤或挤压伤也应做截肢而不是血管重建。在有感染的情况下，应尽量用自体静脉重建血运或避免血管缝合，以免发生移植物感染或吻合口假性动脉瘤。在血管炎症情况下，应尽可能先控制血管炎症，待红细胞沉降率等炎症指标恢复正常后再行血运重建。

二、血管吻合基本技术

对于血管显露、血流控制以及血管切开等基本技术，在血管缝合法中已有所提及。在非创伤情况下通常在血管阻断前给予患者全身肝素化，标准剂量是 5 000 IU，可根据患者体重作调整，例如 1 mg/kg 体重。肝素是否需中和应视患者病史及手术情况而定，一般是用硫酸鱼精蛋白缓慢静脉推注中和。任何动脉手术都应准备肝素盐水，以用于冲洗打开的血管腔，或灌注阻断钳以远的血管。肝素盐水用 500 mL 生理盐水加肝素 5 000 IU 配制。

血管吻合的方法包括机械吻合、温控吻合（激光或热力焊接）和黏合剂吻合等方法，端-端吻合、端-侧吻合等应用机械性血管缝合方法是血管吻合的"金标准"。

（一）端-端吻合法

1. 单点吻合法

通常从吻合口的后壁中点用 1 根双头针开始缝，用两个针分别向血管两侧做连续缝合到吻合口前壁，完成吻合口的缝合后两根缝线会合并打结。

2. 两定点吻合法

在血管吻合口的相对 180° 两处（前、后壁或两侧两点），完成第 1、第 2 针缝合（均为一线双针），然后每根线上的两枚针分别缝合 1/4 周径的血管吻合口，拉紧连续缝合的血管缝线并打结。侧壁作为两定点时，完成吻合口前半部的缝合后，需要移动阻断钳将血管翻转180°，显露吻合口的后半部；而前后壁作为两定点时，经血管腔内缝合血管后壁，并从后壁向两侧壁缝合，不需要大幅度翻动血管就可获得足够的操作空间。

3. 三定点吻合法

三定点法的第一针位于吻合口后壁中点或最深面，以此为基点三等分即相隔120°完成第2、第3针，依次缝合打结同两定点法。缝合过程中通过调整血管阻断钳和牵引线的位置，使正缝合的一边始终朝向术者，便于吻合操作。如果吻合两端血管口径不相等也可在此时作矫正。与两定点法相比，三定点法可避免缝到对侧血管壁。

4. 斜面吻合法

该技术多用于直径2~5 mm的微小血管缝合，首先将两段血管的管壁沿长轴纵行剪开，剪开长度相当于血管直径，将血管吻合口边角适当修剪圆滑，使其呈45°斜面（两斜面位于相对位置）再进行吻合，该技术可有效扩大血管吻合口的面积。

5. 嵌入式吻合法

该技术多用于腹主动脉瘤手术，瘤颈部主动脉后壁不离断，用双针缝线从人工血管后壁中点起行单纯连续缝合，贯穿缝合双层主动脉壁，在血管腔内完成后壁吻合。

6. 特殊情况的处理

采用连续缝合行端-端吻合时，收紧缝线后会有"收缩效应"，可能导致吻合口处血管腔狭窄。因此在吻合小口径血管时，采用间断缝合则更为适合。如果采用连续缝合，在打结前缓缓松开阻断钳，在血流冲击下血管腔膨胀，使血管缝线稍滑动，此时重新阻断血管、打结，可避免或减少"收缩效应"。

如果血管动脉硬化严重或质地较差，吻合时可每针加一垫片，以防止打结时造成血管切割，也有报道应用人工材料做成围领，以加固血管吻合口，对比研究显示能减少出血及缩短阻断时间。

（二）端-侧吻合法

端-侧吻合常用于血管旁路移植时。一般在"侧"侧血管前壁或侧壁做纵切口或剪除部分血管使之成椭圆形切口，以避免吻合后"足尖"部位过于尖锐。"端"侧血管修剪成斜面或略呈"S"形，其长度至少是"侧"侧血管直径的2倍，使缝合完成后吻合口呈锐角以减少湍流。动脉吻合一般以30°~45°为宜，但是根据解剖需要，吻合口角度也可增加至70°左右。因"足跟"部位的显露和缝合较"足尖"部位困难，因此多用双头缝线先从吻合口的"足跟"部开始分别向两侧壁缝合，连续缝合至每一边的中间。然后另用一根双头缝线从吻合口的"足尖"部开始，连续缝合至侧边的中间与前线会合。此法既保证了显露最困难部位（足跟）的严密缝合，防止漏血，又使交界部位（足尖）精确缝合，防止狭窄，是常用的吻合方法之一。完成端-侧吻合也可从"足跟"部开始行单纯缝合或水平褥式缝合，吻合过程中还可以根据实际情况，通过修剪"足尖"部的长短或者延长血管切口等方式来获得满意的吻合口长度。水平褥式缝合有助于吻合口外翻，但是在较细的血管会导致管腔狭窄。在较细的血管吻合口"足尖"部采用间断缝合代替连续缝合，这样能允许吻合口随动脉搏动而伸缩，并且不受连续缝合长度的限制。

对于小血管或位置较深的血管，最初在"足跟"部和"足尖"部的缝合显露可能遇到困难，而采用降落伞技术可以降低显露和操作的难度。降落伞技术跟常规端-侧吻合的不同之处在于"足跟"部和"足尖"部的缝线最初并不拉紧，因此旁路血管距动脉切口尚有数厘米的距离，不会影响"足跟"和"足尖"部吻合口的显露和缝合操作。待缝合数针后，再以交替提拉的方式收紧两端的缝合线，使旁路血管逐渐靠近动脉切口。需注意如缝线连续5针以上未收紧，则可能较难收紧，此时可用神经拉钩来收紧缝线。

（三）侧-侧吻合法

侧-侧吻合在临床上应用相对较少，比较常见的有门-腔分流、主-肺动脉分流以及构建血透通路的动静脉内瘘等。方法与其他血管吻合相似，首先将待吻合的两血管靠近，并用特制的血管钳夹住吻合部位的侧壁，做相对应的纵向切口后行连续缝合或间断缝合。当构建侧-侧吻合时，注意要解剖并松解血管，使毗邻的血管间张力最小。

（高　兵）

第三节　血管移植术

从自体静脉代替动脉移植成功后，血管代用品领域已取得了较大进展，对血管代用品的综合研究已成为近代生物医学工程的重要研究课题之一。理想的血管代用品应具有耐久、无害、无渗血、组织相容性好、抗血栓性、抗感染性、口径长度选择多样、手术操作简单等特点。简单而言，血管代用品应与其替代的动脉或静脉具有相似的特性，目前尚无一种血管代用品可完全满足上述要求，血管移植后远期通畅率是评价其优劣性的一项可靠指标。

一、移植血管分类

按照材料来源可分成生物血管、人工合成血管两种，生物血管包括自体血管、同种异体血管和异种血管，人工合成血管包括尼龙、奥纶、涤纶、聚四氟乙烯等高分子合成材料人工血管，而复合血管即为生物血管和人工血管拼合而成。

（一）生物血管

1. 自体静脉

自体静脉的组织相容性良好，抗感染能力强，在吻合部位能形成完整的内膜表面，可以减少血栓形成，并且具有很好的经济性。其缺点是组织材料获取受到一定的限制。最早研究及应用于临床的自体静脉是大隐静脉，目前自体大隐静脉已经广泛用于各种外周动脉旁路移植、冠状动脉搭桥等手术。除此之外，可供使用的自体静脉还有小隐静脉、头静脉及颈内静脉等，由于自体大隐静脉相对容易获取，有足够的长度（一般长为 60 cm），移植后通畅率高，是重建膝下腘动脉甚至更远动脉的首选移植物，也是目前替代中、小血管最理想的生物血管。长期随访也发现，移植的自体静脉因滋养血管破坏、血管顺应性差异、动脉内高压高速血流、血液涡流及血小板沉积等因素，可出现血管再狭窄甚至闭塞。

2. 自体动脉

与静脉相比，自体动脉移植的优点在于血管壁较厚，动脉瘤的发生率较低，另外移植时可保持移植血管的滋养血管，减少了移植后的退行性变。但是缺点在于可用于移植的来源很有限，仅有髂内动脉、桡动脉、脾动脉、胸廓内动脉及颈外动脉等，其血管口径和长度也受到限制。

3. 同种异体血管及异种血管

同种异体的动、静脉主要来自异体或尸体血管，异种生物血管主要用牛颈动脉、脐带静脉等。因血管的抗原性不同，同种异体血管及异种动脉易形成血栓致血管闭塞，通畅率很低。晚期可发生退行性变，血管广泛钙化、扩张，动脉瘤形成及破裂出血，目前临床已很少使用。

（二）高分子合成材料人工血管

虽然远期通畅率低于自体静脉，但是人工血管的优点在于有多种口径可供选择，与动脉匹配较为容易，可简化手术步骤，而且一旦发生移植物闭塞，人工血管易于辨认寻找，降低了二次手术的难度。

1. 涤纶人工血管

涤纶人工血管植入活体后，血液立即渗透其管壁微孔形成一凝血层，而后肉芽组织包绕并渗入人工血管内壁形成肉芽内膜面，供内皮细胞和平滑肌细胞生长、爬行和覆盖。人工血管内皮化过程来源于宿主血管内皮细胞向移植血管侧爬行，经血管壁微孔穿入的毛细血管或小血管中的内皮细胞，以及血流中脱落的内皮细胞种植，因自行内皮化程度有限，内皮化范围往往局限于人工血管的两端。目前涤纶人工血管有机织型、针织型和绒毛型 3 种制作方法，针织法制作的人工血管纤维呈环状连接，而机织法制作的纤维呈单纯的上下纵横交错排列，相应的人工血管孔隙最大，在使用前需作预凝处理，或通过增加胶原或凝胶涂层来提高防水性。绒毛型人工血管的设计目的是使纤维母细胞易于黏附并长入人工血管空隙。涤纶人工血管用于主髂动脉及股动脉移植的效果较满意，但是对于小口径血管，特别是膝下血管吻合，远期通畅率较低。

2. 膨化聚四氟乙烯人工血管

1970 年 Wlliam Gore 发明了膨化聚四氟乙烯人工血管（简称 ePTFE），采用铸型而非织物的方法制作。聚四氟乙烯是惰性材料，组织反应轻微，制成的人工血管网孔较小，内面光滑且柔软，无需预凝，在体内新生内膜薄，与涤纶人工血管相比，相对不易形成血栓，即使用于中、小血管移植，其长期通畅率也相对较高。当自体大隐静脉因口径过小或曲张变薄等原因不能被选用时，ePTFE 是中小口径人工血管移植的首选材料。

（三）其他特殊类型的人工血管

虽然有尝试通过人工血管加生物血管构建复合血管，在补充生物血管长度不足的同时，改善人工血管的远期通畅率，但是目前仍缺乏理想的血管代用品，大口径的人工血管在高流速的大、中动脉重建中效果良好，但小口径人工血管的通畅率远低于大、中口径人工血管。许多学者进行了一些卓有成效的尝试，如管腔表面具有抗血栓性的人工血管、管腔面内衬血管内皮细胞的人工血管、可吸收型人工血管等，但远期疗效仍有待进一步研究。

二、血管移植方法

血管移植术可用于主髂动脉旁路、中小口径的外周动脉旁路、静脉旁路以及建立血液透析用的动静脉旁路等。按照移植血管的走行，血管移植分为解剖内旁路和解剖外旁路两种。解剖内旁路即按照人体血管行径架设旁路血管，因符合正常人体解剖及血流动力学结构，远期通畅率高，为首选。常用的包括主-髂动脉旁路术、主-股动脉旁路术、髂-股动脉旁路术、股-腘动脉旁路术、股-胫后动脉旁路术等。而解剖外旁路是指移植血管通过与病变血管不同的通路进行的旁路移植术。常用的解剖外旁路有腋-股动脉旁路术、股-股动脉旁路术、经闭孔髂-股动脉旁路术、经大腿外侧股-腘动脉旁路术等。适用于全身情况差，无法耐受常规旁路手术，或者发生移植血管感染无法行解剖内旁路的患者，但是远期通畅率低于解剖内旁路。

三、血管移植远期疗效

血管移植术后患者需终身定期随访，并发症包括移植物血栓形成、移植物远期闭塞、移植物感染、吻合口假性动脉瘤、淋巴漏及移植物周围血肿等。其中血管移植术后通畅率受多种因素的影响，术后近期闭塞常与手术技术和血液高凝状态有关，而远期闭塞常与吻合口内膜增生有关。移植物的材料和吻合口的位置是影响移植血管远期通畅性的最重要因素。远端吻合口愈远，远期通畅率愈低；吻合口位置处于相同平面时，人工血管旁路的远期通畅率比自体大隐静脉低。临床随访证实自体大隐静脉旁路的 5 年通畅率高于人工血管，膝上动脉旁路术的通畅率比膝下动脉旁路术高。其他影响通畅率的因素包括移植血管近端流入道和远端流出道的通畅性，血管炎症或动脉硬化等原始疾病的控制情况，避免外力压迫等局部移植血管的护理，以及血管移植术后抗凝、抗血小板治疗等。

四、血管移植与腔内治疗

血管腔内治疗不需要显露解剖位置深和周围解剖关系复杂的血管，也避免了精细的血管吻合，减少了手术创伤和风险。目前多种血管外科疾病均可通过腔内介入技术进行治疗，如主动脉夹层、胸主动脉瘤、腹主动脉瘤、周围动脉瘤、动脉闭塞性疾病、血管损伤、动静脉瘘以及多种静脉性疾病。但是血管腔内治疗尚不能完全替代以人工血管和血管吻合为基础的传统血管外科手术，如多平面、多节段弥漫型的动脉硬化病变和累及重要分支血管的动脉扩张性病变等，通过血管旁路移植与血管腔内治疗相结合，杂交手术和序贯治疗已经成为处理复杂血管疾病的重要手段。

（高　兵）

第三章

胃、十二指肠疾病

第一节　上消化道出血

上消化道出血是指 Treitz 韧带以上消化道包括食管、胃、十二指肠或胆管、胰腺等病变所引起的出血，胃空肠吻合术后空肠病变出血也属此范围。上消化道出血为临床常见急症，主要表现为呕血和（或）黑便，常伴有血容量减少引起的急性周围循环衰竭。成人全身总血量约为体重的 8%，如果一次失血超过全身总血量的 20%（800 ~ 1 200 mL），并引起休克的症状和体征，称为上消化道大出血。上消化道大出血的病死率与病因误诊率目前仍然较高，分别在 10% 与 20% 以上，必须引起重视。

一、病因

上消化道出血的病因很多，但引起大出血且急需外科处理的，在我国仍以下列 5 种情况比较常见。

1. 胃、十二指肠溃疡

占上消化道出血的 40% ~ 50%，其中 3/4 是十二指肠溃疡。大出血的溃疡一般位于十二指肠球部后壁或胃小弯，由于溃疡基底血管被侵蚀破裂所致，多数为动脉出血。特别是慢性溃疡伴有大量瘢痕组织，动脉破裂处缺乏收缩能力，出血难以自止。其中有两种情况需要注意：一种是药物损伤如可的松、阿司匹林、吲哚美辛等有促进胃酸分泌增加和导致胃黏膜屏障损害（抑制黏液分泌，加重胃局部血管痉挛）的作用，长期应用较大剂量可引起急性溃疡形成，或使已有的溃疡活动，导致大出血。另一种是胃部分切除术后或单纯胃空肠吻合术后，在胃空肠吻合口附近发生溃疡，前者发生率为 1% ~ 3%，后者发生率高达 15% ~ 30%。发生时间多在术后 2 年内，也可在手术后 1 ~ 2 周内。50% 吻合口溃疡会出血，且可引起大出血不易自止，需急诊手术。

2. 门静脉高压症

约占上消化道出血的 20%，门静脉高压症多伴有食管下段和胃底黏膜下层的静脉曲张。黏膜因曲张静脉而变薄，易被粗糙食物所损伤；或由于胃液反流，腐蚀已变薄的黏膜；同时门静脉系统内的压力又高，导致曲张静脉破裂，发生大出血，预后不佳。

3. 应激性溃疡或急性糜烂性胃炎

约占上消化道出血的 20%。近年来国内外报道发生率明显上升。多与休克、严重感染、严重烧伤、严重脑外伤或大手术有关。在这些重症情况下，交感神经兴奋，肾上腺髓质儿茶酚胺分泌增多，胃黏膜下血管发生痉挛性收缩，组织灌流量骤减，导致胃黏膜缺血、缺氧，直接破坏胃黏膜屏障。胃腔 H^+ 反向弥散明显增加，以致发生表浅（不超过黏膜肌层）、边缘平坦的溃疡或多发的大小不等的糜烂。这类溃疡或急性糜烂位于胃内较多，在十二指肠发生较少，常导致大出血。

4. 胃癌

由于癌组织的缺血坏死，表面发生糜烂或溃疡，侵蚀血管而引起大出血。

5. 胆管出血

肝内局限性慢性感染可引起肝内小胆管扩张继发感染形成脓肿，脓肿直接破入门静脉或肝动脉分支，导致大量血液流入胆管，再进入十二指肠。肝脏肿瘤、肝外伤引起的肝实质中央破裂也能导致肝内胆管大出血。

二、临床表现

一般幽门以上部位的出血表现为呕血，幽门以下部位的出血表现为便血。但实际上无论是呕血还是便血以及血的颜色主要取决于出血的速度和出血量的多少，出血部位的高低是次要的。出血量小，血液在胃内未引起恶心、呕吐，则血液都自下排出；而如果出血很急、量大，幽门以下的血液反流到胃内，引起恶心、呕吐，则表现为呕血。同样，在血液颜色方面，如果出血量小，血液在胃内滞留时间较长，经胃酸充分作用而形成正铁血红素后，呕血呈咖啡样或黑褐色。如果出血很急、量大，血液在胃内滞留时间短，呕血则呈黯红色甚至鲜红色。出血向下排出时，经过肠液的作用，使血红蛋白的铁形成硫化铁，排出的血呈柏油样或紫黑色。个别病例，若发生突然大量出血，由于肠蠕动亢进，排出的血也可呈黯红色，甚至颜色相当鲜红。有便血的患者可无呕血，但呕血都伴有便血或黑便。

但是仔细分析，不同部位、不同病因的出血仍然有其不同的特点。了解这些临床特点，不仅对于诊断出血的病因有一定意义，而且在需要手术时对于寻找出血部位更有帮助。①食管或胃底曲张静脉破裂引起的出血，一般很急，来势很猛，一次出血量常达 500～1 000 mL，可引起休克。临床上主要表现是呕血，单纯便血的较少。采用积极的非手术治疗可以止血，但一日内仍可反复呕血。②胃、十二指肠溃疡，急性糜烂性胃炎，胃癌引起的出血，虽然也可以很急，但一次出血量一般不超过 500 mL，并发休克的较少。临床上可以呕血为主，也可以便血为主。经过积极的非手术治疗多可以止血，但日后可以再出血。③胆管出血，量一般不多，一次为 200～300 mL，很少引起休克。临床表现以便血为主。采用积极的非手术疗法后，出血可暂时停止，但常呈周期性复发，间隔期一般为 1～2 周。

三、诊断

（一）病史

首先应主要针对呕血与黑便这两项特征性临床表现，着重询问呕血及黑便的情况，包括其诱因，起病缓急，呕血或黑便的量、颜色、性状，有无周围循环衰竭表现，如头昏、心悸、晕厥、口渴等。既往有无类似发作及诊治经过。

应详细追问病史，根据常见病因针对性了解有无相关疾病的情况，如消化性溃疡患者，病史中多有典型的上腹疼痛，用制酸药物可以止痛，或过去曾有 X 线钡餐检查及内镜检查资料证实有溃疡病变。对做过胃部分切除术的患者，应考虑有吻合口溃疡的可能。门脉高压症患者一般有肝炎、酗酒或血吸虫病病史，或经过 X 线吞钡检查及内镜检查证实有食管胃底静脉曲张。非甾体抗炎药、肾上腺皮质激素、抗凝药服用病史及严重外伤、大手术、重度感染等应激状态提示考虑应激性溃疡的发生。对中老年患者应注意近期有无腹痛、厌食、消瘦等异常，需警惕有无消化道恶性肿瘤。有无慢性胆管感染，近期有无腹部外伤等情况也需要了解，排除有无胆管出血的可能。

有典型明确病史的患者如果发生上消化道大出血，诊断一般没有困难。但需注意这些患者中有部分在出血前没有任何自觉症状，如 10% ~ 15% 的胃、十二指肠溃疡出血的患者没有溃疡病史，许多胆管出血的患者没有明确的肝外伤或肝内感染的病史，要进一步明确出血的病因和部位，就必须依靠其他客观的检查资料。

（二）查体

全面细致的体格检查对上消化道出血的诊断是不可缺少的。生命体征监测特别注意心率、血压的变化，有无烦躁、四肢湿冷、皮肤弹性差等表现，及时判断有无休克发生，采取有效的措施。查体时发现有巩膜黄染、蜘蛛痣、肝掌、腹壁皮下静脉曲张、肝脾肿大、腹水等表现，多可诊断为肝硬化门静脉高压食管胃底曲张静脉破裂的出血。但在没有腹水、肝脾也不明显肿大的患者，尤其在大出血后，门脉系统内血流量减少，脾脏可暂时缩小，甚至不能扪及，常会增加诊断上的困难。锁骨上淋巴结肿大，上腹部触及包块，高度提示胃癌可能。胆管出血多有类似胆绞痛的剧烈腹痛为前驱症状，右上腹多有不同程度的压痛，甚至可触及肿大的胆囊，同时伴有寒战、高热，并出现黄疸，这些症状同时出现，诊断尚不困难。但若没有明显的胆绞痛、没有高热或黄疸，与胃、十二指肠溃疡出血进行鉴别则有一定困难。

（三）辅助检查

1. 实验室检查

血常规检查显示出血早期可无明显变化。出血后组织液渗入血管内，使血液稀释，一般需经 3 ~ 4 小时以上才能反映出失血的程度来，出现贫血表现，血红蛋白、红细胞计数下降，血细胞比容下降，网织红细胞计数增高；白细胞计数上升可达（10 ~ 20）×10^9/L，但肝硬化患者伴脾功能亢进者白细胞计数不增高；生化检查包括肝功能、凝血机制检查：肝硬化、肝功能受损者可有转氨酶异常、胆红素异常，清蛋白降低，清蛋白/球蛋白比例倒置，凝血功能异常（血小板计数减少，PT/APTT 延长等）。出血后血尿素氮（BUN）浓度增高，主要由于大量血液进入肠道，蛋白质消化产物被吸收所致，通常3 ~ 4 天后降至正常，若持续升高提示继续出血或再出血，血容量不足或肾功能受损；血尿素氮(BUN)∶血肌酐(Cr) > 25∶1，提示出血来自上消化道。肝功能指标、血氨测定和磺溴酞钠（BSP）试验等都有助于消化性溃疡与门脉高压症引起的大出血鉴别。在前者肝功能正常，血氨不高，磺溴酞钠试验无潴留；在后者肝功能明显异常，血氨升高，磺溴酞钠明显潴留。

2. 其他检查

为了进一步明确上消化道出血的病因和部位，可以辅以下列几种辅助检查。

（1）内镜检查：是大多数上消化道出血诊断的首选方法。已广泛应用于迅速明确出血的部位和病变性质，同时可于镜下直接进行止血治疗（双极电凝、电灼、激光、栓塞、套扎等）。目前主张早期检查，入院后立即检查，也可于 6～12 小时内进行。距出血时间越近，诊断阳性率越高，可达 95%。内镜检查可于直视下观察食管、胃及十二指肠，查明出血病变部位、病因及出血情况，必要时取活检。检查前先插胃管抽吸积血，并以冰盐水洗胃以改善视野，不但能发现表浅的黏膜病变，而且能在食管或胃底静脉曲张和溃疡两种病变同时存在时确定引起出血的确切原因。如为胆管出血，可见到壶腹部开口处溢出血性胆汁。

（2）鼻胃管及三腔二囊管检查：将鼻胃管放至食管与胃交界处，注入少量等渗盐水，抽吸出血液，说明出血来自食管或胃；如鼻胃管进入胃中，抽出清亮胃液，表明出血位于胃以下消化道；如抽出清亮胆汁，可以排除出血在十二指肠近端。该方法简单、安全，但约 10% 上消化道出血患者呈阴性。三腔二囊管放入胃内后，将胃气囊和食管气囊充气压迫胃底和食管下段，用等渗盐水将胃内积血冲净，如果没有再出血，可认为是食管、胃底曲张静脉破裂出血；如果吸出的胃液仍含血液，则以胃十二指肠溃疡或出血性胃炎可能性较大。需要指出，肝硬化患者并发胃或十二指肠溃疡较一般人为多，据统计占 10%～15%。因此，肝硬化患者即使已有食管或胃底静脉曲张，也不能排除溃疡出血的可能。对这种患者用三腔二囊管检查来明确出血部位更有实际意义。

（3）X 线钡餐检查：在上消化道急性出血期内进行钡餐检查可以促使休克发生，并有可能使原已停止的出血再出血。因此多主张在出血停止和病情基本稳定后进行，现在一般多为胃镜检查所代替，但对经胃镜检查出血原因不明，疑为十二指肠降部以下小肠病变者具有特殊诊断价值。食管静脉曲张或十二指肠溃疡比较容易发现，但胃溃疡，特别是病变较小的，由于胃内常存有血块，一般较难发现。常规的 X 线检查要确定有无溃疡龛影，需要手法按压，这可使出血处已凝固的血块脱落引起再出血，不宜采用。近年都采用不按压技术作双重对比造影，约 80% 出血部位可被发现，同时也较安全。

（4）选择性血管造影：经股动脉插管行选择性腹腔动脉或肠系膜上动脉造影以及超选择性肝动脉造影对确定出血部位很有帮助。但每分钟至少要有 0.5 mL 含有造影剂的血量自血管裂口溢出，才能显示出血部位。在明确了出血部位后，还可将导管推进至出血部位，进行栓塞以止血。此项检查比较安全，在有条件时应作为首选的诊断方法。内镜检查未能发现出血病因，胃内大量血块观察困难，且出血速度大于 0.5 mL/min，经选择性腹腔动脉或肠系膜上动脉造影，可发现造影剂溢出部位、血管畸形或肿瘤血管影像，对于出血定位诊断很有意义，且可同时行介入栓塞止血治疗。

（5）核素扫描：应用 ^{99m}Tc 标记红细胞的腹部 γ 闪烁扫描，出血速度每分钟达到 0.05～0.1 mL，核素即可聚积在血管溢出部位显像，多在扫描后 1 小时内获得阳性结果。且标记红细胞 24 小时后仍能显像，特别对于间歇性出血的定位诊断有独特价值，敏感性高，阳性率可达 90% 以上。但定位精确性有限，常作为选择性腹腔内脏动脉造影前的筛选手段。

（6）其他检查：B 超、CT 检查有助于发现肝、胆、胰腺、脾等脏器病变，了解有无腹水、占位性病变等异常，进一步辅助诊断。MRI 血管、胆管重建成像，可以帮助了解门静脉有无血栓、癌栓以及胆管病变等。

经过上述的临床分析和辅助检查，基本上可以明确上消化道出血的病因和部位，从而针对不同情况有目的地采取有效的止血措施。如果仍不能确定出血的原因，需考虑到一些少见或罕见的疾病如食管裂孔疝、胃息肉、胃和十二指肠良性肿瘤、剧烈呕吐所形成的贲门黏膜撕裂综合征以及血友病或其他血液疾病等。

四、鉴别诊断

部分患者早期因出血速度快，可在呕血及黑便出现前即有急性周围循环衰竭征象，需与内出血及其他原因引起的休克鉴别。

应排除消化道以外的出血因素，包括呼吸道出血，口腔、鼻腔、咽喉部出血及进食动物血、铋剂、含铁剂的抗贫血药物等引起的黑便。

常见上消化道出血疾病的鉴别，主要根据既往病史，出血特点，阳性体征及相关的辅助检查。

1. 胃、十二指肠溃疡

既往有上腹部间歇性、节律性疼痛，服用制酸剂可缓解，或内镜检查有阳性发现；出血程度取决于被侵蚀血管，一般出血量不超过 500 mL，经积极非手术疗法多能止血，日后可能再出血。

2. 门脉高压食管胃底静脉曲张

患者多有病毒性肝炎、血吸虫病或酗酒病史，伴有肝硬化表现，可查见肝掌、蜘蛛痣、腹壁静脉曲张，肝脾肿大、腹水，既往有 X 线或内镜检查发现食管胃底静脉曲张。临床出血常很突然，量大，主要表现为呕血，经积极非手术疗法短期内仍可反复呕血。但需注意约 1/4 患者可能是同时伴发溃疡或门脉高压性胃病所致出血。

3. 应激性溃疡

患者多有酗酒、服用非甾体抗炎药（吲哚美辛、阿司匹林等）或肾上腺皮质激素药物史，也可以发生在休克、脓毒症、烧伤、大手术和中枢神经系统损伤之后。

4. 胃癌

患者表现为慢性上腹部不适，疼痛，进行性体重下降，厌食；黑便较呕血常见。

5. 胆管出血

常见病因包括肝外伤、肝脓肿、肝肿瘤及胆管感染、胆管手术等。出血量一般不多，很少引起休克，临床典型表现为胆绞痛、梗阻性黄疸及消化道出血三联征。积极非手术治疗后出血可暂时停止，但常呈周期性发作，间隔期一般为 1~2 周。

五、治疗

只要确定有呕血和黑便，都应视为紧急情况收住入院或监护病房。不管出血原因如何，对严重的上消化道出血患者都应遵循下列基本处理原则。

（一）初步治疗

1. 补充血容量

首先建立 1~2 条足够大的静脉通道，以保证迅速补充血容量。先滴注平衡盐溶液或乳酸钠等渗盐水，同时进行血型鉴定、交叉配血和血常规、血细胞比容检查。每 15~30 分钟测定血压、脉率，并观察周围循环情况，作为补液、输血的参考指标。一般说来，失血量不超过 400 mL，循环血容量的轻度减少可很快被组织液、脾或肝贮血所补充，血压、脉率的变化不明显。如果收缩压降至 70~90 mmHg，脉率增至每分钟 130 次，这表示失血量约达全身总血量的 25%，患者黏膜苍白，皮肤湿冷，表浅静脉塌陷。此时即应大量补液、输血，将血压维持在 100 mmHg，脉率在每分钟 100 次以下。需要指出，平衡盐溶液的输入量宜为失血量的 2～3 倍。只要保持红细胞比积不低于 0.30，大量输入平衡盐溶液以补充功能性细胞外液的丧失和电解质，是有利于抗休克的。已有休克的患者，应留置导尿管，记录每小时尿量。有条件时，做中心静脉压的测定。尿量和中心静脉压可作为指导补液、输血速度和量的参考依据。

2. 局部或全身应用止血药和血管活性药物

（1）静脉注射维生素 K_1，酚磺乙胺，氨甲苯酸，凝血酶原复合物及纤维蛋白原等。

（2）三七胶囊，云南白药或凝血酶口服或经胃管注入保留发挥局部止血作用；冰生理盐水反复洗胃将血块、胃液洗净，去甲肾上腺素 8～16 mg 加入冰生理盐水 100～200 mL，注入胃腔内，间隔 2～6 小时重复应用，可起到良好的局部止血效果。

（3）垂体后叶素可收缩内脏血管，减少门静脉血流量，降低门静脉及侧支循环压力，控制食管、胃底静脉曲张出血。常用 20 U 加入 200 mL 葡萄糖注射液，于 20～30 分钟内滴完，需要时可在 3～4 小时后重复使用；或以 0.2 U/min 持续静脉滴注。但该药可引起腹痛、血压升高、心绞痛、心肌梗死等不良反应，目前主张与硝酸甘油联合使用以减少上述不良反应。冠心病患者禁忌使用。近年来多应用特利加压素，该药是激素原，注射后患者体内以稳定速率释放加压素，产生的不良反应较轻。开始剂量为 2 mg，缓慢静脉注射（超过 1 分钟），维持剂量为每 4 小时静脉注射 1～2 mg，延续用药 24～36 小时，至出血停止。

（4）生长抑素作用机制可能为减少内脏血流量，减少门静脉血流量从而降低门脉系统压力，并可以减少胃液分泌。临床制剂有 14 肽天然生长抑素（思他宁），用法为首剂量 250 µg 静脉缓注，继以 250 µg/h 持续静脉滴注。本品半衰期极短，应注意滴注过程中不能中断，若中断超过 5 分钟，应重新注射首剂。8 肽的生长抑素同类物奥曲肽半衰期较长，常用量为首剂 100 µg 静脉缓注，继以 25～50 µg/h 持续静脉滴注。

3. 应用制酸剂

血小板聚集及血浆凝血功能所诱导的止血作用需在 pH > 6.0 时才能有效发挥，因此抑制胃酸分泌提高胃内 pH 有止血作用。临床上常用 H_2 受体拮抗剂或质子泵抑制剂，后者在保持胃内持续高 pH 方面优于前者。急性出血静脉途径给药，西咪替丁 200～400 mg，1 次/6 小时；雷尼替丁 50 mg，1 次/6 小时；法莫替丁 20 mg，1 次/6 小时；奥美拉唑，兰索拉唑 40 mg，1 次/6 小时，可静脉推注或滴注。

（二）病因治疗

1. 胃、十二指肠溃疡大出血

如果患者年龄在 30 岁以下，常是急性溃疡，经过初步处理后，出血多可自止。但如果年龄在 45 岁以上，病史较长，多是慢性溃疡，这种出血很难自止。经过初步处理，待血压、脉率有所恢复后，应早期手术。手术行胃部分切除术；切除了出血的溃疡是防止再出血的最可靠方法。如果十二指肠溃疡位置很低，靠近胆总管或已穿透入胰头，强行切除溃疡会损及胆总管及胰头，则可切开十二指肠前壁，用粗丝线缝合溃疡面，同时在十二指肠上、下缘结扎胃十二指肠动脉和胰十二指肠动脉，旷置溃疡，再施行胃部分切除术。

吻合口溃疡的出血多难自止，应早期施行手术，切除胃空肠吻合口，再次行胃空肠吻合，并同时行迷走神经切断术。重要的是，在这种情况下，一定要探查原十二指肠残端。如果发现原残端太长，有胃窦黏膜残留的可能，应再次切除原残端，才能收到持久的疗效。

由药物引起的急性溃疡，在停用药物后，经过初步处理，出血都会自止。

2. 门静脉高压症引起的食管或胃底曲张静脉破裂出血

应视肝功能的情况来决定处理方法。对肝功能差的患者（有黄疸、腹水或处于肝性脑病前期者），应采用三腔二囊管压迫止血，或在纤维内镜下注射硬化剂或套扎止血，必要时可急诊做经颈静脉肝内门体分流术（TIPS）。对肝功能好的患者，应积极采取手术止血，不但可以防止再出血，而且是预防肝性脑病发生的有效措施。常用的手术方法是贲门周围血管离断术，通过完全离断食管下段和胃底曲张静脉的反常血流，达到确切止血的目的。而且由于操作易被掌握，可在基层医院推广。

3. 应激性溃疡或急性糜烂性胃炎出血

可先应用组胺 H_2 受体拮抗剂西咪替丁或雷尼替丁，静脉注射以抑制胃酸分泌而止血；雷尼替丁的作用比西咪替丁强 5 ~ 8 倍。近年应用人工合成生长抑素，止血效果显著。生长抑素不但能减少内脏血流量，抑制促胃液素的分泌，而且能有效抑制胃酸分泌；剂量是 25 μg/h，静脉持续滴注。经过这些措施后，如果仍然不能止血，则可采用胃大部切除术，或选择性胃迷走神经切断术加幽门成形术。

4. 胃癌引起大出血

应根据局部情况行根治性胃大部或全胃切除术。

5. 胆管出血

量一般不大，多可经非手术疗法，包括抗感染和止血药的应用而自止。但反复大量出血时，可首先进行超选择性肝动脉造影，以明确性质，同时进行栓塞（常用明胶海绵）以止血。如仍不能止血，则应积极采用手术治疗。在确定肝内局限性病变的性质和部位后，即施行肝叶切除术。结扎病变侧的肝动脉分支或肝固有动脉，有时也可使出血停止，但仅仅结扎肝总动脉常是无效的。困难的是有时不易确定出血部位。肝脏表面局限性的隆起，切开胆总管分别在左右胆管内置入纱布条，探查有无血性胆汁流出。有条件时在术中行胆管造影或胆管镜检，都有助于明确出血部位，决定肝叶切除的范围。

（三）剖腹探查

对部位不明的上消化道大出血，经过积极的初步处理后，血压、脉率仍不稳定，应考虑早期行剖腹探查，以期找到病因，进行止血。

剖腹探查一般行上腹部正中切口或经右腹直肌切口。进入腹腔后，首先探查胃和十二指肠。如果初步探查没有发现溃疡或其他病变，第二步即检查有无肝硬化和脾肿大，同时要注意胆囊和胆总管的情况。胆管出血时，胆囊多肿大，且因含有血性胆汁呈黯蓝色；必要时可行诊断性胆囊或胆总管穿刺。如果肝、脾、胆囊、胆总管都正常，需进一步切开胃结肠韧带，探查胃和十二指肠球部的后壁。

另外，切不可忽略贲门附近和胃底部的探查。同时，必须提起横结肠和横结肠系膜，自空肠上端开始，顺序探查空肠的上段。临床实践中，已有不少病例由于空肠上段的病变，如良性肿瘤、血管瘤、结核性溃疡等而引起呕血的报道。如果仍未发现病变，而胃或十二指肠内有积血，可在胃大弯与胃小弯之间、血管较少的部位，纵行切开胃窦前壁，进行探查。切开胃壁时要结扎所有的黏膜下血管，以免因胃壁出血而影响胃内探查。胃壁切口不宜太小，需要时可长达 10 cm 或更长些，以便在直视下检查胃内壁的所有部位。浅在而较小的出血性溃疡容易被忽视，多在胃底部，常在胃内壁上黏附着的血凝块下面；溃疡中含有一动脉瘤样变的小动脉残端（如 Dieulafoy 病）。如果仔细检查胃内壁后仍不能发现任何病变，要用手指通过幽门，必要时纵行切开幽门，来检查十二指肠球部后壁靠近胰头的部分有无溃疡存在。经过上述一系列的顺序检查，多能明确出血的原因和部位。

（陈云飞）

第二节　贲门失弛缓症

一、概述

贲门失弛缓症是指吞咽时食管体部无蠕动，贲门括约肌弛缓不良的一种疾病。发病机制尚不十分清楚，研究表明，本病可能与迷走神经核病变或大脑皮质功能失调有关，因而是一种食管肌肉神经功能失调性疾病。在病理上，病变累及整个胸内食管而不仅仅局限于贲门部。

本病无种族特异性，发病率约为 1/10 万，在所有食管良性疾病中占首位，多见于 20～50 岁的中青年。男女比例相近，无家族遗传倾向。

二、诊断

（一）症状

1. 吞咽困难

无痛性咽下困难是本病最常见、最早出现的症状。起病多较缓慢，但也可较急，初起可轻微，仅在餐后有饱胀感而已。多呈间歇性发作，情绪波动、发怒、忧虑、惊骇或进食过冷和辛辣等刺激性食物可诱使其发生。

2. 疼痛

疼痛部位多在胸骨后及中上腹；也可在胸背部、右侧胸部、右胸骨缘以及左季肋部。疼痛发作有时酷似心绞痛，甚至舌下含服硝酸甘油片后可获缓解。疼痛可能是由于食管平滑肌痉挛或食物滞留性食管炎所致。随着梗阻以上食管的进一步扩张，疼痛反而逐渐减轻。

3. 反流与呕吐

发生率可达 90%，随着咽下困难的加重，食管的进一步扩张，相当量的内容物可潴留在食管内至数小时或数日之久，而在体位改变时反流出来。从食管反流出来的内容物因未进入过胃腔，故无胃内呕吐物的特点，但可混有大量黏液和唾液。在并发食管炎、食管溃疡时，反流物可含有血液。

4. 体重减轻

体重减轻与咽下困难影响食物的摄取有关。随着病程发展，可有体重减轻、营养不良和维生素缺乏等表现。

5. 出血和贫血

患者常可有贫血，偶有由食管炎所致的出血。

6. 其他症状

多因本病的并发症所引起，如肺炎、食管憩室、食管裂孔疝等。

（二）查体

本病体征极少，有时可借测定吞咽时间协助诊断。方法为置听诊器于剑突处，嘱患者饮水，可听到水进入胃内的声音，并计算时间，正常人在 10 秒以内，本病患者则时间明显延长或根本听不到声音。

（三）辅助检查

1. 常规检查

钡餐检查，透视下可见纵隔右上边缘膨出，吞钡后食管无蠕动波出现，食管下端呈对称性漏斗状狭窄，边缘光滑，钡剂通过贲门困难。贲门失弛缓症可分为三型：轻型，食管轻度扩张及少许食物潴留，胃泡存在；中型，食管普遍扩张，有明显食物残渣存留，立位有液平面，胃泡消失；重型，食管的扩张屈曲、增宽、延长及呈"S"形。

2. 其他检查

（1）醋甲胆碱试验：正常人皮下注射醋甲胆碱 5 ~ 10 mg 后，食管蠕动增加而压力无显著增加。但在本病患者注射后 1 ~ 2 分钟起，即可产生食管强力收缩；食管内压力骤增，从而产生剧烈疼痛和呕吐，X 线征象更加明显（作此试验时应准备阿托品，以备反应剧烈时用）。食管极度扩张者对此药不起反应，以致试验结果为阴性；胃癌累及食管壁肌间神经丛以及某些弥漫性食管痉挛者，此试验也可为阳性。可见，该试验缺乏特异性。

（2）内镜和细胞学检查：对本病的诊断帮助不大，但可用于本病与食管贲门癌等病之间的鉴别诊断，做内镜检查前应将食管内潴留物抽吸掉。

（3）食管内压力测定：测压发现患者食管下括约肌静息压比正常人高出 2 ~ 3 倍，由于食管下括约肌不能完全松弛，使食管、胃连接部发生梗阻；食管下段缺乏正常蠕动或蠕动消失，食物不能顺利通过障碍，排空延迟。

（四）诊断标准

有吞咽困难、胸骨后疼痛及食物反流等典型症状；X 线检查发现食管下端有逐渐变细的漏斗狭窄区，边缘光滑；排除肿瘤及继发性贲门失弛缓症。

三、鉴别诊断

1. 食管癌或贲门癌

最需与贲门失弛缓症相鉴别。癌症患者一般年龄较大，钡餐下见局部黏膜呈不规则破坏，狭窄上方食管轻到中度扩张，食管上段蠕动存在；内镜下做病理检查可发现病灶。

2. 食管弥漫性痉挛

又称非括约肌性食管痉挛，是一种不明原因的原发性食管神经肌肉紊乱疾病，病变常累及食管下 2/3，并引起严重运动障碍。钡餐造影食管下 2/3 呈节段性痉挛收缩，无食管扩张现象。

3. 心绞痛

心绞痛多由劳累诱发，而本病则为吞咽所诱发，并有咽下困难。心电图及动态心电图可协助鉴别。

四、治疗

（一）一般治疗

一般治疗包括饮食和药物治疗及精神护理。药物治疗的效果并不理想，仅适用于术前准备及拒绝或不适于做扩张术及外科手术者。抗胆碱能制剂（如阿托品、罂粟碱）、长效亚硝酸盐及镇静剂能降低括约肌张力，减轻疼痛和吞咽困难。钙拮抗剂硝苯地平有良好的效果。

（二）扩张治疗

扩张治疗包括经由食管镜试用探条扩张、水银探条、气囊、静水压、梭形管状扩张等，可获得一定的疗效，但很少能得到真正的痊愈，且扩张治疗需反复进行，并有引起食管破裂的危险，对于高度扩张伸延与弯曲的食管应避免进行此扩张术。

（三）手术治疗

1. 手术适应证

（1）重症贲门失弛缓症，食管扩张及屈曲明显，扩张器置入困难并有危险。

（2）合并有其他病理改变如膈上憩室、裂孔疝或怀疑癌肿。

（3）曾行扩张治疗失败或穿孔，或导致胃食管反流并发生食管炎者。

（4）症状严重且不能耐受食管扩张者。

2. 术前准备

术前准备至关重要，对有营养不良者术前应予纠正，有肺部并发症者予以适当治疗。由于食物潴留和食管炎，术前要置入鼻胃管清洗食管 2 ~ 3 天，清洗后注入抗生素溶液，麻醉前重复一次。

3. 手术方法

1913 年 Heller 用食管贲门前后壁双侧肌肉纵行切开治疗本病，1923 年 Zaaijer 将 Heller 手术改良为单侧食管贲门前壁肌层纵行切开，使手术更加简便，同时大大减少了食管黏膜损伤的可能性，疗效显著提高，目前该术式已被国内外医生普遍采用，并一致认为是治疗贲门失弛缓症的常规术式。改良 Heller 手术的基本要点是：①纵行切开食管肌层，尤其是贲门部的环形肌，切开范围上要达到肥厚的食管肌层水平以上，一般在下肺韧带水平以下；②两侧游离黏膜外肌层达食管周径的 1/2 以上；③贲门下切开要 < 2 cm，否则会产生反流性食管炎；④强调不要损伤膈食管韧带和食管裂孔。

4. 术后并发症

（1）食管黏膜穿孔：是食管肌层切开术后最重要的并发症。术中发现黏膜穿孔需及时缝合修补，术后产生穿孔将会引起脓胸。

（2）反流性食管炎：发生率为 20% ~ 50%。经内科对症处理可得到缓解。

（3）食管裂孔疝：发生率为 5% ~ 10%。因裂孔结构及周围支持组织受损引起。一旦发生如有症状可行裂孔疝修补。

五、预后

大多数贲门失弛缓症的患者经扩张术或手术治疗都能取得满意效果。扩张术后 60% 可获得长期效果；而手术长期有效率为 85% ~ 90%。

（陈云飞）

第三节　先天性肥厚性幽门狭窄

先天性肥厚性幽门狭窄是新生儿期常见疾病。

一、病理

主要病理改变是幽门肌层肥厚，尤以环肌为著，但同样表现在纵肌和弹力纤维。幽门部呈橄榄形，质硬有弹性，当肌肉痉挛时则更为坚硬。一般长 2 ~ 2.5 cm，直径 0.5 ~ 1 cm，肌层厚 0.4 ~ 0.6 cm，在年长儿肿块还要大些，但大小与症状严重程度和病程长短无关。肿块表面覆有腹膜且甚光滑，但由于血供受压力影响而部分受阻，因此色泽显得苍白。环肌纤维增多且肥厚，肌肉似砂砾般坚硬，肥厚的肌层挤压黏膜呈纵行皱襞，使管腔狭小，加以黏膜水肿，以后出现炎症，使管腔更显细小，在尸检标本上幽门仅能通过直径 1 mm 的探针。狭细的幽门管向胃窦部移行时腔隙呈锥形逐渐变宽，肥厚的肌层则逐渐变薄，两者之间无明确的分界。但在十二指肠侧界限明显，因胃壁肌层与十二指肠肌层不相连续，肥厚的幽门肿块突然终止且凸向十二指肠腔内，形似子宫颈样结构。组织学检查见肌层增生、肥厚，肌纤维排列紊乱，黏膜水肿、充血。

由于幽门梗阻，近侧胃扩张，胃壁增厚，黏膜皱襞增多且水肿，并因胃内容物滞留，常导致黏膜炎症和糜烂，甚至有溃疡。

肥厚性幽门狭窄病例合并先天畸形相当少见，为 6% ~ 12%，据此有人认为是"婴儿性"而非"先天性"的理由之一。食管裂孔疝和胃食管反流是最常见的合并畸形，但未见到有大量的病例报道。

二、病因

为了阐明幽门狭窄的病因和发病机制，多年来进行大量研究工作，包括病理检查、动物模型的建立、胃肠激素的检测、病毒分离、遗传学研究等，但病因至今尚无定论。

1. 遗传因素

在病因学上起着很重要的作用。本病发病有明显的家族性，甚至一家中母亲和 7 个儿子同病，且在单卵双胎比双卵双胎多见。双亲有幽门狭窄史的子女发病率可高达 6.9%。若母亲有此病史，则其子发病的概率为 19%，其女为 7%；父亲有此病史者，发病概率则分别为 5.5% 和 2.4%。经过研究指出幽门狭窄的遗传机制是多基因性，既非隐性遗传也非伴性遗传，而是由一个显性基因和一个性修饰多因子构成的定向遗传基因。这种遗传倾向受一定的环境因素影响而起作用，如社会阶层、饮食种类、各种季节等，发病以春秋季为高，但其相关因素不明。常见于高体重的男婴，但与胎龄的长短无关。

2. 神经因素

主要从事幽门肠肌层神经丛的研究者，发现神经节细胞直至生后 2 ~ 4 周才发育成熟。因此，许多学者认为神经细胞发育不良是引起幽门肌肉肥厚的机制，否定过去幽门神经节细胞变性导致病变的学说，运用组织化学分析法测定幽门神经节细胞内酶的活性；但也有持不同意见者，观察到幽门狭窄的神经节细胞与胎儿并无相同之处，如神经节细胞发育不良是原因，则早产儿发病应多于足月儿，然而两者并无差异。近年研究认为肽能神经的结构改变和功能不全可能是主要病因之一，通过免疫荧光技术观察到环肌中含脑啡肽和血管活性肠肽神经纤维数量明显减少，由此推测这些肽类神经的变化与发病有关。

3. 胃肠激素影响

幽门狭窄患儿术前血清胃泌素升高曾被认为是发病原因之一，经反复试验，目前并不能推断是幽门狭窄的原因还是后果。近年研究发现血清和胃液中前列腺素浓度增高，由此提示发病机制是幽门肌层局部激素浓度增高使肌肉处于持续紧张状态，而致发病。也有人对血清胆囊收缩素进行研究，结果无异常变化。近年来研究认为一氧化氮合成酶的减少也与其病因相关。

4. 肌肉功能性肥厚

有学者通过细致观察研究，发现有些出生 7～10 天的婴儿有凝乳块强行通过狭窄的幽门管的征象，由此认为这种机械性刺激可造成黏膜水肿增厚。另外也导致大脑皮层对内脏的功能失调，使幽门发生痉挛。两种因素促使幽门狭窄形成严重梗阻而出现症状。但也有学者持否定意见，认为幽门痉挛首先引起幽门肌肉的功能性肥厚是不恰当的，因为肥厚的肌肉主要是环肌，况且痉挛应引起某些先期症状，然而在某些呕吐发作而很早进行手术的病例中，通常发现肿块已经形成，肿块大小与年龄和病程长短无关。肌肉肥厚到一定的临界值时，才表现幽门梗阻征。

5. 环境因素

发病率有明显的季节性高峰，以春秋季为主，在活检的组织切片中发现神经节细胞周围有白细胞浸润。推测可能与病毒感染有关，但检测患儿及其母亲的血、便和咽部均未能分离出柯萨奇病毒，检测血清中和抗体也无变化，用柯萨奇病毒感染动物也未见病理改变。

三、诊断与鉴别诊断

（一）临床表现

症状出现于生后 3～6 周时，也有更早的，极少数发生在 4 个月之后。呕吐是主要症状，最初仅是回奶，接着为喷射性呕吐。开始时偶有呕吐，随着梗阻加重，几乎每次喂奶后都有呕吐，呕吐物为黏液或乳汁，在胃内滞留时间较长则吐出凝乳，不含胆汁。少数病例由于刺激性胃炎，呕吐物含有新鲜或变性的血液。在呕吐之后婴儿仍有很强的求食欲，如再喂奶仍能用力吸吮。未成熟儿的症状常不典型，喷射性呕吐并不显著。

随呕吐加剧，由于奶和水摄入不足，体重起初不增，继之迅速下降，尿量明显减少，数日排便 1 次，量少且质硬，偶有排出棕绿色便，被称为饥饿性粪便。由于营养不良和脱水，婴儿明显消瘦，皮肤松弛有皱纹，皮下脂肪减少，精神抑郁呈苦恼面容。发病初期呕吐丧失大量胃酸，可引起碱中毒，呼吸变浅而慢，并可有喉痉挛及手足搐弱等症状，以后脱水严重，肾功能低下，酸性代谢产物滞留体内，部分碱性物质被中和，故很少有明显碱中毒者。现严重营养不良的晚期病例已难以见到。

幽门狭窄伴有黄疸，最初被认为是幽门肿块压迫肝外胆管而引起阻塞性黄疸，其发病率约为 2%，有一组报道 29 例中 5 例伴有黄疸，高达 17%。多数以间接胆红素升高为主，经观察常是母乳喂养者伴发，多数报道是出生体重正常的足月儿，仅有一组报道 2 例为未成熟儿。一旦外科手术解除幽门梗阻后，黄疸就很快消退。现代研究认为是肝酶不足的关系，高位胃肠梗阻伴黄疸婴儿的肝葡萄糖醛酸转移酶的活性降低，但其不足的确切原因尚不明。有人认为酶的抑制与碱中毒有关，但失水和碱中毒在幽门梗阻伴黄疸的病例并不是很严重。热能供给不足，可能也是一种原因，与 Gilbert 综合征的黄疸病例相似，在供给足够热量后胆红素能很快降至正常水平。

腹部检查时要置于舒适的体位，患儿可躺在母亲的膝上，腹部充分暴露，在明亮的光线下，喂糖水时进行观察，可见到胃型及蠕动波，其波形出现于左肋缘下，缓慢地越过上腹部，呈 1～2 个波浪前进，最后消失于脐上的右侧。检查者位于婴儿左侧，手法必须温柔，左手置于右肋缘下腹直肌外缘处，以示指和无名指按压腹直肌，用中指指端轻轻向深部按摸，可触到橄榄形、光滑质硬的幽门肿块，1～2 cm 大小。在呕吐之后胃空虚且腹肌暂时松弛时易于扪及。偶尔肝脏的尾叶或右肾被误为幽门肿块。但在腹肌不松弛或胃扩张时可能扪不到，则可置胃管排空后，喂给糖水边吸吮边检查，要耐心反复检查，根据经验多数病例均可扪到肿块。

实验室检查可发现临床上有失水的婴儿，均有不同程度的低氯性碱中毒，血液 CO_2 升高，pH 升高和血清低氯。必须认识到代谢性碱中毒时常伴有低钾的现象，其机制尚不清楚。小量的钾随胃液丢失，在碱中毒时钾离子向细胞内移动，引起细胞内高钾，而细胞外低钾，肾远曲小管上皮细胞排钾增多，从而血钾降低。

（二）诊断标准

依据典型的临床表现，见到胃蠕动波、扪及幽门肿块和喷射性呕吐三项主要征象，诊断即可确定。其中最可靠的诊断依据是触及幽门肿块。如未能触及肿块，则可进行实时超声检查或钡餐检查以帮助明确诊断。

1. 超声检查

反映幽门肿块的三项指标的诊断标准是幽门肌层厚度≥4 mm，幽门管长度≥18 mm，幽门管直径≥15 mm。有人提出将狭窄指数（幽门厚度×2÷幽门管直径×100%）大于50%作为诊断标准。并可注意观察幽门管的开闭和食物通过情况，有人发现少数病例幽门管开放正常，称为非梗阻性幽门肥厚，随访观察肿块逐渐消失。

2. 钡餐检查

诊断的主要依据是幽门管腔增长（>1 cm）和狭细（<0.2 cm）。另可见胃扩张，胃蠕动增强，幽门口关闭呈"鸟喙状"，胃排空延迟等征象。有人随访复查幽门肌切开术后的病例，这种征象尚可持续数天，以后幽门管逐渐变短而宽，也许不能回复至正常状态。在检查后须经胃管吸出钡剂，并用温盐水洗胃，以免呕吐而发生吸入性肺炎。

（三）鉴别诊断

患儿呕吐有各种原因，应与下列各种疾病相鉴别：如喂养不当、全身性或局部性感染、肺炎和先天性心脏病、增加颅内压的中枢神经系统疾病、进展性肾脏疾病、感染性胃肠炎、各种肠梗阻、内分泌疾病以及胃食管反流和食管裂孔疝等。

四、治疗

采用幽门肌切开术是最好的治疗方法，疗程短，效果好。术前必须经过24～48小时的准备，纠正脱水和电解质紊乱，补充钾盐。营养不良者给静脉营养，改善全身情况。手术是在幽门前上方无血管区切开浆膜及部分肌层，切口远端不超过十二指肠端，以免切破黏膜；近端则应超过胃端以确保疗效，然后以钝器向深层划开肌层，暴露黏膜，撑开切口至 5 mm 以上宽度，使黏膜自由膨出，压迫止血即可，目前采用脐内弧形切开法和腹腔镜完成此项手术已被广泛接受和采纳。术后进食应在翌晨开始，先进糖水，由少到多，24 小时渐进奶，2～3 天加至足量。术后呕吐大多是饮食增加太快的结果，应减量后再逐渐增加。

许多长期随访的报道，术后胃肠功能正常，溃疡病的发病率并不增加，然而 X 线复查研究见成功的幽门肌切开术有时显示狭窄幽门存在 7～10 年之久。

（陈云飞）

第四节　胃、十二指肠良性肿瘤

胃良性肿瘤少见，占胃肿瘤的 1%～5%，而十二指肠良性肿瘤更为少见，占所有小肠肿瘤的 9.9%～29.8%。胃、十二指肠良性肿瘤按其发生组织的不同可分为两类：一类是来自黏膜的上皮组织，包括息肉或腺瘤；另一类是来自胃、十二指肠壁的间叶组织，包括平滑肌瘤、脂肪瘤、纤维瘤以及神经、血管源性肿瘤等，以息肉和平滑肌瘤比较多见，约占全部胃、十二指肠肿瘤的 40%。

一、息肉

（一）概述

胃、十二指肠息肉是一种来源于胃、十二指肠黏膜上皮组织的良性肿瘤，发病率占所有良性病变的 5% 以上。

根据息肉的组织发生、病理组织形态、恶性趋势可分为腺瘤性息肉、增生性息肉和炎性纤维样息肉等。

1. 腺瘤性息肉

为真性肿瘤，发病率占息肉的 3%～13%，多见于 40 岁以上男性，60% 为单发性，外形常呈球形，部分有蒂或亚蒂，广基无蒂者可占 63%。胃腺瘤直径通常在 1.0～1.5 cm，部分可增大到 4 cm 以上。胃窦部多见，腺瘤表面光滑或呈颗粒状，甚至分叶状、桑葚状，色泽可充血变红，位于贲门、幽门区者经常形成糜烂或浅溃疡，息肉之间的黏膜正常。若整个黏膜的腺体普遍肥大，使黏膜皱襞消失而呈现一片肥厚粗糙状，并伴多发性息肉者，称为胃息肉病。

腺瘤虽属良性，但腺上皮有不同程度的异常增生，重度者和早期癌不易鉴别，故称其为交界性病变。依据病理形态可分为管状腺瘤和乳头状腺瘤（或绒毛状腺瘤），前者是由被固有层包绕分支的腺管形成，腺管排列一般较规则，偶见腺体扩张成囊状，腺体被覆单层柱状上皮，细胞排列紧密；后者是由带刷状缘的高柱状上皮细胞被覆分支状含血管的结缔组织索芯组成，构成手指样突起的绒毛，有根与固有层相连。该两型结构可存在于同一息肉内（绒毛管状或乳头管状腺瘤），伴有不同程度异型性增生是癌变的先兆。同一腺瘤内也可发生原位癌乃至浸润癌的变化。息肉性腺瘤的癌变率不一，管状腺瘤的癌变率约为 10%，乳头状腺瘤癌变率则可高达 50%～70%。息肉直径大于 2 cm，息肉表面出现结节、溃疡甚或呈菜花状，息肉较周围黏膜苍白，息肉蒂部宽广，周围黏膜增厚，则常是恶性的征象。

— 42 —

2. 增生性息肉

较常见，约占胃良性息肉的90%。多为单发，无蒂或有蒂，表面光滑，色泽正常或稍红，突出于黏膜表面，其表面是分泌黏液的柱状细胞，基质丰富。息肉直径通常<1 cm。常见于胃窦部，是慢性炎症引起黏膜过度增生的结果，该息肉是由增生的胃小凹上皮及固有腺组成，偶可观察到有丝分裂象和细胞的异型性增生。间质以慢性炎症性改变为其特点，并含有起源于黏膜肌层的纤维肌肉组织条带，常见于萎缩性胃炎、恶性贫血以及胃黏膜上皮化生患者，其中90%患者胃酸缺乏。增生性息肉的癌变率很低（<5%），极少部分癌变是通过腺瘤样增生或继发性肠化生、异型性增生发展而来。随访发现部分增生性息肉患者胃内除息肉外同时存在浸润癌，发生率约为2.3%，值得注意。

3. 炎性纤维样息肉

可能是一种局限形式的嗜酸性胃炎，可为单发或多发，无蒂或蒂很短，也好发于胃窦部。病变突向胃腔，组织学所见为纤维组织、薄壁的血管以及嗜酸性粒细胞、淋巴细胞、组织细胞和浆细胞的黏膜下浸润。其发病机制仍不清楚，可能是炎性病变的过程。

（二）诊断

大多数胃、十二指肠息肉患者无明显临床症状，往往是在X线钡餐检查、胃镜检查或手术尸检标本中偶然发现。息肉生长较大时可出现上腹部不适、疼痛、恶心、呕吐，若息肉表面糜烂、出血，可引起呕血和黑便。疼痛多发生于上腹部，为钝痛，无规律性与特征性。位于贲门附近的胃息肉偶可出现咽下困难症状，位于幽门区或十二指肠的较大腺瘤性息肉可有较长的蒂，可滑入幽门口，表现为发作性幽门痉挛或幽门梗阻现象。如滑入后发生充血、水肿，不能自行复位，甚至出现套叠时，部分胃壁可发生绞窄、坏死甚或穿孔，发生继发性腹膜炎。位于Vater壶腹部的肿瘤，可压迫胆管，出现梗阻性黄疸。部分腺瘤性息肉患者往往有慢性胃炎或恶性贫血的表现。大多数患者体格检查无阳性体征。

胃息肉因症状隐匿，临床诊断较为困难。约25%的患者大便潜血试验阳性。大多数息肉可由X线诊断，显示为圆形半透明的充盈缺损，如息肉有蒂，此充盈缺损的阴影可以移动。无论是腺瘤性息肉还是增生性息肉，胃镜下的活组织检查是判定息肉性质和类型的最常用诊断方法。如息肉表面粗糙，有黏液、渗血或溃疡，提示有继发性炎症或恶变。对于小的息肉，内镜下息肉切除并回收全部息肉送检病理诊断最可靠；对较大的息肉，细胞刷检对判断其良恶性可能也会有些帮助。较大的胃息肉多是肿瘤样病变，钳夹活检可作为最基本的诊断方法，依据组织学结果决定进一步的诊疗方法。有些腺瘤性息肉恶变早期病灶小、浅，很少浸润，而胃镜下取材有局限性，不能反映全部息肉状态而易漏诊。所以对胃息肉患者，即使病理活检诊断为增生性息肉或腺瘤性息肉，均需要在内镜下切除治疗。对于大息肉，镜下切除有困难者需手术治疗。胃息肉患者应行全消化道检查，以排除其他部位息肉的存在，因此类息肉患者更常见结直肠腺瘤。

（三）治疗

内镜下切除息肉是治疗胃息肉的首选方法。随着内镜技术的发展和广泛应用，镜下处理胃、十二指肠息肉已普遍开展，且方法较多。开腹手术的适应证：未能明确为良性病变的直径大于2 cm的有蒂息肉；直径大于2 cm的粗蒂或无蒂息肉；息肉伴周围胃壁增厚；不能用内镜圈套器或烧灼法全部安全切除的息肉；内镜切除的组织学检查持续为侵袭性恶性肿瘤。手术切除包括息肉周围的一些正常组织。如果发现浸润癌或息肉数量较多时，可行胃大部切除。

二、平滑肌瘤

（一）概述

胃、十二指肠平滑肌瘤是最常见的起源于中胚层组织的良性肿瘤。胃平滑肌瘤占有临床症状的胃部病变的 0.3%，占全部胃肿瘤的 3%，占全部胃良性肿瘤的 23.6%。本病多见于中年人，男女发病率之比为 1.3 : 1。

对胃平滑肌瘤的组织来源目前仍有争议，最近随着电镜和免疫组化技术的应用，有些学者提出部分平滑肌瘤来自胃肠道肌间神经丛神经膜细胞或来自未分化的间叶细胞的观点。平滑肌瘤早期位于胃、十二指肠壁内，随着不断的扩展，肿瘤可突入腔内成为黏膜下肿块（内生型），或向壁外发展成为浆膜下肿块（外生型），前者为常见的形式。偶有呈哑铃状肿瘤而累及黏膜下和浆膜下者。胃平滑肌瘤可发生于胃的任何部位，但以胃体部（40%）常见，其次为胃底、胃窦、贲门。有 2.1% 胃平滑肌瘤可发生恶变，十二指肠平滑肌瘤 5% ~ 20% 可发生恶变。平滑肌瘤表面光滑，可呈分叶状，没有包膜，在其边缘的肿瘤细胞与周围的胃壁细胞互相混合，易与恶性平滑肌瘤混淆。多形性细胞和有丝分裂象的存在提示为恶性病变，但决定恶性的唯一结论性证据是肿瘤的转移和胃内浸润性生长。所有胃平滑肌瘤应该怀疑恶性可能，直到随时间和行为表现提供了相反的证据。

（二）诊断

胃平滑肌瘤的临床表现差异较大，差异决定于肿瘤的大小、部位、发展形势。肿瘤小者可无症状，较大的向胃腔内生长的肿瘤可引起上腹部压迫感、饱胀和牵拉性疼痛。肿块伴有黏膜糜烂、溃疡者可导致反复上消化道出血，并可致缺铁性贫血。有的患者以呕血为首发症状，且呕血量较大，也有患者以消化不良或单纯黑便为症状。20% 的胃平滑肌瘤位于幽门附近，但位于幽门部的巨大平滑肌瘤，偶可引起梗阻症状。发生于胃大弯向胃外生长的肿瘤，有时可以在上腹部触及肿块。

当胃平滑肌瘤肿块较小时缺乏临床症状，晚期并发溃疡时又易误诊为消化性溃疡或胃癌。文献报道其诊断符合率仅为 21.1% ~ 42.9%。目前主要借助于 X 线和胃镜检查进行诊断。胃平滑肌瘤 X 线表现为突入胃腔内的球形或半球形肿物，边线光滑规整，界限清楚，多形成一个孤立的充盈缺损，胃壁柔软，周围正常黏膜可直接延伸到肿物表面，形成所谓的"桥形皱襞"。并发溃疡者肿物表面可形成典型的龛影，常较深，周围无黏膜聚集现象。腔外型平滑肌瘤由于肿瘤的牵拉和压迫，胃壁可有局限性凹陷，黏膜皱襞展开，或呈外在压迫样缺损。哑铃型平滑肌瘤，肿块向腔内外生长，既可见到胃内光滑块影，胃又有不同程度的受压及黏膜展平。但 X 线检查不能确定肿瘤的性质。通常胃镜由于取材表浅，对黏膜下肿瘤的确诊率不足 50%。超声内镜检查有助于胃平滑肌瘤的诊断，CT 及 MRI 也有帮助。

（三）治疗

胃平滑肌瘤的治疗以手术为主，切除范围应包括肿瘤周围 2 ~ 3 cm 的胃壁。肿瘤摘除手术是不恰当的治疗方法。切除标本必须送冰冻切片检查，如诊断为恶性，宜扩大切除范围或做胃大部切除术。

（陈云飞）

第五节　胃癌

一、病因

胃癌病因和发病机制尚未阐明，研究资料表明胃癌的发生是多因素综合作用的结果。目前认为下列因素与胃癌的发生有关。

（一）环境因素

不同国家与地区胃癌发病率有明显差别，由胃癌高发区移居到胃癌低发区的第1代移民胃癌发生率与本土居民相似，第2代即有明显下降，第3代胃癌的发生率则与当地居民相似。提示胃癌的发病与环境因素有关，其中最主要的是饮食因素。在人类，胃液中亚硝胺前体亚硝酸盐的含量与胃癌的患病率明显相关，可通过损伤DNA发生致癌作用。流行病学调查证实饮水中亚硝酸盐含量高的地区胃癌发病率高；腌制蔬菜、鱼、肉含有大量硝酸盐和亚硝酸盐；萎缩性胃炎胃酸过低的情况下，硝酸盐受胃内细菌硝酸盐还原酶的作用而形成亚硝酸盐类物质。

食物中还可能含有某些致癌物质或癌前物质，在体内通过代谢或胃内菌群的作用转化为致癌物质。如油煎食物在加热过程中产生的某些多环碳氢化合物；熏制的鱼肉含有较多的3，4-苯并芘；发霉的食物含有较多的真菌毒素，可与N-亚硝基化合物起协同致癌作用；大米加工后外覆的滑石粉，化学性质与结构都与石棉纤维相似，上述物质均被认为有致癌作用。

饮酒在胃癌发病中的作用尚未有定论，而高盐饮食、吸烟、低蛋白饮食、较少进食新鲜的蔬菜与水果则可能增加患胃癌的危险性。一些抗氧化的维生素如维生素A、维生素C、维生素E和β胡萝卜素及绿茶中的茶多酚有一定的防癌作用。水土中某些元素含量和比例的异常可能也与胃癌发生有关。

另外有研究提示，某些职业与胃癌的发病相关：开采煤炭、锡矿，木材加工，金属制造（尤其是钢铁），橡胶处理等会增加胃癌的危险性；可能与暴露在工作环境中的灰尘颗粒损伤胃黏膜，或吸收、转运致癌物质如N-亚硝基化合物到胃内有关。

（二）感染因素

1. 幽门螺杆菌（Hp）感染

Hp与胃癌发病相关，已被WHO列为I类致癌物。流行病学调查表明胃癌发病率与Hp感染率正相关，胃癌高发区的Hp感染年龄提前。Hp感染的致癌机制复杂。①可能通过引起炎症反应，继而产生基因毒性作用。多数学者认为，Hp感染主要作用于慢性活动性胃炎、慢性萎缩性胃炎至肠组织转化为癌变起始阶段，使胃体壁细胞泌酸减少，有利于胃内细菌繁殖和亚硝基化合物形成；同时细胞毒素及炎症反应激活细胞因子、氧自由基、NO释放，造成DNA损伤、基因突变也可能成为主要原因。②Hp感染诱导胃黏膜上皮细胞凋亡和增殖失衡，促使癌变发生。③Hp感染导致胃内抗坏血酸明显减少，削弱其清除亚硝酸盐、氧自由基的作用。

2. EB病毒感染

胃癌患者的癌细胞中，大约10%有EB病毒感染，在癌旁组织中可检出EB病毒基因组。据报道 EB 病毒感染在美国和德国发生率最高（16% ~ 18%），在中国最低（3.1%），分布无地域性。它与未分化胃癌尤其是淋巴上皮样癌关系密切，在组织学上类似于鼻咽部恶性肿瘤，病理类型多样，淋巴结转移较少。

（三）遗传因素

胃癌发病有家族聚集倾向，患者家属胃癌发病率高于一般人 2 ~ 4 倍。不同 ABO 血型的人群胃癌的发病率可能有差异，不同种族间也有差异，均提示有遗传因素存在。较多学者认为某些遗传素质使易感者在同样的环境条件下更易患癌。

（四）基因调控

正常情况下胃黏膜细胞增殖与凋亡受到癌基因、抑癌基因、生长因子及其受体、细胞黏附因子及 DNA 修复基因等的调控。近 20 年来，随着细胞分子生物学的研究与进展，对胃癌的癌变过程进行了大量研究，现已明确的癌基因有 ras、met、c-myc、erb-B2、akt-2 等。如 ras、met 基因过量表达发生于癌变早期；met、erb-B2 等扩增与肿瘤快速生长、淋巴结转移有关；抑癌基因在细胞增殖分化中起稳定作用，p53、p16、APC 等抑癌基因的失活或突变可能与胃癌的发生和转移有关。同时，还发现不少调节肽如表皮生长因子、转化生长因子、胰岛素样生长因子-Ⅱ，血小板转化生长因子等，在胃癌发生过程中起调节作用。此外，研究提示环氧化酶-2（COX-2）表达出现在 70% 胃癌患者中，其高表达与淋巴结浸润及不良预后相关。DNA 甲基化是基因在转录水平的调控方式之一，胃癌患者癌基因甲基化水平越低，其分化程度往往越差。

（五）癌前期变化

目前一致认为某些疾病是胃癌发生的癌前状态，如慢性萎缩性胃炎、胃溃疡、残胃、巨大黏膜皱襞症、胃息肉特别是直径超过 2 cm 者。胃癌的癌前病变——肠组织转化，有小肠型和大肠型两种。小肠型（完全型）具有小肠黏膜特征，分化较好。大肠型（不完全型）与大肠黏膜相似，又分为两个亚型：Ⅱ$_a$ 型能分泌非硫酸化黏蛋白；Ⅱ$_b$ 型能分泌硫酸化黏蛋白，此型与胃癌发生关系密切。

癌前期变化指某些具有较强的恶变倾向的病变，包括癌前期状态与癌前期病变，前者是临床概念，后者为病理学概念。

1. 胃的癌前期状态

包括慢性萎缩性胃炎、胃息肉、残胃、良性胃溃疡、胃黏膜肥厚症等。

（1）慢性萎缩性胃炎：慢性萎缩性胃炎基础上可进一步发生肠上皮组织转化、不典型增生而癌变。其病史长短和严重程度与胃癌的发生率有关，不少报道在慢性嗜酸性胃炎基础上胃癌的发生率为 2% ~ 10%。

（2）胃息肉：最常见的是炎性或增生性息肉，一般很少发生癌变。腺瘤型或绒毛型息肉癌变率为 15% ~ 40%，直径大于 2 cm 者癌变率更高。

（3）残胃：胃良性病变手术后残胃发生的胃癌称为残胃癌。胃手术后尤其在术后 10 年开始，胃癌发生率显著上升。Billroth Ⅱ 式胃空肠吻合术后发生残胃癌较 Billroth Ⅰ 式为多，十二指肠内容物反流至残胃，胆酸浓度增高是促使发生癌变的重要因素，有报道可达 5% ~ 10%，我国残胃癌发生率为 2% ~ 3%。

（4）良性胃溃疡：良性胃溃疡癌变的发生率各家报道不一。一般认为癌变率为 1% ~

5%。目前认为，胃溃疡本身并不是一个癌前期状态，而溃疡边缘的黏膜则会发生肠上皮化生与恶变。

（5）恶性贫血和巨大胃黏膜肥厚症：癌变率约为10%，但这两种疾病在我国的发病率都很低。

2. 胃的癌前期病变

（1）异型性增生：也称不典型增生，是由慢性炎症引起的病理细胞增生，包括细胞异型、结构紊乱、分化异常。国内将异型性增生分为腺瘤型、隐窝型、再生型，后者癌变率较低。近年发现的球样异型性增生认为与印戒细胞癌关系密切。异型性增生在我国分为轻、中、重3级，内镜随访结果表明，轻度异型性增生可能逆转，重度异型性增生的癌变率可超过10%。

（2）肠上皮化生：是指胃黏膜上出现类似肠腺上皮，具有吸收细胞、杯状细胞和潘氏细胞等，有相对不成熟性和向肠、向胃双向分化的特点。根据吸收细胞形态可分为小肠型与结肠型两种，小肠型（完全型）具有小肠黏膜的特征，分化较好。结肠型（不完全型）与结肠黏膜相似，又可分为2个亚型：II_a型，能分泌非硫酸化黏蛋白；II_b型能分泌硫酸化黏蛋白，此型肠化分化不成熟，与胃癌发生（尤其是分化型肠型胃癌）关系密切。

近端胃肿瘤，特别是胃食管连接处的肿瘤危险因素较明确，可能与吸烟有关，与Hp感染无关。胃食管连接处腺癌占胃癌的25%，与远端胃肿瘤不同，近几十年来的发病率一直升高，多发生在Barret食管化生情况下，是食管腺癌的变型。

二、病理

胃癌可以发生在胃的任何部位，最多见于胃窦，其次为胃小弯，再次为贲门，胃大弯和前壁较少见。

胃癌的大体形态随病期不同而不同，宜将早期胃癌和进展期胃癌分开。

（一）早期胃癌

指所有局限于黏膜或黏膜下层的胃癌，不论其是否有淋巴转移。分为三型：Ⅰ型隆起型，癌块突出约5 mm以上；Ⅱ型浅表型，癌块微隆与低陷在5 mm以内，有3个亚型，II_a表面隆起型，II_b平坦型，II_c表面凹陷型；Ⅲ型凹陷型，深度超过5 mm。最近我国有人提出小胃癌（癌灶直径6～10 mm）和微小胃癌（癌灶直径<5 mm）的概念，把胃癌诊断水平推向早期始发阶段，使经根治后5年存活率提高到100%。

（二）进展期胃癌

1. 块状型癌

小的如息肉样，大的呈蕈伞状巨块，突入胃腔内，表面常破溃出血、坏死或继发感染。此型肿瘤较局限，生长缓慢，转移较晚。

2. 溃疡型癌

癌中心部凹陷呈溃疡，四周边缘呈不规则隆起，溃疡直径一般大于2.5 cm，基底较浅，周围有不同程度的浸润，此型发生出血、穿孔者较多见，转移的早晚视癌细胞的分化程度而有所不同。

3. 弥漫浸润型癌

癌细胞弥漫浸润于胃壁各层内，遍及胃的大部或全部，胃壁僵硬，呈革袋状。此型癌的细胞分化较差，恶性程度较高，转移也较早。

国际上多按传统的 Bomnann 分类，将胃癌分为 4 型：Ⅰ型即结节型；Ⅱ型指无浸润的溃疡型（井口样，边缘清楚，有时隆起呈围堤状而无周围浸润）；Ⅲ型指有浸润的溃疡型（边界不清，并向四周浸润）；Ⅳ型即弥漫型。

根据组织学结构可分为 4 型：①腺癌；②未分化癌；③黏液癌；④特殊类型癌，包括腺鳞癌、鳞状细胞癌、类癌等。有人根据胃癌的生物学特性，将其分为 2 种，即肠型癌、弥漫型癌，其中肠型癌多属分化较高的管状或乳头状腺癌，呈局限性生长；弥漫型癌分化差，呈浸润性生长。

三、临床表现

（一）症状

胃癌早期，临床症状多不明显，也不太典型，如捉摸不定的上腹部不适、隐痛、嗳气、反酸、食欲减退、轻度贫血等，类似胃、十二指肠溃疡或慢性胃炎等症状。晚期可出现以下几方面的症状。

（1）胃部疼痛为胃癌常见的症状，初期可隐痛、胀满，病情进一步发展疼痛加重、频繁、难以忍耐，肿瘤一旦穿孔，则可出现剧烈腹痛的胃穿孔症状。

（2）食欲减退、消瘦、乏力，这是一组常见而又不特异的胃癌表现。

（3）恶心、呕吐等，胃窦部癌增长到一定程度，可出现幽门部分或完全梗阻而发生呕吐，呕吐物多为宿食和胃液；贲门部癌和高位胃小弯癌可有进食梗阻感。肿瘤破溃或侵袭到血管，导致出血或突发上消化道大出血。

（4）晚期出现上腹肿块或其他转移引起的症状，如肝肿大、腹腔积液、锁骨上淋巴结肿大。此时消瘦、贫血明显，终成恶病质。

（二）体征

体检在早期多无特殊，晚期上腹肿块明显，多呈结节状，质硬，略有压痛；若肿块已固定，则多表示浸润到邻近器官或癌块附近已有肿大的淋巴结。发生直肠前凹种植性转移时，直肠指诊可摸到肿块。

四、辅助检查

（一）实验室检查

1. 胃液分析

正常胃液无色或浅黄色，每 100 mL 中游离盐酸 0~10 U，胃癌患者的胃酸多较低或无游离酸。当胃癌引起幽门梗阻时，可发现大量食物残渣，如伴有出血，则可出现咖啡样液体，对胃癌诊断具有一定的意义。

2. 大便潜血检查

持续性大便潜血阳性，对胃癌的诊断有参考价值。

3. 细胞学检查

目前临床取材方法有以下几种。

（1）一般冲洗法检查：前一天晚饭进流食，当天早晨禁食，下胃管抽空胃液，再用生理盐水反复冲洗，并让患者变换体位，最后收集冲洗液，离心后涂片、染色。

（2）直视下冲洗法：用纤维胃镜在直视下对可疑病变进行冲洗，再用导管吸出冲洗液进行检查。

（3）刷拭法：在纤维胃镜直视下，对可疑病变用尼龙细胞刷来回摩擦后取出涂片镜检。

（4）印片法：纤维胃镜直视下活检，取出胃黏膜组织在玻片上涂片镜检。

胃脱落细胞学检查是诊断胃癌的一种比较好的方法，操作简单，阳性率高，痛苦少，患者易于接受。但它不能确定病变的部位，和 X 线钡餐、胃镜检查联合应用，可提高胃癌的早期诊断率到98%。

胃癌细胞表现为成簇、多种形态或重叠，出现印戒细胞；细胞内核比例增大，核膜增厚，核仁增大，核染色质不规则和颗粒大等。

（二）X 线检查

钡餐造影主要根据胃的轮廓失常、黏膜形状的改变、蠕动以及排空时间等做出诊断。X 线诊断胃癌的正确率为70%～90%。不同类型的胃癌，其 X 线表现各不同。蕈伞型癌主要表现为突入胃腔内的不规则充盈缺损，黏膜破坏或中断；溃疡型癌表现为位于胃轮廓以内的溃疡龛影，溃疡边缘不整齐，附近胃壁僵直；浸润型癌表现胃壁僵硬，蠕动和黏膜皱襞消失，胃腔缩窄而不光滑，钡剂排出较快。如整个胃受侵则呈革袋样胃。

X 线钡餐检查对早期胃癌的确诊率可达89%，但需要应用各种不同的检查法，包括不同充盈度的投照、黏膜纹显示、控制压力量的加压投照和双重对比等方法。早期胃癌隆起型，在适量钡剂充盈下加压或在中等量充气的双重对比下，能显示出小的充盈缺损。表浅型因有轻度的低洼，可见一小片钡剂积聚或在充盈相呈微小的突出。凹陷型在加压投照或双重对比时有钡剂积聚，其形态多不规则，邻近黏膜呈杆状中断。

（三）内窥镜检查

由于纤维内窥镜技术的发展和普遍应用，早期胃癌的诊断率和术后 5 年生存率明显提高。现今应用的电子内窥镜，其特点是直径较细，广角前视，高分辨率，高清晰度，包括内窥镜、电视显示和录像，还可摄像。最近又有超声内镜，胃癌可按 5 层回声带的改变来辨别胃癌的浸润深度，甚至发现胃外淋巴结转移。

胃癌的确诊有待于胃镜进行活组织检查。每次要多夹几处，在四周分点取材，不要集中于一处，以避免漏诊。

（四）血管造影检查（DSA）

胃癌的术前诊断，主要依靠 X 线双重对比造影及胃镜检查。两者都是从胃的黏膜来观察、发现病灶，就其定性诊断有较高的敏感性，但做定量诊断则是粗略的，可靠性不强。利用 DSA 进行胃癌的定量诊断技术可清楚地显示肿瘤浸润范围、深度、病灶数量、周围有无侵犯、病灶周围淋巴结及远隔脏器有无转移等情况，可为能否手术切除和切除范围提供影像学依据。有报道 11 例手术切除标本的病理改变与 DSA 所见相对照，其符合率为86.6%。方法为：①患者仰卧位，常规消毒；②在局部麻醉下采用 Seldinger 法，经右侧股动脉穿刺插管；③分别行腹腔动脉、选择性胃左动脉及脾动脉 DSA；④使用45% 泛影葡胺 3～6 mL/s，总量 12～13 mL。

胃癌 DSA 所见：①肿瘤供血动脉二级分支以下血管增多、紊乱、迂曲、边缘不整、粗细不均；②二分支血管呈网状，边缘不整、毛糙；③不规则的肿瘤染色；④造影时见胃腔内有斑点状造影剂外渗，呈雪花状改变；⑤供血动脉主干血管增粗、僵硬、边缘不整呈锯齿状改变；⑥附近淋巴结染色（血管化）增大，肝内有转移灶。

（五）放射免疫导向检查

胃癌根治术成败的关键在于能否在术时确定胃癌在胃壁内的浸润及淋巴结转移的范围，发现可能存在的临床转移灶，从而彻底合理地切除，放射免疫导向检查使之成为可能。方法：选用高阳性反应率、高选择性及高亲和力的抗胃癌 McAb3H$_{11}$，将纯化后的 McAb 以 Io-dogen 法标记 ^{131}I。将此 ^{131}I-3H 以 250～800 uc 及墨汁于术前经胃镜作胃局部多点注射。手术时应用手提式探测器作贴近组织的探测，该探测器的大小为12.7～25.4 cm，准直孔径 4 cm，探测的最小分辨距离为 1.8 cm，可探及 4×10^5 癌细胞，且有较好的屏蔽性。因此可探及小于 1 mm 的亚临床转移灶如淋巴结和可疑组织。

（六）四环素荧光试验

四环素试验的方法很多，但基本原理都是根据四环素能与癌组织结合这一特点。如四环素进入体内后被胃癌组织所摄取，因而可以在洗胃液的沉淀中找到荧光物质。方法是口服四环素 250 mg，每日 3 次，共 5 天，末次服药后 36 小时洗胃，收集胃冲洗液，离心后的沉渣摊于滤纸上，温室干燥，暗室中用荧光灯观察，有黄色荧光者为阳性。阳性诊断率为 79.5%。

（七）胃液锌离子测定

胃癌患者胃液中锌离子含量较高，胃癌组织内含锌量平均为健康组织含锌量的 2.1 倍。因在胃癌患者胃液内混有脱落的癌细胞，癌细胞锌经过胃酸和酶的作用，使其从蛋白结合状态中游离出来，呈离子状态而混入胃液中，所以胃癌患者的胃液中锌离子含量高。

（八）腹部 CT 检查

CT 检查可显示胃癌累及胃壁向腔内和腔外生长的范围，邻近的解剖关系和有无转移等。胃癌的 CT 表现大多为局限性胃壁增厚（>1 cm）。各型胃癌的 CT 上均可见胃内外缘轮廓不规则，胃和邻近器官之间脂肪层消失。当观察到小网膜、大网膜、脾门、幽门下区淋巴结肿大时，多提示淋巴转移。如有肝、肾上腺、肾、卵巢、肺等转移，可在 CT 上清楚显示。

五、并发症

（1）出血：约5%的患者可发生大出血，表现为呕血和（或）黑便，偶为首发症状。
（2）幽门或贲门梗阻：取决于胃癌的部位。
（3）穿孔：比良性溃疡少见，多发生于幽门前区的溃疡型癌。

六、诊断

胃癌到了晚期，根据胃痛、上腹肿块、进行性贫血、消瘦等典型症状，诊断并不困难，但治愈可能性已经很小。胃癌的早期诊断是提高治愈率的关键。问题是胃癌的早期症状并不明显，也没有特殊性，容易被患者和医务人员所忽略。为了早期发现胃癌，做到下列两点是重要的：①对于胃癌癌前病变，如胃酸减少或胃酸缺乏、萎缩性胃炎、胃溃疡、胃息肉等，应定期系统随诊检查，早期积极治疗；②对 40 岁以上，如以往无胃病史而出现早期消化道症状或已有长期溃疡病史而近来症状明显或有疼痛规律性改变者，切不可轻易视为一般病情，必须进行详细的检查，以做到早期发现。

七、鉴别诊断

1. 胃溃疡

胃溃疡与溃疡型胃癌常易混淆，应精心鉴别，以免延误治疗（表3-1）。

表 3-1　胃溃疡与溃疡性胃癌鉴别

项目	胃溃疡	溃疡性胃癌
年龄	好发于 40 岁左右	40 ~ 60 岁最常见
病史和症状	病程缓慢，有反复发作史；疼痛有规律性，抗酸剂可缓解，一般无食欲减退	病程短，发展快，疼痛不规律，持续性加重，食欲减退，乏力，消瘦
体征	无并发症时一般情况良好，上腹部可有轻压痛，无肿块，左锁骨上无肿大淋巴结	短期内出现消瘦、贫血，晚期可表现恶病质，上腹部可扪及包块或腹腔积液，左锁骨上淋巴结肿大
实验室检查	胃酸正常或偏低，查不到癌细胞，大便潜血并发出血时为阳性，治疗后可能转阴性	胃酸减低或缺乏，并可能查到癌细胞，大便潜血常持续阳性
X 线钡餐检查	胃壁不僵硬，蠕动波可以通过，溃疡一般小于 2.5 cm，为圆形或椭圆形龛影，边缘平滑也无充盈缺损	肿瘤处胃壁僵硬、蠕动波中断消失，溃疡面大于 2.5 cm，龛影不规则、边缘不整齐；突出胃腔内肿块可呈充盈缺损
胃镜检查	溃疡呈圆形或椭圆形，边缘光滑，溃疡基底平坦	溃疡多不规则，边缘呈肿块状隆起，有时伴出血糜烂，溃疡底凹凸不平

2. 胃结核

多见于年轻人，病程较长，常伴有肺结核和颈淋巴结核。胃幽门部结核多继发于幽门周围淋巴结核，X 线钡餐检查显示幽门部不规则充盈缺损。胃镜检查时可见多发性匐行性溃疡，底部色黯，溃疡周围有灰色结节，应当取活检检查确诊。

3. 胃恶性淋巴瘤

胃癌与胃恶性淋巴瘤鉴别很困难，但其鉴别诊断有其一定的重要性。因胃恶性淋巴瘤的预后较胃癌好，所以更应积极争取手术切除。胃恶性淋巴瘤发病的平均年龄较胃癌早，病程较长而全身情况较好。肿瘤的平均体积一般比胃癌大，幽门梗阻和贫血现象都比较少见，结合 X 线、胃镜及脱落细胞检查可以帮助区别。但有时最后常需要病理检查才能确诊。

4. 胰腺癌

胰腺癌早期症状为持续性上腹部隐痛或不适，病程进展较快，晚期腹痛较剧。自症状发生至就诊时间一般平均 3 ~ 4 个月。食欲减低和消瘦明显，全身情况短期内即可恶化。而胃肠道出血的症状则较少见。

八、治疗

目前综合治疗是提高胃癌生存率和生活质量的保证。综合治疗的目的有以下几点：去除或杀灭肿瘤，提高患者的生存率；使原来不能手术切除的病例得以接受手术治疗；减少局部复发和远处转移播散的机会，提高患者的治愈率；改善患者的一般状况及免疫功能，提高生活质量和延长生存期。

胃癌综合治疗的基本原则：胃癌根治术是目前唯一有可能将胃癌治愈的方法。胃癌诊断一旦确立，应力争早日手术切除；胃癌因局部或全身原因，不能行根治术也应争取做原发病灶的姑息性切除；进展期胃癌根治术后应辅以放疗、化疗等综合治疗；各种综合治疗方法应根据胃癌的病期、全身状况选择应用，而不是治疗手段越多越好；对不能手术的患者，应积极开展以中西药为主的综合治疗，大部分患者仍能取得改善症状、延长寿命之效。

（陈云飞）

第六节　原发性胃淋巴瘤

胃肠道非霍奇金淋巴瘤占全部非霍奇金淋巴瘤的 4% ~20%，而胃是结外淋巴瘤的好发部位，占全部消化道淋巴瘤的 55% ~65%。原发性胃霍奇金淋巴瘤非常罕见，绝大部分为 B 细胞非霍奇金淋巴瘤，T 细胞少见。部分胃淋巴瘤为高度恶性的弥漫性大 B 细胞淋巴瘤，低度恶性胃淋巴瘤起源于中心细胞样细胞，其组织学特点与一般结性淋巴瘤不一样，常伴有残留的淋巴滤泡与浆细胞分化，其组织学特点在鉴别良恶性时十分困难，往往需免疫组化和基因重排检测。胃淋巴瘤临床预后较好，低度恶性以前被误认为淋巴组织反应增生或假性淋巴瘤，现在认为其属于一类特殊类型的淋巴瘤，即黏膜相关淋巴组织淋巴瘤。

一、病因

虽然胃是胃肠道淋巴瘤最常见的部位，但在正常胃组织中却没有淋巴组织，而正常大量存在淋巴组织的小肠淋巴瘤却较少，这引起人们的极大关注与兴趣，直到 Hp 的发现。在胃淋巴瘤中，Hp 的检出率与胃良性病 Hp 感染率有显著差异，胃淋巴瘤感染率高于胃良性病变。研究表明表达 CagA（毒性相关基因 A）蛋白的 Hp 与胃淋巴瘤相关，而且抗 Hp 治疗可以引起胃淋巴瘤消退，而 Hp 再感染，胃淋巴瘤也随之复发。研究证明早期胃淋巴瘤生长依赖于 Hp 的致敏 T 细胞释放的细胞因子，而 Hp 不能直接刺激肿瘤细胞生长。由于正常胃黏膜不含淋巴组织，Issacson 和 Spencer 等推测从 Hp 感染到胃淋巴瘤分为 3 个步骤：①Hp 感染引起慢性胃炎导致淋巴细胞增生形成胃淋巴瘤；②在部分病例 Hp、感染产物激活黏膜内 T 细胞进而诱导 3 号染色体变异，致使胃淋巴瘤的 B 细胞产生克隆性增生；③在已形成肿瘤基因变化的基础上，如 trisomy 3，细胞增殖基因表达产物增加。出现染色体易位 t [1；14] 致使对 T 细胞依赖性的解除，促使低度恶性胃淋巴瘤向高度恶性转化。

二、病理分类与临床分期

1. 原发性胃淋巴瘤的临床病理特点

原发性胃淋巴瘤起源于胃黏膜固有层的淋巴组织，先向外侵犯浆膜，而后累及黏膜。与胃癌相似，原发性胃淋巴瘤好发于胃远端 1/3，但幽门很少累及。原发性胃淋巴瘤肉眼主要有两种表现：一种是扁平状隆起，可以出现一个或多个溃疡，这种淋巴瘤患者大多为生长慢的低度恶性；另一种是肿块型原发性胃淋巴瘤，肿瘤通常较大，约 30% 的肿块直径 > 10 cm，此种多为高度恶性淋巴瘤。淋巴结转移是最主要的转移途径，60% 的病例伴有淋巴结转移。原发性胃淋巴瘤也可直接浸润至胰腺、网膜和发生血行转移。

2. 原发性胃淋巴瘤的组织学分级

原发性胃淋巴瘤绝大多数是 B 细胞来源，按肿瘤细胞的来源和生物学行为不同可分为 9 大类。其中最为多见的是低度恶性的黏膜相关淋巴组织淋巴瘤（MALT 淋巴瘤），其主要来源于中心细胞样淋巴细胞，相当于淋巴滤泡边缘带 B 淋巴细胞。黏膜相关淋巴组织是由英国病理医师 Isaacson 从 20 世纪 60 年代起研究胃肠地中海良性淋巴瘤时、逐渐认识到胃肠道淋巴瘤不同于淋巴结发生的淋巴瘤，并于 1983 年提出了 MALT 淋巴瘤的概念。MALT 淋巴瘤的特点是病变发生于结外黏膜组织免疫系统，肿瘤生长缓慢，病灶局限，预后较好。另一类是高度恶性胃淋巴瘤，归于弥漫性大 B 细胞淋巴瘤，其表型和形态已经与结内淋巴瘤没有明显差异，主要来源于中心母细胞或免疫母细胞。肿瘤生长迅速，易于播散，预后较差。新的 WHO 淋巴瘤也采用这一分类，将低度恶性命名为 MALT 结外边缘区 B 细胞淋巴瘤；而高度恶性者，建议使用弥漫性大 B 细胞淋巴瘤（伴或不伴边缘区 MALT 淋巴瘤）。前者可以恶性转化为后者。由于两者有着截然不同的生物行为，所以其治疗原则也有所不同。

3. 原发性胃淋巴瘤的临床分期

通常采用修正的 Ann-Arbor 分期标准将胃肠道淋巴瘤分为 4 期。

Ⅰ期：肿瘤局限于膈肌一侧的胃肠道。

Ⅰ$_1$：肿瘤浸润局限于黏膜层和黏膜下层。

Ⅰ$_2$：肿瘤浸润超出黏膜下层。

Ⅱ期：肿瘤累及膈肌一侧的淋巴结。

Ⅱ$_1$：肿瘤累及局部淋巴结。

Ⅱ$_2$：肿瘤累及远处淋巴结。

Ⅲ期：肿瘤浸润胃肠道和（或）膈肌两侧的淋巴结。

Ⅳ期：肿瘤浸润胃肠道伴（或不伴）累及淋巴结，同时伴有胃肠道外器官受累。

三、临床表现与诊断

原发性胃淋巴瘤患者绝大多数年龄在 50 岁以上，60～69 岁为高发年龄段。男性多于女性，男女发病比例为（1.5～1.8）∶1，白种人多于黑种人。原发性胃淋巴瘤的症状、体征与胃癌无法区分，主要表现为非特异性的消化道症状，最常见的是上腹部隐痛、恶心、呕吐，上消化道出血、急性穿孔、幽门梗阻较少见。与淋巴结来源的霍奇金病相比，不规则发热和盗汗等表现较少。晚期可有腹部肿块、恶病质等表现。

上消化道钡餐对原发性胃淋巴瘤的诊断准确率较低，为 15%～20%。纤维胃镜是目前最主要的诊断手段，常见的胃镜下表现为胃腔内巨大的隆起性黏膜下肿块；也有的表现为表浅的小溃疡，同时伴有胃壁的增厚、僵硬。原发性胃淋巴瘤是黏膜下层来源的病灶，组织学活检和病理诊断的确立有一定的困难，因此，其术前诊断准确率较低，而且有时易与胃癌、胃平滑肌肉瘤等其他胃恶性肿瘤相混淆。随着内镜及免疫组化技术的发展，胃镜多次、多点活检以及利用圈套活检采取包括黏膜下层在内的大块胃黏膜，对原发性胃淋巴瘤诊断的准确性已有显著提高，准确率可达 88%～98%。

原发性胃淋巴瘤与低分化腺癌的镜下表现非常相似，极易混淆，须注意鉴别。胃淋巴瘤其肿瘤细胞在胃黏膜内呈弥漫性浸润，胃小凹上皮破坏不明显，尚可见残余腺体；而胃低分化腺癌黏膜通常完全破坏，胃小凹和腺体消失，癌细胞常彼此镶嵌、成巢。免疫组化方法可帮助鉴别，胃淋巴瘤时白细胞共同抗原（LCA）阳性，上皮膜抗原（EMA）和细胞角蛋白（CK）阴性；而低分化腺癌 LCA 阴性，EMA 和 CK 阳性。

胃 MALT 淋巴瘤主要应与慢性胃炎的淋巴组织反应性增生相鉴别，因为二者的基本组织学形态相似，即胃 MALT 淋巴瘤的大量反应性淋巴滤泡和滤泡周围有弥漫性小淋巴细胞浸润，固有层近黏膜表面部位有大量浆细胞浸润也可见于慢性胃炎。细胞单克隆性的确定对肿瘤的诊断具有决定意义。应用原位杂交的方法检测免疫球蛋白轻链限制、PCR 检测单克隆基因重排等分子遗传学检测手段具有较高的鉴别诊断价值。

超声胃镜不仅可相当准确地判断原发性胃淋巴瘤的浸润深度，同时对了解胃周淋巴结的转移情况有较高应用价值，并且胃淋巴瘤特殊的超声透壁回声形态有助于同其他胃肿瘤相鉴别。Caletti 对 44 例原发性胃淋巴瘤患者进行超声胃镜检查，报道超声胃镜对判断浸润深度的准确率为 92%；T_1 96%，T_2 67%，T_3 100%，T_4 84%。对胃周淋巴结转移判断的准确率为 72%，敏感性为 44%，特异性为 100%。CT 也可了解原发性胃淋巴瘤的病灶范围，判断浸润深度和淋巴结转移情况，准确率比超声胃镜稍差，主要由于在判别淋巴结转移或反应性淋巴结增生上有一定的难度。另外，CT 还可以发现腹腔内其他转移病灶。

四、治疗

（一）抗 Hp 治疗

随着对胃淋巴瘤与 Hp 感染之间关系的不断研究，Hp 感染可以导致胃淋巴瘤发生的观点已得到共识。大样本研究发现在原发性胃淋巴瘤患者中检测到 Hp 感染，病变局限于黏膜或黏膜下的病例，低度恶性的胃淋巴瘤病例中阳性率更高。正是基于这样一个发现，近几年来，不少人通过抗 Hp 感染治疗胃低度恶性淋巴瘤，抗 Hp 治疗成功地使部分淋巴瘤病例得到完全缓解。治疗方案主要是应用阿莫西林、奥美拉唑、甲硝唑、克拉霉素等药物进行三联或四联治疗。

（二）外科治疗

长期以来，外科治疗一直作为治愈胃原发性淋巴瘤的主要手段。一般认为其优势有以下几点：可直接切除肿瘤，更易于分级分期，指导下一步的治疗和判断预后；预防放化疗引起的并发症，最常见的是出血和穿孔；通过肿瘤的切除提高存活率。随着诊断技术的不断改进，术前诊断准确率可达 90%，从而显著降低了为确诊而进行手术的必要性；而抗 Hp 疗法在目前又被认为是 Hp 阳性的胃原发性淋巴瘤的首选疗法，因此需要对外科手术在治疗中的地位进行重新探讨。目前的文献报道显示，在一些情况下例如对部分无 Hp 感染或者抗 Hp 治疗无效的病例，手术治疗仍然是非常有效的方法。

（三）放疗

以前多把放疗作为手术后的一种辅助治疗方式，近些年随着对胃淋巴瘤治疗方式的广泛探讨，开始对单一使用放疗治疗原发性胃淋巴瘤的疗效进行研究。一般认为放疗存在的主要问题是可以造成胃出血、穿孔和继发恶性肿瘤，但有研究统计显示出血穿孔的发生率很低；由于放疗而继发恶性肿瘤的可能性是存在的，但非常少见，并且可以通过降低放疗剂量而加以避免。

（陈云飞）

第七节　胃平滑肌肉瘤

胃平滑肌肿瘤发生于胃壁平滑肌组织，在胃的非上皮性肿瘤中仅次于淋巴瘤，居第2位。在病理上胃平滑肌肿瘤可分为3类：平滑肌瘤、平滑肌肉瘤、平滑肌母细胞瘤。胃平滑肌肉瘤约占胃恶性肿瘤的1%。

一、病理

胃平滑肌肉瘤起源于胃壁的平滑肌组织，多位于胃的中上部。肿瘤呈巨大的分叶状或结节状，根据肿瘤与胃壁的关系可分为3型。①胃内型：肿瘤位于黏膜下，突向胃腔内形成肿块；②胃外型：肿瘤位于浆膜下，向浆膜发展，形成腹腔内肿块；③胃壁型：肿瘤发生于肌层，有些肿瘤部分位于黏膜下，部分位于浆膜下，中间有肿瘤相连，形成哑铃状肿块。胃平滑肌肉瘤淋巴转移很少，以血行转移多见，转移率为15%~25%，肝转移最常见。

二、临床表现

胃平滑肌肉瘤多以出血、上腹痛、上腹包块为主要临床表现，肿瘤生长较大时可有上腹部不适、腹胀、上消化道出血及贫血等临床表现。其中最为突出的是上消化道出血，可为首发症状，甚至有时急性大出血需行急诊手术治疗。

三、诊断

临床工作中胃平滑肌肉瘤常与胃癌相混淆，胃镜、X线钡餐、CT检查有助于鉴别诊断。X线钡餐检查可显示胃的形态及肿瘤的大致部位，可作为筛选性检查，常显示出胃内充盈缺损，表面黏膜常完整；胃外型表现为胃受压，胃壁黏膜完整，皱襞有拉平现象。

大多数患者胃镜下可显示黏膜下球形隆起物，直径多大于5 cm，边界不甚清晰，呈结节状或不规则隆起，表面黏膜可正常或有糜烂，不平坦，隆起者中央多伴有较大的溃疡。溃疡呈平皿状，边缘呈堤状隆起，皱襞中断，不活动，但表面黏膜常能推动。周边黏膜可呈结节状或颗粒状浸润表现，用活检钳触之较固定，质韧且硬。取活检病理检查可进一步明确组织学诊断，对肿瘤位于黏膜下者，应采用深部大块活检，或内镜下高频电刀部分切除后行病理检查。

CT检查可了解肿瘤大小、性质及与周围组织及脏器关系，同时可了解是否有局部转移。CT通常的表现是：圆形或卵圆形，均匀或不均匀的高密度肿块；强化后均匀或不均匀增强；肉瘤中心常有坏死，中央部可见低密度区；肿瘤较大时可见胃壁处受压的表现。

X线钡餐、CT检查、胃镜联合检查，术前大部分可做到肿瘤定位、定性诊断。

四、治疗

手术切除是治疗胃平滑肌肉瘤行之有效的方法。术前、术中明确肿瘤的性质比较重要，对术前胃镜活检仍不能明确肿瘤性质时，手术过程中应切取部分肿瘤组织，行快速冰冻切片检查来确定肿瘤性质，以期采取合理的手术方式。

胃平滑肌肉瘤以彻底手术切除为治疗原则，彻底手术切除是可能获得治愈的唯一方法。

其切除范围可根据肿瘤部位、大小，采用肿瘤楔形切除术、胃次全切除术、全胃切除术及扩大的胃切除术等，最常见的为胃次全切除术。若肿瘤直径大于 5 cm 或幽门、贲门部位的肿瘤直径大于 3 cm，则行远端或近端胃大部切除术，手术切缘距肿瘤 2 ~ 3 cm。侵及胃 2 个分区以上的巨大平滑肌肉瘤，需行全胃切除术。胃平滑肌肉瘤手术无须做区域淋巴结清扫，广泛的胃切除根治术，进一步加宽无瘤边界以及区域淋巴结清扫并不优于肿瘤局部切除术。如肿瘤侵犯到邻近器官，则有必要对受累的胃及邻近的组织一并整块切除。因肉瘤血运丰富、质地较脆，稍用力牵拉便可破裂，造成肉瘤细胞的扩散和种植，故手术操作宜轻柔，勿挤压。

胃平滑肌肉瘤除局部转移外，主要是血行转移，转移至肝者最为常见。肝转移性平滑肌肉瘤的生长方式与原发灶相同，呈膨胀性生长，边界清楚，包膜较完整，容易摘除，如在首次手术时发现，应尽可能予以切除。对术时不宜切除的转移灶，可在此转移灶内多点注射医用无水酒精，或用微波刀对转移灶进行固化。

胃平滑肌肉瘤对化疗、放疗不甚敏感，手术切除后容易发生血行转移和腹腔种植转移，约65%的患者在术后 8 个月至 2 年半内出现复发，因此应定期随访以便及时发现肉瘤复发。肉瘤种植结节和癌种植结节不同，与周围正常组织分界比较清楚，可再次手术以延长患者生命。一般认为胃平滑肌肉瘤发病常有较长的临床过程，较胃癌预后为佳。

（陈云飞）

第四章

小肠疾病

第一节　肠梗阻

一、概述

肠梗阻是一种常见而且严重的疾病，在腹部外科中有其特殊性，由于它变化快，需要早期做出诊断、处理。延误诊治可使病情发展加重，甚至出现肠坏死、腹膜炎等严重的情况。

（一）分类

肠梗阻的分类比较复杂，从不同角度着眼，可有不同的分类法。它们在临床工作中都有一定的指导作用，不仅在某种程度上能反映出病变的严重程度，而且可作为治疗的选择依据，因而具有重要意义。

1. 根据肠梗阻发生原因分类

（1）机械性肠梗阻：由于多种原因引起肠腔狭窄、腹膜粘连、绞窄性疝、肠套叠、肠扭转等，以致肠内容物因机械原因而不能通过者，均称为机械性肠梗阻。

机械性肠梗阻的病因又可归纳为以下 3 类。

1）肠壁内的病变：这些病变通常是先天性的，是炎症、新生物或是创伤引起。先天性肠扭转不良、梅克尔憩室炎症、克罗恩病、结核、放线菌病甚至嗜伊红细胞肉芽肿、原发性或继发性肿瘤等都可以产生梗阻。创伤后肠壁内血肿，可以产生急性梗阻，也可以因缺血产生瘢痕而狭窄、梗阻。

2）肠壁外的病变：肠粘连是常见的产生肠梗阻的肠壁外病变，在我国，疝也是产生肠梗阻的一个常见原因，其中以腹股沟疝最为多见，其他如股疝、脐疝以及一些少见的先天性疝如闭孔疝、坐骨孔疝也可发生肠梗阻。先天性环状胰腺、腹膜包裹、小肠扭转也都可发生梗阻。肠壁外的肿瘤、局部软组织肿瘤转移、腹腔炎性肿块、脓肿、肠系膜上动脉压迫综合征，均可引起肠梗阻。

3）肠腔内的病变：相比之下，这一类病变较为少见，如寄生虫（蛔虫）、粗糙食物形成的粪石、发团、胆结石等在肠腔内堵塞导致肠梗阻。

（2）动力性肠梗阻：又分为麻痹性肠梗阻与痉挛性肠梗阻两类，是由于神经抑制或毒素刺激导致肠壁肌肉运动紊乱所致。麻痹性肠梗阻较为常见，多发生在腹腔手术后、腹部创伤或急性弥散性腹膜炎患者，由于严重的神经、体液与代谢（如低钾血症）改变所致。痉挛性肠梗阻较为少见，是由于交感神经麻痹或副交感神经兴奋，致肠管肌肉强烈痉挛收缩而使肠腔变得很细小，肠内容物也不能向下运行。可发生于急性肠炎、肠道功能紊乱或慢性铅中毒患者。

（3）血运性肠梗阻：也可归纳入动力性肠梗阻之中，是因肠系膜血管有血栓形成或发生栓塞，致肠管的血运发生障碍，因而失去蠕动能力，肠腔本身并无狭窄或阻塞。

（4）原因不明的假性肠梗阻：假性肠梗阻与麻痹性肠梗阻不同，无明显的病因可查。它是一种慢性疾病，表现有反复发作肠梗阻的症状，有肠蠕动障碍、肠胀气，但十二指肠与结肠蠕动可能正常，患者有腹部绞痛、呕吐、腹胀、腹泻甚至脂肪泻，体检时可发现腹胀、肠鸣音减弱或正常，腹部 X 线片不显示有机械性肠梗阻时出现的肠胀气与气液平面。假性肠梗阻的治疗主要是非手术方法，仅有些因并发穿孔、坏死等才需要进行手术处理，重要的是认识这一类型肠梗阻，不误诊为其他类型肠梗阻，更不宜采取手术治疗。

不明原因的假性肠梗阻可能是一种家族性疾病，但不明了是肠平滑肌还是肠壁内神经丛有异常。近年来，有报道认为肠外营养是治疗这类患者的一种方法。

2. 其他分类

（1）根据肠壁的血供有无障碍，分为单纯性和绞窄性肠梗阻。无血液循环障碍者为单纯性肠梗阻，如有血液循环障碍则为绞窄性肠梗阻。绞窄性肠梗阻因有血液循环障碍，其病理生理改变明显有别于单纯性肠梗阻，病情变化快，可以导致肠壁坏死、穿孔与继发腹膜炎，可发生严重的脓毒症，对全身的影响很大，如处理不及时，病死率甚高。因此，单纯性肠梗阻与绞窄性肠梗阻的鉴别，在临床上有重要的意义。

（2）根据梗阻的程度分为完全性肠梗阻与部分肠梗阻。完全性肠梗阻的病理生理改变与症状均较部分肠梗阻明显，需要及时、积极的处理。如果一段肠袢的两端均有梗阻，形成闭袢，称闭袢型肠梗阻，虽属完全性肠梗阻，但因有其特殊性，局部肠袢呈高度膨胀，局部血液循环发生障碍，容易发生肠壁坏死、穿孔。结肠梗阻尤其是升结肠、横结肠肝曲部有梗阻也会出现闭袢型肠梗阻的症状，因回盲瓣为防止逆流而关闭。

（3）根据梗阻的部位分为高位、低位肠梗阻和小肠、结肠梗阻；也可根据发病的缓急分为急性和慢性肠梗阻。

上述的肠梗阻分类只表示某一特定病例在某一特定时间内的病变情况，而并不能说明病变的全部过程。任何一种肠梗阻的病理过程都不是一成不变的，而是在一定的条件下可能转化的。要重视早期诊断，适时给予合理治疗。

（二）病理生理

肠梗阻可引起局部和全身性的病理和生理变化，急性肠梗阻随梗阻的类型及梗阻的程度而有不同改变，概括起来有以下几方面。

1. 全身性改变

（1）水、电解质和酸碱失衡：肠梗阻时，吸收功能发生障碍，胃肠道分泌的液体不能被吸收返回全身循环系统而积存在肠腔内。同时，肠梗阻时，肠壁继续有液体向肠腔内渗出，导致体液在第三间隙丢失。如为高位小肠梗阻，出现大量呕吐，更易出现脱水、电解质紊乱与酸碱失衡。

（2）休克：肠梗阻如未得到及时适当的治疗，大量失水、失电解质可引起低血容量休克。另外，由于肠梗阻引起肠黏膜屏障功能障碍，肠道内细菌、内毒素易位至肝门静脉和淋巴系统，继而有腹腔内感染或全身性感染，也可因肠壁坏死、穿孔而有腹膜炎与感染性休克。

（3）脓毒血症：肠梗阻时，肠内容物淤积，细菌繁殖，因而产生大量毒素，可直接透过肠壁进入腹腔，致使肠内细菌易位，引起腹腔内感染与脓毒症，在低位肠梗阻或结肠肠梗阻时更明显。

（4）呼吸和心脏功能障碍：肠腔膨胀时腹压增高，膈肌上升，腹式呼吸减弱，可影响肺内气体交换，同时，有血容量不足、下腔静脉被压而下肢静脉血回流量减少，均可使心排出量减少。腹腔内压力 > 20 mmHg，可产生系列腹腔间室综合征，累及心、肺、肾与循环障碍。

2. 局部改变

（1）肠腔积气、积液：在肠梗阻的情况下，梗阻以上的肠腔内将有明显的积气和积液，造成肠膨胀的现象；一般梗阻性质愈急者肠内积气较多，梗阻时间愈长者则肠内的积液较多。梗阻部以上肠腔积气来自：①吞咽的空气；②重碳酸根中和后产生的 CO_2；③细菌发酵后产生的有机气体。吞咽的空气是肠梗阻时很重要的气体来源，它的含氮量高达70%，而氮又是一种不被肠黏膜吸收的气体。

（2）肠蠕动增加：正常时肠管蠕动受到自主神经系统、肠管本身的肌电活动和多肽类激素的调节。在发生肠梗阻时，各种刺激增强而使肠管活动增加。在高位肠梗阻肠蠕动频率较快，每3~5分钟即可有1次，低位肠梗阻间隔时间较长，可10~15分钟1次，但如梗阻长时间不解除，肠蠕动又可逐渐变弱甚至消失，会出现肠麻痹。

（3）肠壁充血水肿、通透性增加：正常小肠腔内压力为 0.27~0.53 kPa，发生完全性肠梗阻时，梗阻近端压力可增至 1.33~1.87 kPa，强烈蠕动时可达 4 kPa 以上。在肠内压增加时，肠壁静脉回流受阻，毛细血管及淋巴管淤积，引起肠壁充血水肿，液体外渗。同时由于低氧，细胞能量代谢障碍，致使肠壁通透性增加，液体可自肠腔渗透至腹腔。在闭袢型肠梗阻，肠内压可增加至更高点，使小动脉血流受阻，引起点状坏死和穿孔。

（三）临床表现

不同原因导致的肠梗阻各有其特殊的表现，但肠道有梗阻致肠内容物不能顺利通过时，某些临床表现是一致的，因此，有不同程度的腹痛、呕吐、腹胀和停止排便、排气等症状。

1. 症状

（1）腹痛：肠道的正常蠕动受到阻挡而不能通过时，必致肠蠕动加剧而发生绞痛；因肠蠕动有节律性，故蠕动加剧时引起的绞痛也为阵发性。阵痛往往骤然来临，但开始时较轻，逐渐加重达高峰，持续1~3分钟后再逐渐减轻以至消失；间歇一定时间后绞痛又重新发作，一般是有增无减。

机械性肠梗阻时，肠绞痛经常存在。此外，患者还常自觉有"气块"在腹内窜动，到达一定部位受阻时腹痛最为剧烈，至感觉气块能够通过并随后有少量气体自肛门排出时，则腹痛可以立即减轻或完全消失。此种"气块"的出现，也为肠梗阻患者所特有，更是慢性不完全性梗阻并有急性发作时所常见。如为绞窄性肠梗阻，因肠系膜的牵扯或肠曲之高度痉挛，其腹痛可为持续性并有阵发性加剧；发作突然，疼痛剧烈，阵发、频繁，但剧痛消失后一般仍有隐痛；至后期因腹腔内积存有渗脓，腹痛将为持续性，并有局部压痛。在麻痹性肠梗阻时，腹痛不是显著的症状。但在腹部高度膨胀时，患者也可有腹部胀满不适。

（2）呕吐：呕吐是肠梗阻的一个主要症状，但和其他急腹症患者的呕吐有所不同。在梗阻的早期，呕吐为反射性，吐出物为发病前所进食物；以后呕吐则将按梗阻部位的高低而有所不同。高位的小肠梗阻可引起频繁呕吐，呕吐的容量甚多，主要为胃液、十二指肠液以及胰液和胆汁。低位小肠梗阻除初期的反射性呕吐以外，可以有一段时间没有呕吐，而要等到肠腔膨胀显著，肠内充满积气和积液，至引起肠祥逆蠕动时才将肠内容物反流入胃，然后引起反逆性的呕吐；这时吐出物往往先为胆性液体，然后是具有臭味的棕黄性肠液，即所谓"呕粪"症状。结肠梗阻时一般无明显呕吐症状，虽然患者腹胀得很厉害，但也往往很少呕吐，用胃管抽吸时胃内也多无积气、积液。

（3）腹胀：腹胀为肠梗阻患者出现较晚的一个症状，其程度与梗阻的部位有关。高位空肠梗阻时由于呕吐频繁，肠腔内积气、积液甚少，一般无明显腹胀感；低位小肠梗阻的腹胀主要见于腹中部或小腹部；而结肠梗阻则常为全腹胀，但以上腹部最为明显。麻痹性肠梗阻的影响往往累及全部小肠，故其腹胀也是全腹性的。闭祥性肠梗阻时因受累的肠祥膨胀得最为明显，因此临床上常表现为不对称的腹胀，有时能扪到高度膨胀的肠祥，在确定诊断上有重大价值。

（4）停止排气、排便：停止排气、排便是完全性肠梗阻的主要症状。该症状将视梗阻的程度和部位而异；梗阻程度愈完全者影响愈大，梗阻部位愈低者停止排便的情况也愈显著。另外，在梗阻发生的早期，由于肠蠕动增加，梗阻部位以下肠内积存的气体或粪便可以排出，当早期开始腹痛时即可出现排气、排便现象，容易误认为肠道仍通畅，故在询问病史时，应了解在腹痛再次发作时是否仍有排气、排便。在肠套叠、肠系膜血管栓塞或血栓形成时，可自肛门排出血性黏液或果酱样粪便。

2. 体征

在单纯性肠梗阻的早期，患者一般情况无明显变化，生命体征均正常。除腹痛和呕吐外，其他症状并不严重。唯至晚期，由于脱水和全身消耗，将表现为病情虚弱、脉搏微细、眼眶深陷、四肢冰冷发绀等现象。如属绞窄性梗阻，在早期全身情况虽也无显著变化，但腹痛程度较单纯性为重，随着病情进展因肠壁坏死而致有腹膜感染和毒素吸收，患者全身情况将迅速恶化。

腹部检查可观察到腹部有不同程度的腹胀，在腹壁较薄的患者，尚可见到肠型及肠蠕动波，肠型及肠蠕动波多随腹痛的发作而出现，肠型是梗阻近端肠祥胀气后形成，有助于判断梗阻的部位。触诊时，单纯性肠梗阻的腹部虽胀气，但腹壁柔软，按之有如充气的球囊，有时在梗阻的部位可有轻度压痛，特别是腹壁切口部粘连引起的梗阻，压痛点较为明显。当梗阻上部肠管内积存的气体与液体较多时，稍加振动可听到振水声。腹部叩诊多呈鼓音。听诊时有高亢的蠕动音；此肠蠕动音在肠道有大量积气时呈高调的金属音；如气体与液体同时存在时，则其音为鼓泡音，或呈气过水声。

当绞窄性肠梗阻或单纯性肠梗阻的晚期，肠壁已有坏死、穿孔，腹腔内已有感染、炎症时，表现为腹膜炎的体征，腹部膨胀，有时可叩出移动性浊音，腹壁有压痛，肠鸣音微弱或消失。因此，在临床观察中，体征的改变应与临床症状相结合，警惕腹膜炎的发生。

二、粘连性肠梗阻

粘连性肠梗阻是肠梗阻最常见的一种类型，占肠梗阻的 40% ~60% 。

（一）病因病理

腹腔内粘连或索带的来源有两类：一类为先天性的，多由发育异常或胎粪性腹膜炎所致，前者多为粘连带，常位于回肠与脐或回肠与盲肠之间；而后者为胎粪所致无菌性腹膜炎的结果，常为部位不定的广泛粘连；另一类粘连的原因是后天性的，多因腹膜受手术、炎症、创伤、出血、异物、肿瘤等刺激而产生，可以为广泛的粘连，也可以呈索带状。临床上所见的粘连性肠梗阻绝大多数是后天性的，且多数是继手术后发生的，尤其是在阑尾切除术后（特别是穿孔性阑尾炎的切除和腹腔引流后）或盆腔手术后（例如子宫及其附件的切除术），并发粘连性肠梗阻的机会最多；其他如结肠、胃与十二指肠、胆道等手术后也可以并发粘连性肠梗阻。

粘连形成是机体的一种纤维增生的炎性反应，粘连起到血管桥的作用。腹膜含有大量的吞噬细胞，当腹腔内有任何损害，将释放大量细胞因子、介质，出现炎症反应，大量纤维素渗出并沉积在浆膜面上，形成一网格状物。如纤维素性网络能被迅速吸收，纤维增生将停止而无粘连形成，反之，成纤维细胞将产生胶原束，成为纤维粘连的基础。同时，许多毛细血管伸入其中，成纤维细胞在胶原网中增殖，数周或数月后粘连形成。Ellis认为是局部组织缺血延缓了纤维素的吸收而产生粘连。除此，滑石粉、淀粉、纱布、棉花、肠内容物、缝合材料及其他异物均能引起粘连的产生。

粘连的产生是机体创伤、缺血、感染、异物所作出的炎性反应。因此，在许多情况下，腹腔内均可发生粘连，粘连组织的存在是引起粘连性肠梗阻的根本原因，但粘连的存在却不等于必然会发生梗阻现象，事实上常需在一定的条件下方产生急性梗阻症状。广泛的粘连与纤维束带所致的肠梗阻也是不同的，前者一般为单纯性的梗阻，而后者往往引起绞窄性梗阻。

粘连性肠梗阻除粘连这一因素外，还有其他因素，故有时并无症状或仅有部分梗阻的现象。当附加有其他因素时则出现症状：①肠腔已变窄，在有腹泻炎症时，肠壁、肠黏膜水肿，使变窄的肠腔完全阻塞不通。②肠腔内容物过多过重，致肠膨胀，肠下垂加剧了黏着部的锐角而使肠管不通。③肠蠕动增加，或是肠腔内食物过多，体位的剧烈变动，产生扭转。因此，有些患者粘连性肠梗阻的症状可反复发作，经非手术治疗才可以缓解。而另一些患者以往并无症状，初次发作即为绞窄性肠梗阻。

（二）临床表现与诊断

粘连性急性肠梗阻的症状与一般小肠机械性梗阻的表现基本相似，由于患者多曾有腹腔手术或感染的病史，诊断在大多数的情况下也并无困难。患者有腹痛，伴恶心、呕吐，腹部膨隆，但无压痛；过去有过同样的发作史，且于多年前曾行阑尾切除或妇科手术，这是粘连性梗阻的典型病史。已经确定为粘连性肠梗阻时，尚应仔细辨别是广泛粘连所致的单纯性梗阻，还是粘连束带所引起的绞窄性梗阻。

过去未做过腹部手术的，同样可发生肠粘连性梗阻；粘连的发生可能是先天性的，或是继炎症、外伤等非手术因素所造成。有结核性腹膜炎、肠系膜淋巴结炎和腹部外伤等病史者，如诊断为单纯性的机械性肠梗阻，也应考虑可能有腹内粘连存在。

继手术后并发的粘连性肠梗阻可能在手术后任何时间发生，但临床上基本可分两种类型：一种是继手术后近期发生的，大多数发生在术后的1~2周，有的甚至在术后3~4天即可发生。这种术后早期发生的粘连性肠梗阻，必须与手术后的肠蠕动共济失调以及手术后的麻痹性肠梗阻等相鉴别。另一种是粘连性肠梗阻发生在手术后的远期，自术后 2 周至 10 余年不等，多数在手术后 2 年左右。这种继手术或腹膜炎后并发的远期粘连性梗阻，一般诊断并不太困难：患者过去有手术或腹膜炎史，术后曾有多次轻度发作，表现为轻度的腹绞痛或腹胀，短期的呕吐或便秘，往往服轻泻药或经灌肠排便后即行缓解；以后发作的次数愈加频繁，症状渐趋严重，终至形成完全性梗阻。

（三）治疗

治疗粘连性肠梗阻，首要是区别肠梗阻是单纯性还是绞窄性，是完全性还是部分的。因为手术治疗并不能消除粘连，相反地，术后还可能形成新的粘连，所以对单纯性肠梗阻，部分肠梗阻特别是广泛性粘连者，一般选用非手术治疗。又如术后早期炎性肠梗阻，除新形成的纤维素性粘连以外，与术后早期腹腔炎症反应有关，既有肠壁水肿、肠腔梗阻，又存在炎症引起的局部肠动力性障碍，一般应采用非手术治疗。

粘连性肠梗阻如经非手术治疗不见好转甚至病情加重，或怀疑为绞窄性肠梗阻，手术须及早进行，以免发生肠坏死。对反复频繁发作的粘连性肠梗阻也应考虑手术治疗。

应视粘连的具体情况采用以下手术方法。①粘连带和小片粘连可施行简单的切断和分离。②广泛粘连不易分离，且容易损伤肠壁浆膜和引起渗血或肠瘘，并再度引起粘连，所以对那些并未引起梗阻的部分，不应分离。③为了防止粘连性肠梗阻在手术治疗后再发作，或预防腹腔内大面积创伤后虽有粘连产生但不致有肠梗阻发生，可采取肠排列的方法，使肠袢呈有序的排列、黏着，而不致有肠梗阻。④如一组肠袢紧密粘连成团引起梗阻，又不能分离，可将此段肠袢切除，做一期吻合；倘若无法切除，则做梗阻部分近、远端肠侧-侧吻合的短路手术，或在梗阻部位以上切断肠管，远断端闭合，近断端与梗阻以下的肠管做端-侧吻合。

手术后早期发生的肠梗阻，多为炎症、纤维素性粘连所引起，在明确无绞窄的情况下，经非手术治疗后可望吸收，症状消除。尤其近代有肠外营养支持，可维持患者的营养与水、电解质平衡，生长抑素可减少胃肠液的分泌，减少肠腔内液体的积蓄，有利于症状的减轻与消除。

（四）预防

目前，多数粘连性肠梗阻是继手术后发生的，手术后粘连是发生肠梗阻的重要原因，因此，多年来，人们试图采用一些方法来防止粘连的产生，概括起来有以下两种。

1. 手术中的注意事项

在手术时应注意严格的无菌术和严密的止血法，手法轻柔，尽量避免腹内组织受到不必要的损害，操作仔细。最主要的措施可概括为两个方面：①防止任何腹内组织形成缺血状态。②防止各种异物污染或刺激腹腔。

2. 防止粘连的其他方法

（1）清除手套上的淀粉、滑石粉，不遗留丝线头、纱布、棉花纤维、切除的组织等异物于腹腔内，减少肉芽组织的产生。

（2）减少缺血的组织，不做大块组织的结扎，有缺血可疑的部分，以大网膜覆盖，即使有粘连产生，也已有大网膜相隔。

（3）注意无菌操作技术，减少炎性渗出。

（4）保护肠浆膜面，防止损伤与干燥。

（5）腹膜缺损部分任其敞开，不做有张力的缝合。

（6）清除腹腔内的积液、积血，必要时放置引流。

（7）关腹前将大网膜铺置在切口下。

（8）及时治疗腹膜内炎性病变，防止炎症扩散。

三、慢性假性肠梗阻

慢性假性肠梗阻是一种以肠道不能推动肠内容物通过未阻塞的肠腔为特征的胃肠动力疾病，常发生于小肠、结肠，可累及整个消化道和所有受自主神经调节的脏器和平滑肌，是一组具有肠梗阻症状和体征，但无肠道机械性梗阻证据的临床综合征。本病常反复发作。慢性假性肠梗阻虽不是常见病，但如被忽视，患者可能遭受不必要的手术，甚至使病情的诊治更加复杂化。

（一）病因与分类

慢性假性肠梗阻可分为原发性和继发性两类。原发性是由肠平滑肌异常（肌病型）或肠神经系统异常（神经元病型）造成。继发性病因主要有结缔组织病，如系统性红斑狼疮（SLE）、硬皮病、内分泌紊乱以及帕金森病、副癌综合征、巨细胞病毒或 EB 病毒感染等。某些药物如三环抗抑郁药等也可诱发。

（二）临床表现

小肠假性肠梗阻有恶心、呕吐、腹胀和腹痛等表现，继发细菌过度生长时则可能引起腹泻。结肠病变时常表现为便秘。随着疾病自然进展，危重性多发性神经病（CIP）可累及消化道其他部位，在若干年内症状还可能发生变化，如食管受累时可发生吞咽困难或胃食管反流，胃部受累时则出现和胃轻瘫相符的餐后早饱、腹痛、恶心、呕吐症状。慢性假性肠梗阻还可有肠外表现，主要为膀胱及输尿管扩张，继发于自主神经疾病的假性肠梗阻常有直立性低血压、异常发汗和视觉异常等伴随症状。病史中有大量且频繁的呕吐、体重下降，几乎很少有无症状期，伴有自主功能紊乱和排尿困难表现，曾经多次剖腹探查等，可帮助考虑诊断假性肠梗阻。家族史中有类似疾病提示遗传性假性肠梗阻的可能。体格检查可发现严重的腹胀和中腹部的振水音。还应进行全面的神经系统检查及对直立性低血压的评价，并注意引起继发性假性肠梗阻的系统性疾病的体征。

慢性假性肠梗阻无特征，诊断较为困难。当临床有怀疑时，应设法排除他种肠梗阻的可能性来确诊。腹部 X 线片有类似机械性肠梗阻之处，但病史不相符。胃肠道造影检查无梗阻发现，可观察到节段性巨食管、巨十二指肠、巨结肠或小肠扩张。纤维内镜可证实无梗阻。胃肠道转运试验和动力检查可以帮助诊断；剖腹手术或腹腔镜取的小肠或结肠全层组织活检可确诊 CIP。

（三）治疗

给予最佳的营养支持，保持水、电解质平衡，同时止痛，并防止肠道症状恶化。主要采用非手术治疗，目前尚缺乏特效药物。对症治疗，如胃肠减压、营养支持等。特别是全肠外营养支持对解除症状甚为有效，但为防止全肠外营养带来的一些不良后果如肠黏膜萎缩、肠道细菌易位等，仍应给予适量的肠内营养。如诊断明确，应避免外科手术治疗，即使是剖腹探查、肠壁组织活检也应慎重考虑，以免术后的肠粘连混淆了诊断，增加诊断的难度。慢性肠假性梗阻可累及整个食管、胃与肠道。即使当时暂无症状的部分，将来也会可能被波及。因此，外科治疗无确定性效果。

四、辅助检查

1. 实验室检查

常规实验室检查对肠梗阻的诊断并无特殊价值。反复呕吐所致的脱水现象和血液浓缩，可以引起血红蛋白、红细胞和白细胞数值增加，血 K^+、Na^+、Cl^- 与酸碱平衡都可发生改变。高位梗阻，呕吐频繁，大量胃液丢失可出现低钾、低氯与代谢性碱中毒。在低位肠梗阻时，则可有电解质普遍降低与代谢性酸中毒。腹胀明显，膈肌上升影响呼吸时，也可出现低氧血症与呼吸性酸中毒或碱中毒，可随患者原有肺部功能障碍而异。因此，动脉血气分析应是一项重要的常规检查，其可以作为脱水是否纠正、水和电解质的平衡是否恢复正常的指标。

2. X 线检查

临床诊断有疑问时，X 线检查具有重要的诊断价值。从肠道充气的程度、范围和部位上，可以找出许多证据来帮助确定诊断。在正常情况下，腹部 X 线片上仅见胃和结肠中有气体。一旦肠内容物因肠道的机械性或麻痹性梗阻而不能运行时，气体与液体就可分离而易于在 X 线片上显示出来。因此，如 X 线透视或摄片检查发现小肠内有气体或气液平面存在时，即为肠内容物有运行障碍，即有肠梗阻的证据。

为了确定肠梗阻的诊断，无论透视还是拍片，都应在直立位（或侧卧位）和平卧位同时进行。如有肠梗阻存在，于直立位（或侧卧位）片上可以看到肠腔内有多个肠袢内含有气液平面呈阶梯状。平卧位片上能确切地显示出胀气肠袢的分布情况和扩大程度，从而决定梗阻的部位所在，并根据肠袢扩大情况推测出梗阻的严重程度；钡剂灌肠可用于疑有结肠梗阻的患者，它可显示结肠梗阻的部位与性质。但在小肠梗阻时忌用胃肠造影的方法，以免加重病情。

五、诊断

在肠梗阻的诊断过程中，实际上需要解决一系列的问题：①肠道是否有梗阻存在；②梗阻的性质是单纯性还是绞窄性；③梗阻的类型是机械性还是动力性；④梗阻的部位是在高位、低位小肠，还是结肠；⑤梗阻是急性、完全性的，还是慢性、部分性的；⑥引起梗阻的可能原因是什么。就上述问题依次分别讨论如下。

1. 是否有肠梗阻存在

这是一个根本性问题。但解决这个问题并无捷径可循，要和其他疾病的诊断步骤一样，从询问病史和体格检查入手，详细分析其临床表现，再结合实验室检查和 X 线检查，方能获得正确答案。

2. 梗阻是单纯性还是绞窄性

在肠梗阻的诊断初步确立以后，首先应确定梗阻的病理性质是单纯性还是绞窄性。因从治疗角度看，绞窄性梗阻必须手术，且应尽早手术；而单纯性梗阻即使是机械性的，有时也可不必手术，即使需要手术也可以在一定时期的准备治疗或非手术治疗（包括胃肠减压和输液等）以后，再行手术。

绞窄性梗阻与单纯性梗阻比较有如下的特点：①腹痛发作急骤，起始即甚剧烈，无静止期；②呕吐出现较早，频繁发作，可有血性呕吐物；③除晚期的肠系膜血管栓塞性肠梗阻外，其他的绞窄性梗阻腹胀一般不甚显著，即使存在也常为不对称性；④患者常有明显的腹膜刺激体征，表现为腹壁的压痛和强直；⑤腹腔穿刺时常可抽得血性浆液；⑥早期即出现休克现象，经抗休克治疗改善不显著；⑦腹部 X 线片可显示有孤立扩大的肠袢；⑧绞窄性梗阻用各种非手术治疗如输液及胃肠减压等措施大多无效。

3. 梗阻是机械性还是动力性

对肠梗阻除了首先要鉴别它是单纯性还是绞窄性以外，几乎同等重要的是须确定其究竟为机械性还是麻痹性（或痉挛性），因为机械性梗阻多数需要手术治疗，而麻痹性（或痉挛性）梗阻通常仅适用非手术疗法。机械性肠梗阻是常见的肠梗阻类型，具有典型的腹痛、呕吐、肠鸣音增强、腹胀等症状，与麻痹性肠梗阻有明显的区别；后者是腹部持续腹胀，但无腹痛，肠鸣音微弱或消失，且多是与腹腔感染、外伤、腹膜后感染、血肿、腹部手术、肠道炎症、脊髓损伤等有关。虽然机械性肠梗阻的晚期因腹腔炎症而出现与动力性肠梗阻相似的症状，但在发作的早期其症状较为明显。腹部 X 线片对鉴别这两种肠梗阻甚有价值，动力型肠梗阻全腹、小肠与结肠均有明显充气。体征与 X 线片能准确分辨这两类肠梗阻。

4. 梗阻部位是在高位小肠、低位小肠还是结肠

不同部位的梗阻往往须采用不同的治疗方法，故辨认梗阻的部位在临床上也有一定的重要性。可依据以下情况进行判定：临床上高位小肠梗阻有剧烈的呕吐而腹胀不明显症状，腹绞痛的程度也比较缓和；低位小肠梗阻呕吐的次数较少，但可能有吐粪现象，腹胀一般比较显著，而腹绞痛的程度也较严重；结肠梗阻的原因多为肿瘤或乙状结肠扭转，在治疗方法上也有别于小肠梗阻，及早明确是否为结肠梗阻有利于制订治疗计划。结肠梗阻以腹胀为主要症状，腹痛、呕吐、肠鸣音亢进均不及小肠梗阻明显。体检时可发现腹部有不对称的膨隆，借助腹部 X 线片上出现充气扩张的一段结肠袢，可考虑为结肠梗阻。钡剂灌肠检查或结肠镜检查可进一步明确诊断。

5. 梗阻是急性、完全性的，还是慢性、部分性的

肠道完全梗阻者其临床表现必然呈急性，不完全梗阻者多属慢性，二者的区别可从临床症状方面进行，并可以肠曲膨胀的大小作为梗阻程度的一种标准，其诊断比较正确，但也非绝对可靠。

6. 梗阻的可能原因是什么

解决了以上几个问题以后，基本上可确定处理的方针，如能对梗阻原因有正确的诊断，则对于决定手术的方式有进一步的帮助。

病因的诊断可根据以下 3 个方面进行判断。

（1）病史：了解详细的病史有助于病因的诊断，腹部手术史提示有粘连性肠梗阻的可能；腹股沟疝可引起肠绞窄性梗阻；腹部外伤可致麻痹性梗阻；慢性腹痛伴有低热并突发肠梗阻可能是腹内慢性炎症如结核所致；近期有大便习惯改变，继而出现结肠梗阻症状的老年病人应考虑肿瘤；饱餐后运动或体力劳动出现梗阻应考虑肠扭转；心血管疾病如心房纤颤、瓣膜置换后应考虑肠系膜血管栓塞等。

（2）体征：腹部检查提示有腹膜刺激症状者，应考虑为腹腔内炎症改变或是绞窄性肠梗阻。腹部有手术或外伤瘢痕应考虑腹腔内有粘连性肠梗阻。直肠指诊触及肠腔内肿块，观察是否有粪便，直肠膀胱凹有无肿块，指套上是否有血液。腹部触及肿块，在老年人应考虑是否为肿瘤、肠扭转，在幼儿右侧腹部有肿块应考虑是否为肠套叠，具有明显压痛的肿块多提示为炎性病变或绞窄的肠祥。

（3）影像学检查：B 超检查虽简便，但因肠祥胀气，影响诊断的效果；CT 检查的准确性虽优于 B 超，但仅能诊断出明显的实质性肿块或肠腔外有积液。腹部 X 线片除能诊断是结肠、小肠，完全与部分梗阻外，有时也能提示病因，如乙状结肠扭转时，钡灌肠检查可出现钡剂中止处呈鸟嘴或鹰嘴状。蛔虫性肠梗阻可在充气的肠腔中出现蛔虫体影。结肠道显示粪块，结合病史提示粪便梗阻。

六、治疗

急性肠梗阻的治疗包括非手术治疗和手术治疗，治疗方法的选择根据梗阻的原因、性质、部位以及全身情况和病情严重程度而定。不论采用何种治疗方法均应首先纠正梗阻带来的水、电解质与酸碱平衡紊乱，改善患者的全身情况。

1. 非手术治疗

（1）胃肠减压：胃肠减压是治疗肠梗阻的主要措施之一，胃肠减压的目的是减轻胃肠道的积留的气体、液体，减轻肠腔膨胀，有利于肠壁血液循环的恢复，减少肠壁水肿，使某些原有部分梗阻的肠祥因肠壁肿胀而致的完全性梗阻得以缓解，也可使某些扭曲不重的肠祥得以复位，症状缓解。胃肠减压还可减轻腹内压，改善因膈肌抬高而导致的呼吸与循环障碍。有效的胃肠减压在机械型或麻痹型肠梗阻病例可能恢复肠腔的通畅，即使需要手术的病例用减压的方法使腹胀减轻后也可以大大减少手术时的困难，增加手术的安全性。

（2）矫正水、电解质平衡紊乱和酸碱失衡：无论采用手术和非手术治疗，纠正水、电解质平衡紊乱和酸碱失衡是极重要的措施。输液所需容量和种类须根据呕吐情况、缺水体征、血液浓缩程度、尿排出量和比重，并结合血清 K^+、Na^+、Cl^- 和血气分析监测结果而定。单纯性肠梗阻，特别是早期，上述生理紊乱较易纠正；而在单纯性肠梗阻晚期和绞窄性肠梗阻，尚须输给血浆、全血或血浆代用品，以补偿丧失至肠腔或腹腔内的血浆和血液。

（3）防治感染和中毒：应用抗肠道细菌，包括抗厌氧菌的抗生素。一般单纯性肠梗阻可不应用，但对单纯性肠梗阻晚期，特别是绞窄性肠梗阻以及手术治疗的患者，应该使用。常用的有杀灭肠道细菌与肺部细菌的广谱头孢菌素或氨基糖苷类抗生素，以及抗厌氧菌的甲硝唑等。

（4）其他治疗：腹胀后如影响肺功能，患者宜吸氧。为减轻胃肠道的膨胀，可给予生长抑素以减少胃肠液的分泌量。降低肠腔内压力，改善肠壁循环，使水肿消退，使部分单纯肠梗阻患者的症状得以改善。乙状结肠扭转可试用纤维结肠镜检查、复位。回盲部肠套叠可试用钡剂灌肠或充气灌肠复位。

采用非手术方法治疗肠梗阻时，应严密观察病情的变化。绞窄性肠梗阻或已出现腹膜炎症状的肠梗阻，经过非手术治疗，实际上是术前准备，纠正患者的生理失衡状况后即进行手术治疗。单纯性肠梗阻经过非手术治疗 24～48 小时，梗阻的症状未能缓解，或在观察治疗过程中症状加重，或出现腹膜炎症状，或有腹腔间室综合征出现时，应及时改为手术治疗，以解除梗阻与减压。

2. 手术治疗

手术大体可归纳为下述4种。

（1）解决引起梗阻的原因：如粘连松解术、肠切开取除异物、肠套叠或肠扭转复位术等。

（2）肠切除及肠吻合术：如肠管因肿瘤、炎症性狭窄等，或局部肠祥已经失活坏死，则应做肠切除肠吻合术。

对于绞窄性肠梗阻，应争取在肠坏死以前解除梗阻，恢复肠管血液循环，正确判断肠管的生机十分重要。如在解除梗阻原因后有下列表现，则说明肠管已无生机：①肠壁已呈黑色并塌陷。②肠壁已失去张力和蠕动能力，肠管呈麻痹、扩大，对刺激无收缩反应。③相应的肠系膜终末小动脉无搏动。

如有可疑，可用等渗盐水纱布热敷，或用0.5%普鲁卡因溶液做肠系膜根部封闭等。倘若观察10~30分钟，仍无好转，说明肠已坏死，应做肠切除术。若肠管生机一时难以肯定，特别当病变肠管过长，切除后会导致短肠综合征的危险，则可将其回纳入腹腔，缝合腹壁，于18~24小时再次行剖腹探查术。但在此期间内必须严密观察，一旦病情恶化，即应随时行再次剖腹探查术。

（3）肠短路吻合：当梗阻病灶不可能解除，如肿瘤向周围组织广泛侵犯，或是粘连广泛难以剥离，而梗阻部位上、下端肠祥的生机属于良好时，可以考虑在梗阻部位上、下肠祥之间做短路吻合以解除梗阻现象；这种短路手术可以作为治疗肠梗阻的一种永久性手术，也可以视为第二期病灶切除术前的准备手术。但应注意旷置的肠管尤其是梗阻部的近端肠管不宜过长，以免引起盲祥综合征。

（4）肠造口术或肠外置术：肠造口术对单纯性的机械性肠梗阻有时仍不失为一种有效的外科疗法。不顾患者的一般情况及病变的局部性质，企图在任何情况下努力解除梗阻的病因并重建肠管的连续性，其结果往往造成病变肠祥穿破，故应予以避免。病变如在高位小肠，特别是梗阻属完全性时，因造口后肠液丧失极为严重，不宜行肠造口术；即使小肠上部已发生坏死时，也不宜将肠祥外置，最好行一期切除吻合术。

肠梗阻部位的病变复杂或患者的情况差，不允许行复杂的手术，可在膨胀的肠管上，即在梗阻部的近端肠管做肠造口术以减压，解除因肠管高度膨胀而带来的生理紊乱。小肠可采用插管造口的方法，造口的部位应尽量选择梗阻附近（上端）的膨胀大肠祥；肠造口术成功的关键是细致的操作，应努力防止腹腔为肠内容物所污染。术后应注意保持导管的通畅，必要时可用温盐水冲洗。一般在造口后1~2周，导管即自行松脱；此时导管即可拔去，而所遗瘘管大都能迅速愈合。

结肠则宜做外置造口，结肠内有粪便，插管造口常不能达到有效的减压目的，因远端有梗阻，结肠造口应采用双口术式。有时，当有梗阻病变的肠祥已游离或是肠祥已有坏死，但患者的情况差，不能耐受切除吻合术，可将该段肠祥外置，关腹。立即或待患者情况复苏后再在腹腔外切除坏死或病变的肠祥，远、近两切除端固定在腹壁上，近端插管减压、引流，以后再行二期手术，重建肠管的连续性。

（王瀚锐）

第二节 肠扭转

肠扭转是一段肠管甚至几乎全部小肠及其系膜沿系膜轴顺时针向或逆时针向扭转360°~720°，因此，既有肠管的梗阻，又有肠系膜血管的扭折不通，血液循环中断。受其供应的肠管将迅速发生坏死、穿孔和腹膜炎，是肠梗阻中病情凶险、发展迅速的一类。如未能得到及时处理，将有较高的病死率（10%~33%）。

一、病因

肠扭转可分为原发性与继发性两类。

原发性肠扭转的肠管并无解剖上的异常，病因不很清楚，可能是饱餐后，肠腔内有较多尚未消化的内容物，当体位改变，有明显的运动时，小肠因有重量下垂而不能随之同步旋转造成。

继发性肠扭转是由于先天性或后天获得的解剖上的改变，出现一固定点形成肠袢扭转的轴心。但是，扭转的产生常是下列3个因素同时存在。

1. 解剖因素

如手术后粘连、梅克尔憩室、乙状结肠冗长、先天性中肠旋转不全、游离盲肠等都是发生肠扭转的解剖因素。

2. 物理因素

在上述解剖因素基础上，肠袢本身有一定的重量，如饱餐后，特别有较多不易消化的食物涌入肠腔内；肠腔有较多的蛔虫团；肠管有较大的肿瘤；在乙状结肠内存积着大量干涸的粪便等，都是造成肠扭转的潜在因素。

3. 动力因素

强烈的蠕动或体位的突然改变，使肠袢产生了不同步的运动，使已有轴心固定位置，且有一定重量的肠袢发生扭转。

二、临床表现与诊断

肠扭转是闭袢型肠梗阻加绞窄性肠梗阻，发病急且发展迅速。起病时腹痛剧烈，腹胀明显，早期即可出现休克，症状继续发展，逐渐加重，且无间歇期，肠扭转的好发部位是小肠、乙状结肠和盲肠。临床表现在不同部位的肠扭转也有不同。

小肠扭转可发生在任何年龄，多数是顺时针向扭转。小肠的扭转在临床上主要表现为一种急性机械性梗阻，腹部绞痛很剧烈，多位于脐周围或小腹部，为持续性而有阵发性加剧；由于肠系膜的牵扭，腰背部也可能感到疼痛。如扭转累及全部小肠，则呕吐可能很剧烈而腹胀反而不显著；如扭转仅累及一个肠袢，则该袢可有高度膨胀且局限于一处，有时可扪出稍有压痛的肿块。叩诊呈鼓音，但有时可叩得移动性浊音。腹膜刺激症状时常存在，至晚期常出现休克。

乙状结肠扭转最多见于乙状结肠冗长的老年人。患者多有便秘的习惯，或以往曾有多次腹痛、经排便排气后腹痛消失的病史。乙状结肠扭转一般可分3类：急性、短期的急性复发性、慢性非典型性。呈急性发作的患者，腹部有剧痛，呕吐，按诊有压痛、肌紧张，显示扭转重，肠管充血、缺血明显，如不及时处理可发生肠坏死。慢性患者有腹部持续胀痛，逐渐隆起，患者有下腹坠痛感但无排气、排便。左腹部明显膨胀，可见肠型，叩之呈鼓音，压痛及肌紧张均不明显。X 线片可见巨大双腔充气的肠袢，且有液平面，这一类乙状结肠扭转较为常见，且可反复发作。

盲肠扭转较少见，多发生在盲肠可移动的患者，常有饮食过多、用力过度以及腹内粘连等诱因，尤其是腹腔手术更常为诱发盲肠扭转的直接原因。可分为急性与亚急性两类。盲肠急性扭转不常见，起病急，有剧痛及呕吐，右下腹有肿块可触及，有压痛，可产生盲肠坏死、穿孔。亚急型起病稍缓，患者主诉右下腹部绞痛，腹部很快隆起，不对称，上腹部可触及一弹性包块。X 线片可见巨大的充气肠袢，伴有多个肠充气液平面。

当疑有乙状结肠或盲肠扭转，而尚无腹膜炎症状时，可考虑应用钡剂灌肠以明确诊断。结肠出现阻塞，尖端呈鸟嘴样或锥形，可明确为乙状结肠扭转。盲肠扭转则显示钡剂在横结肠或肝区处受阻。

三、治疗

肠扭转是一种较严重的机械性肠梗阻，常在短期内发生肠绞窄、坏死，病死率较高。死亡的主要原因常为就诊过晚或治疗延误，所以应及时进行手术治疗。早期手术可降低病死率，还可减少小肠扭转坏死大量切除后的短肠综合征的发生机会，后者将给患者终身的健康带来影响。

（一）扭转复位术

将扭转的肠袢按其扭转的相反方向回转复位。复位后应细致观察血液循环恢复的情况，如肠系膜血液循环恢复良好，肠管未失去生机，则还需要解决预防复发的问题，如为移动性盲肠引起的盲肠扭转，可将其固定于侧腹壁；过长的乙状结肠可将其平行折叠，固定于降结肠内侧，也可行二期手术将过长的乙状结肠切除。小肠扭转复位后，少有再扭转者，不需要做固定手术。

早期乙状结肠扭转，可在乙状结肠镜明视下，将肛管通过扭转部进行减压，并将肛管保留 2～3 天。但这些非手术疗法必须在严密的观察下进行，一旦怀疑有肠绞窄，就必须及时改行手术治疗。

（二）肠切除术

适用于已有肠坏死的病例，小肠应做一期切除吻合。乙状结肠一般切除坏死肠段后将断端做肠造口术，以后再二期手术做肠吻合术。

对保留的有疑问小肠应在 24 小时后行再次观察手术，切除坏死的肠段。坏死的乙状结肠、盲肠，可行切除，切除端应明确有良好的生活力。可以做一期吻合，也可做外置造口，然后再做二期手术。

（王瀚锐）

第三节　肠套叠

肠的一段套入其相连的肠管腔内称为肠套叠，以小儿最多见，其中以 2 岁以下者居多。

一、病因与类型

原发性肠套叠绝大部分发生于婴幼儿，主要由于肠蠕动正常节律紊乱，肠壁环状肌持续性痉挛引起，而肠蠕动节律的失调可能由于食物性质的改变所致。继发性肠套叠多见于成年人，肠腔内或肠壁部器质性病变使肠蠕动节律失调，近段肠管的强力蠕动将病变连同肠管同时送入远段肠管中。

根据套入肠与被套肠部位，肠套叠分为小肠小肠型、小肠结肠型、结肠结肠型、回肠结肠型，在小儿多为回肠结肠型。套叠的结构可分为3层，外层为鞘部，中层为回返层，内层为进入层，后两者合称套入部。套入部的肠系膜也随肠管进入，结果不仅发生肠腔梗阻，而且由于肠系膜血管受压，肠管可以发生绞窄而坏死。

二、临床表现

肠套叠的三大典型症状是腹痛、血便和腹部肿块。表现为突然发作剧烈的阵发性腹痛，患儿阵发哭闹不安，有安静如常的间歇期。伴有呕吐和果酱样血便。腹部触诊常可在腹部扪及腊肠形、表面光滑、稍可活动、具有压痛的肿块。常位于脐右上方，而右下腹扪诊有空虚感。随着病程的进展逐步出现腹胀等肠梗阻症状。钡剂胃肠道造影对诊断肠套叠有较高的准确率，灌肠检查可见钡剂在结肠受阻止，阻端钡影呈"杯口"状或"弹簧状"阴影；小肠套叠钡剂可显示肠腔呈线状狭窄而至远端肠腔又扩张。

慢性复发性肠套叠多见于成人，其发生原因常与肠息肉、肿瘤、憩室等病变有关。多呈不完全梗阻，故症状较轻，可表现为阵发性腹痛发作，而发生血便的不多见。由于套叠常可复位，所以发作过后检查可为阴性。

三、治疗

治疗初期可用空气（或氧气、钡剂）灌肠复位，疗效可达90%以上，一般空气压力先用60 mmHg，经肛管灌入结肠内，在X线透视下明确诊断后，继续注气加压至80 mmHg左右，直至套叠复位。如果套叠不能复位，或病期已超过48小时，或怀疑有肠坏死，或空气灌肠复位后出现腹膜刺激征及全身情况恶化，都应行手术治疗。手术方法包括手术复位以及肠切除吻合术。对手术复位失败、肠壁损伤严重或已有肠坏死者，应行一期肠切除吻合术。如果患儿全身情况严重，可将坏死肠管切除后两断端外置造口，以后再行二期肠吻合术。成人肠套叠多有引起套叠的病理因素，一般主张手术治疗。

（黄勇平）

第四节　肠系膜血管缺血性疾病

一、病因病理

发生于肠系膜动脉，特别是肠系膜上动脉者多于肠系膜静脉。动脉阻塞则多数是栓塞的结果，栓子的来源：①心内膜炎患者左心瓣膜上赘生物的脱落，或心房纤维性颤动患者左心房中先有血栓形成，均可引起肠系膜动脉的栓塞。②肺脓肿或脓毒症患者带菌的栓子可通过肺而进入循环。③动脉硬化、动脉粥样变等患者的动脉栓塞脱落。④在手术中可来自内脏或腹壁的血管。

静脉的阻塞几乎完全是由于血栓形成，血栓常继发于：①肝硬化或肝外压迫引起的肝门静脉阻塞或血液淤滞。②肝门静脉系统所支配的内脏感染，如阑尾炎、溃疡性结肠炎、绞窄性疝、痔疮等。③外伤引起的肠系膜血肿或脾切除等手术引起的静脉损伤。④有时肠系膜静脉之血栓形成不能查出其发病诱因，故可称为原发性的肠系膜静脉血栓。

二、临床表现与诊断

患者以往多有冠心病史或有心房纤颤史，多数有动脉硬化表现。临床表现因血管阻塞的部位、性质和发生的缓急而各有不同。血管阻塞发生过程越急、范围越广，表现越严重。动脉阻塞的症状又较静脉阻塞急而严重。

多数病例起病急骤，剧烈的腹部绞痛是最开始的症状，用一般药物难以缓解，可以是全腹性或局限性。早期由于肠痉挛所致，此后有肠坏死，疼痛转为持续性。伴有频繁呕吐，呕吐物多为血性。休克常在早期出现，是失血的结果，故脉搏常细速而不规则，体温则正常或略低，但有时在病的早期即有发热。

发病初期可无明显体征，腹部平坦，柔软，肠鸣音存在，至肠袢已有坏死时，腹部可逐日膨隆，但程度一般不太严重，而范围则比较广泛，仅至病程的晚期腹胀乃趋显著。腹壁压痛、腹肌强直等腹膜刺激症状在肠袢已坏死后可能出现，但程度轻重不一。肠鸣音一般减弱，有时可完全消失。血常规往往有白细胞增加及血液浓缩表现。X线平片上可见小肠和结肠均有扩大胀气的现象。

少数亚急性或慢性肠系膜血管阻塞病例的发病过程比较缓和，一般要经过1周左右方逐渐显示病变的严重性。这些发展较慢的病例早期仅有不全阻塞，往往仅表现有轻度的机械性肠梗阻症状，可有不明显的腹痛和轻度腹胀，至后期肠方有坏死，可能出现某种程度的虚脱现象。

三、治疗

本病应及早诊断，及早治疗，包括支持疗法和手术治疗。肠系膜上动脉栓塞可行取栓术。血栓形成则可行血栓内膜切除或肠系膜上动脉腹主动脉"搭桥"手术。如果已有肠坏死，应做肠切除术。肠系膜上静脉血栓形成需施行肠切除术，切除范围应包括全部有静脉血栓形成的肠系膜，否则术后静脉血栓有继续发展的可能，术后应继续行抗凝治疗。

急性肠系膜血管缺血性疾病，临床常因认识不足而误诊，一旦发生广泛的肠梗死，预后凶险，病死率很高。

（陈明祥）

第五节 急性出血性肠炎

急性出血性肠炎是一种病因不明的肠管急性炎性病变，好发于小肠，以局限性病变多见，偶见全小肠受累甚至波及胃或结肠。起病急、进展快是本病的特点之一。

一、流行病学

急性出血性肠炎可发生在任何年龄组，最多见于儿童和青少年，男性病例为女性的2～3倍。国内研究显示其发病具有地域性和季节性的特点，贵州、辽宁、广东、四川等省报告病例较多，夏季和秋季为高发季节。

二、病因

急性出血性肠炎的病因至今不明确，目前认为感染和过敏发挥作用的可能性较大。急性出血性肠炎发病的地域性和季节性倾向、部分患者发病前存在肠道或呼吸道感染史、患者粪便中细菌培养阳性结果（大肠埃希菌或产气荚膜杆菌等）以及发病时出现发热和白细胞计数增高等一系列特点均提示感染可能是重要的发病因素。但多数急性出血性肠炎病例无法分离出单一致病菌，并且病理检查可以发现病变肠壁内大量嗜酸性粒细胞浸润和小动脉纤维蛋白性坏死，提示本病有可能是变态反应的结果。

三、病理

急性出血性肠炎主要累及小肠，以空肠下段或回肠末段较为多见，也往往最为严重；胃和结肠受累较少见。呈节段性分布的炎症、出血、坏死病变是本病的特征，病变肠段与正常肠段间分界明显；严重时炎症病变融合成片，甚至累及全部小肠病变肠段，肠壁充血、水肿、肥厚、僵硬，严重时发展至肠壁缺血，因坏死所致穿孔最常发生于肠壁系膜缘。病变肠管的黏膜层水肿明显，可见炎症细胞和嗜酸性粒细胞浸润，黏膜脱落形成散在的溃疡灶；黏膜下层也常表现为显著水肿、血管扩张充血、炎症细胞浸润；肌层除肿胀和出血外，还可见肌纤维断裂，肠壁肌层神经丛细胞有营养不良性改变；浆膜层附有纤维素样或脓性渗出物。黏膜及黏膜下层病变范围往往超过浆膜层病变范围。受累肠段的系膜通常水肿、充血，伴有多发淋巴结肿大、坏死。

四、临床表现

急性出血性肠炎缺乏特异性症状，主要临床表现包括腹痛、腹泻、发热等。根据患者的临床特点和病程演进不同，可归纳为血便型、中毒型、腹膜炎型和肠梗阻型4种临床类型。

急性出血性肠炎起病急骤，脐周或上中腹部出现急性腹痛，疼痛多呈阵发性绞痛或持续性疼痛阵发性加剧，严重者蔓延至全腹，常伴有恶心、呕吐。随之出现腹泻症状，由稀薄水样便发展至血水样或果酱样便，偶有紫黑色血便或脓血便，部分病例以血便为主要症状。多数病例体温中等程度升高，至38～39℃，可伴有寒战；重症患者、部分儿童和青少年患者体温可超过40℃，并出现中毒症状，甚至发生中毒性休克。

腹部查体有不同程度的腹胀、腹部压痛、腹肌紧张，肠鸣音通常减弱或消失，部分病例可以触及炎性包块；肠管坏死、穿孔时，可有明显的腹膜刺激征。行腹腔穿刺可抽到浑浊或血性液体。

五、诊断

在多发地区和高发季节，结合年龄、病史和腹痛、腹泻、血便、发热等症状，应考虑急性出血性肠炎的诊断。腹腔穿刺检查获得血性穿刺液者提示肠坏死的可能。实验室检查常有血白细胞计数升高，大便潜血试验阳性。粪便普通培养可有大肠埃希菌、副大肠杆菌或铜绿假单胞菌生长，厌氧菌培养可有产气荚膜杆菌生长。腹部 X 线片具有一定的诊断价值，早期病例可见到小肠积气扩张、肠间隙增宽和气液平面存在，病程进展后可见到肠壁内气体，X 线片出现不规则的致密阴影团提示发生肠段坏死，出现膈下游离气体时则表明并发肠穿孔。

六、治疗

急性出血性肠炎由于病情严重、发展迅速、内科治疗无效而持续加重或出现严重并发症时需考虑实施手术治疗，其指征为：①经腹腔穿刺检查发现脓性或血性液，考虑发生肠坏死或肠穿孔；②怀疑发生肠穿孔或肠坏死，导致明显腹膜炎；③经非手术治疗无法控制的消化道大出血；④经非手术治疗肠梗阻不能缓解，逐渐严重；⑤腹部局部体征逐渐加重；⑥全身中毒症状经内科治疗仍继续恶化，出现休克倾向；⑦诊断不明确，无法排除需手术处理的其他急腹症。

剖腹探查明确为急性出血性肠炎的病例，应根据病变的范围和程度选择不同的手术方式。对于病变肠段尚未发生坏死、穿孔或大量出血的病例，可应用普鲁卡因做肠系膜根部封闭以改善肠段血液供应，不做其他外科处理，术后继续内科治疗。对于已发生坏死、穿孔或大量出血的病例，则应切除病变肠段；如病变较局限，可行肠管的切除吻合手术；病变广泛者可行肠管切除，近侧和远侧肠管外置造口，以后再行二期吻合。由于急性出血性肠炎的黏膜病变通常超过浆膜病变范围，手术切除的范围应达出现正常肠黏膜的部位才可行一期吻合。

（梁志会）

第五章

结肠、直肠与肛管疾病

第一节　直肠与肛管外伤

一、病因

直肠、肛管的开放性损伤以战伤多见，尤其是下腹部和（或）会阴部的锐器伤，如刀伤及枪弹伤等。平时则多由于高处坠下臀部骑跨或跌坐于尖锐物体上。闭合性损伤以平时多见，多因骨盆骨折，骨折端刺伤所引起。交通事故、斗殴、工伤、手术误伤、分娩、内镜检查，同性恋人经直肠性交等，均可造成直肠、肛管损伤。

二、病理

直肠、肛管损伤的病理改变，视病损部位、程度、范围、时间及有无合并伤而定。直肠仅伤及浆肌层或黏膜而无全层破裂者，一般无严重后果。若伴有大血管、骶前静脉丛损伤时，可致大出血，发生出血性休克，甚至死亡。腹膜内直肠破裂可致弥漫性腹膜炎；腹膜外直肠破裂可致严重的盆腔蜂窝织炎；直肠后壁或侧壁损伤可引起直肠后间隙感染。这些损伤所致感染，可造成严重的毒血症、败血症，甚至发生中毒性休克而死亡。肛管损伤可因括约肌损伤、感染、瘢痕挛缩及括约肌功能障碍而发生肛门失禁或狭窄，还可形成瘘或窦道。

三、临床表现

腹膜内直肠破裂性损伤最早表现为腹膜刺激症状。患者受伤初期感觉下腹部疼痛，此后范围渐渐扩大，可弥漫至全腹，但以下腹部为主。腹部有明显压痛、反跳痛、腹肌紧张及肠鸣音消失，直肠破裂气体可经裂口进入腹腔，腹部叩诊肝浊音界缩小或消失。当弥漫性腹膜炎致腹腔炎性渗出积液，叩诊可获移动性浊音。由于直肠内容物刺激不如消化道内容物对腹腔的刺激强烈，腹膜炎进展较缓慢。腹膜外直肠损伤的疼痛开始较轻，范围不易确定，可放射到骶尾部或肛门周围，并伴有里急后重感。

肛门流血是直肠尤其是肛管损伤的重要症状之一。凡下腹、会阴、骶尾、臀部或肛周的开放性损伤（包括贯通伤、非贯通伤、刺伤等），如有粪便从伤口溢出，都应考虑到直肠肛管损伤。并发尿道或膀胱损伤时可发生排尿困难、血尿，可见尿液从肛门外溢。并发阴道损伤时，则大便可从阴道外溢。当肛管损伤发生括约肌受损时可发生大便失禁。当直肠、肛管损伤出现创伤性休克，大多并发其他内脏损伤、骨盆骨折、大血管损伤、腹膜后大出血等。直肠、肛管损伤可引起严重的腹膜炎或盆腔周围组织感染，重者可发生中毒性休克。直肠、肛管损伤晚期可并发直肠膀胱瘘、直肠阴道瘘、直肠外瘘及肛门狭窄等。

四、诊断

直肠、肛管开放性损伤诊断一般较容易。闭合性损伤时，根据外伤史和上述临床表现，大多可确诊，还可以借助以下检查明确诊断。

1. 直肠指诊

受伤部位较低者，可摸到破口，破损区肿胀、压痛，指套上有血污或肠腔内有积血、血块。如发现肛管有损伤，可嘱患者收缩肛门，以确定有无括约肌损伤。

2. 直肠或乙状结肠镜检查

若直肠指检阴性，仍疑有直肠损伤时，可行直肠或乙状结肠镜检查，镜检可见直肠裂口或穿孔。

3. X 线检查

腹膜内直肠损伤可见膈下游离气体，可发现骨盆骨折。如为非贯通伤，可经 X 线确定金属异物位置。当疑有直肠肛管损伤时，禁止做钡餐灌肠检查，以免加速感染扩散。

五、治疗

直肠、肛管损伤应尽早采取手术治疗，手术越早，腹腔内及直肠周围组织感染程度越轻，预后也好。当伴有创伤性、失血性休克时，应先抗休克治疗挽救患者生命，然后尽早手术。手术按损伤的部位、范围等不同因素，采用不同手术方法。

（一）腹膜内直肠损伤的处理

损伤小而轻，时间短可行缝合修补并盆腔引流。损伤重、时间长、位置低、感染严重的直肠损伤应在伤处近侧做去功能性乙状结肠造瘘，远侧肠道大量生理盐水冲洗并彻底清除粪便后关闭。术后 8～12 周待炎症完全消退后再行Ⅱ期手术，端端吻合闭合造瘘口。

（二）腹膜外直肠损伤的处理

腹腔探查如确定为腹膜外直肠破裂，可行乙状结肠或横结肠造瘘，关闭腹腔，另做会阴部切口进行直肠周围引流，并据情况处理腹膜外破口。若破口小、位置低、污染不重，可不必修补，待其自行愈合；若破口大可行对位缝合；若破口在腹膜返折附近，可游离直肠破口并缝合。后将盆腹膜缝合于破口近侧直肠，使裂口位于腹膜外，并在腹膜外裂口附近置引流，待裂口及切口愈合后再行Ⅱ期手术关闭结肠造瘘。

（三）常规探查

手术应常规探查是否有腹内脏器损伤，髂内、髂外等大血管是否有破裂出血，若有，分别予以处理。

若直肠后或两侧有血肿时，应切开探查。若是骶前静脉丛破裂出血应特别小心谨慎处理，因骶前静脉丛由来自下腔静脉系的骶前静脉和来自椎静脉系的椎体静脉相互吻合而成，此丛缺乏静脉瓣，且骶前静脉血管从骶骨孔穿过后紧贴骶骨表面走行，周围缺乏软组织，损伤时通过单纯缝扎或结扎往往不能止血。一旦它损伤出血，只有压迫止血或用骶骨针止血。

（四）肛管和肛门损伤处理

若肯定只有肛管和肛门伤，可不做腹腔探查。应行彻底清创，尽可能地保存健康组织，尽量妥善保存和修补肛门内、外括约肌，尤其是外括约肌。黏膜予以缝合，伤口一般不缝合，以利于引流。严重肛管伤应行乙状结肠造口，若有广泛组织缺损和坏死的损毁伤，可考虑会阴切除和永久性腹壁乙状结肠造瘘术。

由于大肠内粪便中存在大量细菌可造成伤口的严重感染，故术前、术中、术后及时大剂量联合使用抗生素十分必要。选用抗生素须兼顾抗需氧菌及抗厌氧菌，术后应据药敏试验，随时调整抗生素。同时应据患者全身情况，及时纠正水、电解质失衡和给予营养和能量支持治疗。

（孟楠峰）

第二节　肛管、直肠周围脓肿

肛管、直肠周围脓肿发生在肛门、肛管和直肠周围，是常见的肛管、直肠疾病，其性质与全身其他部位的脓肿相似，但破溃或切开后常形成肛瘘。

本病以中青年多见，儿童和老年少见，但也可发生在婴幼儿。常常是混合感染，主要的病原菌是大肠埃希菌、厌氧菌和类杆菌，其次是葡萄球菌、链球菌和变形杆菌，有时可见结核杆菌感染。

一、概述

（一）病因病理

肛管及直肠下部周围有丰富的蜂窝组织，容易感染并形成脓肿，这类脓肿的感染病灶大多来自肛腺，因肛窦开口向上，粪便容易进入肛窦而导致肛腺感染，Eisenhammer（1956）认为肛腺感染先蔓延至内外括约肌间形成括约肌间脓肿，然后向下、向外和向上扩散发展成不同部位的脓肿，腹泻和服剧烈的泻药也是引起肛腺和肛窦感染的重要原因，也有些脓肿并不来源于肛腺，可由肛管、肛门损伤，肛裂，血栓性外痔，内痔注射，肛管直肠脱垂或肛管直肠手术后引起；此病也可来源败血症、糖尿病、血液病和营养不良等全身性疾病；少数病例可源于结核、溃疡性结肠炎或克罗恩病等。

肛管、直肠周围脓肿分肛提肌下部脓肿和肛提肌上部脓肿，前者包括肛周脓肿和坐骨直肠窝脓肿，后者为盆腔直肠窝脓肿、直肠后脓肿及少见的高位肌间脓肿。

（二）诊断与治疗

肛管、直肠周围脓肿有局部持续性疼痛及畏寒、发热、头痛、食欲不振及白细胞升高等全身中毒症状。症状随脓肿的大小和部位而略有不同，如浅表的肛周脓肿以局部症状为主，而深部的骨盆直肠窝脓肿以全身症状为主。检查时，浅部脓肿局部有压痛性肿块或扪及波动感，诊断容易。而深部脓肿肛周外观无异常，直肠指检可扪及压痛性肿块。临床诊断有困难者，可借助于直肠内超声检查（IRUS）帮助确诊。所用的超声为焦距 $2 \sim 5$ cm 的 7 MHz 的直肠超声仪。IRUS 可识别临床可疑的化脓性病灶，了解直肠周围病变，还可确定脓肿和瘘与括约肌的关系。

一旦脓肿形成，就应积极做手术引流。肛管、直肠周围脓肿的手术要点为：脓肿定位准确，引流既要彻底又不能损伤肛管括约肌。手术前应穿刺定位，将抽得的脓液做微生物学检查，了解其菌种和来源，以警惕肛瘘发生。如病原菌为葡萄球菌或链球菌等皮肤来源的病原菌，通畅引流后一般不继发肛瘘；如细菌为大肠埃希菌或厌氧菌等肠道来源的细菌则说明感染来源于肛腺，术中应仔细寻找并引流其内口，否则，简单的引流会继发肛瘘。

二、脓肿分类

（一）肛周脓肿

肛门周围皮下脓肿最常见，多由肛腺感染经内外括约肌向下经外括约肌皮下部向外扩散而成，常位于肛门周围皮下部。脓肿一般不大，主要症状为肛周持续性疼痛，受压、咳嗽或排便时加重；如在肛门前部可引起排尿困难。全身感染症状不明显。局部检查见肛门边缘皮肤红肿，伴硬结和触痛。后期可有波动感，必要时可行穿刺证实。需及时引流，否则脓肿会在皮下蔓延至两侧坐骨直肠窝。

少数早期肛周脓肿用抗生素及局部理疗可以消退，但多数需手术引流。手术方法有两种。①如为单纯性脓肿，可在局部麻醉下于压痛最明显点或有波动感处穿刺定位后作一放射状切口。放出脓液后伸入手指探察脓腔大小，分开其间隔，扩大切口使其与脓腔直径等大，以利引流。最后将凡士林纱布填入脓腔。②如脓肿与肛陷窝相通，可于切开脓肿后用探针仔细寻找内口。然后切开瘘管，适当切除皮肤、皮下组织及内口周围组织，使之引流通畅。如内口较深，瘘管通过内括约肌，可采用挂线疗法。术中也可探察脓肿与括约肌间隙的关系以注意肛瘘的可能。如脓肿源自括约肌间隙，则说明感染来源于肛腺，需切开瘘管和内口，单做引流容易继发肛瘘；如脓肿与括约肌间隙无关系，则按单纯性脓肿处理，不会并发肛瘘，以上手术优点是脓肿一期愈合，不再形成肛瘘。如寻找内口困难，不要盲目寻找，以免使炎症扩散或形成假道，仅作切开排脓，待肛瘘形成后，再作肛瘘手术，这样效果好，治愈率高。

（二）坐骨直肠窝脓肿

此类脓肿较常见，多由于肛腺感染经外括约肌向外扩散到坐骨直肠间隙而成。该间隙位于肛提肌以下，空隙大，脓肿范围较肛周脓肿深而广，局部疼痛和全身感染症状均较明显，如不早期治疗，脓肿可经肛管后方绕过括约肌到对侧坐骨直肠窝内形成蹄铁形脓肿，或向上穿过肛提肌形成骨盆直肠脓肿，或蔓延至会阴部。初起表现为肛门不适或轻微胀痛，然后出现畏寒、发热、头痛和乏力等全身感染症状，局部疼痛加重，有时可出现排尿困难或里急后重。由于感染位置较深，早期局部体征不明显，以后出现红肿及压痛，脓肿较浅者可有波动感。直肠指检患侧有压痛性肿块，甚至有波动感。

因脓肿位置深易蔓延，故应尽早引流。在压痛最明显处先穿刺定位抽得脓液，然后在此处作一前后方向的弧形切口，切口离肛缘距离应大于5 cm，以避免损伤括约肌且切口要足够大，伸入手指分开脓腔内纤维间隔，排出脓液，放置引流。

（三）骨盆直肠窝脓肿

临床较少见，此脓肿发生在骨盆直肠间隙内，位于肛提肌上方、盆腔腹膜以下，该间隙位置深，容积大，易形成大型脓肿。如脓液引流量超过50 mL要考虑这一脓肿的可能性。感染常由直肠炎、直肠溃疡或外伤所致，也可由括约肌间脓肿或坐骨直肠窝脓肿及邻近组织炎症蔓延所致。起初常表现为寒战、发热、全身乏力的全身感染症状，严重者可出现败血症，但局部症状不明显，不易早期诊断，患者仅感直肠部沉重及里急后重感，有时有排尿困难。肛周会阴部外观多无异常，下腹部有时可有压痛及肌紧张，指检在肛提肌上方直肠壁可扪及压痛及隆起，甚至有波动感。确诊主要靠穿刺抽脓，也可借助直肠内超声（IRUS）帮助诊断。

这类脓肿大，易蔓延，应尽早作手术治疗。手术切口同坐骨直肠窝脓肿。但手术时切口应更大。将左手示指伸入直肠内探查脓肿位置并作引导，另一手持血管钳经皮肤切口，穿过肛提肌进入脓腔，再用手指伸入脓腔分开肛提肌纤维及脓腔间隔，扩大引流。冲洗脓腔后，放入橡皮管或烟卷引流。

（四）直肠后脓肿

此病发生在直肠后间隙内，该间隙位于骶前方及直肠后方。其病因与症状与骨盆直肠脓肿相似，患者自觉直肠内坠胀感，骶尾部酸痛排便时加重。体检见尾骨与肛门之间有深压痛，直肠指检在直肠后方可摸到隆起或波动感。

手术方法同骨盆直肠脓肿的手术治疗，在肛门外侧多偏于后方，穿刺定位后由前向后切开，经坐骨直肠窝引流。

（五）高位肌间脓肿

这类脓肿发生在直肠下部括约肌间隙上部的直肠环肌和纵肌间的结缔组织内，位于肛提肌上方，以前称为黏膜下脓肿，但真正的黏膜下脓肿少见。此脓肿多在直肠下部的两侧和后方，常由肛窦炎、直肠炎、内痔感染、直肠损伤和肛门周围脓肿等引起，发病隐匿。初起时肛门内有沉重感，以后酸痛，排便时疼痛加重，伴全身不适和发热，常在脓肿破溃后，脓液排出直肠时才引起注意。直肠指检可扪及直肠内有卵圆形肿块，有触痛和波动感，内镜检查见直肠壁上圆形隆起，黏膜红肿。如已破溃，可见由破溃口流出脓液。

治疗时，用窥器显露肛管和直肠下部，可见脓肿，用小尖刀或电刀在直肠内纵行切开脓肿排脓，切口应足够大，使引流通畅，伤口内放入凡士林纱布引流。如脓肿已破溃，黏膜坏死，引流不畅可扩大创口，并切开至感染的内口，术后定期作直肠指检或肛门镜检查，以保持引流通畅。也可采用挂线疗法：显露直肠下部找到感染内口，将探针由瘘口向上探入2.0~2.5 cm经黏膜穿入肠腔，挂上两条丝线，向两侧分别结扎，可使组织坏死。4~5天后脓腔完全开放，这样可避免直肠壁一期切开后所致出血。若肛周脓肿或坐骨直肠窝脓肿同时存在，则先处理后者。

（尚　晶）

第三节　结肠、直肠息肉

一、概述

凡是从黏膜表面突入肠腔的隆起性病变，在未确定病理性质之前统称为息肉样病变。息肉可有不同大小、形态、性质，有后天获得性或先天性，有良性或恶性，有症状或无症状，单个、多发或布满肠黏膜等类别。有的书中将多发或布满肠黏膜的息肉称为息肉病综合征。结肠、直肠息肉病和息肉病综合征，按病理类型可分为以下 5 大类。

1. 新生物性息肉

包括腺瘤（管状、管状绒毛状和绒毛状腺瘤）、类癌、结缔组织型（纤维瘤、脂肪瘤、脂肪肌瘤、淋巴瘤）。

2. 炎性息肉

又称假性息肉或继发性息肉，包括溃疡性结肠炎、克罗恩病、阿米巴病、血吸虫病、嗜酸性肉芽肿等。

3. 错构瘤性息肉

指一种或数种组织异常混合性生长，有幼年息肉、Peutz-Jeghers 症（黑斑息肉症）、神经纤维瘤病等。

4. 各种综合征

指肠道内有息肉，肠道外有各种特殊病变和表现，如 Gardner 综合征，表现为肠内息肉病、皮肤囊肿、骨瘤和纤维瘤病变等；Turcot 综合征，表现为家族性息肉病，并发中枢神经系统恶性肿瘤等。

5. 未分类的增生性息肉

又称为化生性息肉，是指结肠或直肠黏膜上的无蒂小结节，有的单个孤立，有的多发。颜色与周围黏膜相同，直径数毫米，多在 40 岁前后发生，常无症状，同时并发腺瘤和肠气囊肿等。

以上分类比较全面，但可有交叉，且有的多见，有的极少见。国外也有分为两大类的，即肿瘤性和非肿瘤性，其中重叠交叉者更多见。

二、腺瘤

（一）病理

从临床角度考虑，腺瘤是息肉中最重要的一类，不仅常见，还常引起症状，并且广泛地被认为是结肠癌、直肠癌的前期病变。世界卫生组织 1976 年建议根据组织学命名把腺瘤样息肉称为管状腺瘤，与它同类的还有绒毛腺瘤和管状绒毛腺瘤，而以管状腺瘤最多见。绒毛腺瘤又称绒毛乳头状瘤，少见，含有化生成分；管状绒毛腺瘤又称绒毛腺样腺瘤，混合含有绒毛和管状两种腺瘤组织，也较少见。腺瘤好发于直肠和乙状结肠，估计约有 2/3 发生在脾曲以下，在直肠内者占 28%～50%。初起是黏膜上隆起，逐渐长大成球形，大小不等，直径数毫米至数厘米，有的可达 10 cm，但大部分在 1 cm 以内，体积较大者可能会癌变。如管状腺瘤癌变率为 19%～94%，直径小于 0.5 cm 者很少会癌变，而超过 2 cm 的癌变率高达 65%～48.1%。绒毛腺瘤癌变率可高达 75%～55%，但其活组织检查确定恶性，也不可靠。一般多先从黏膜下整块切除，作全部组织检查。有报道经结肠镜切除的腺瘤，约 10% 可能有淋巴转移。近来用流式细胞仪测定腺瘤的 DNA 含量，发现 6%～30% 的非整倍体存在异常的 DNA，而且其含量与腺瘤体积相关。

（二）临床表现

症状因腺瘤的大小、数目、所在部位和绒毛结构不同而异。小型腺瘤可无症状。较大者因粪便压迫和刺激，表面可有糜烂或溃疡，因而出现出血和感染，粪便内可有血液和黏液。血多附着在粪便表面，色鲜红，量不多，混有黏液，有时会有较大量的出血。因长期慢性少量出血，可导致贫血。结肠内的较大腺瘤还可引起肠套叠，出现下腹绞痛、便秘，甚或肠梗阻症状。位于直肠内的腺瘤可产生排便次数增多或里急后重感。有蒂且较长者，排便时可由肛门脱出，可被误诊为"脱肛"。绒毛腺瘤主要症状为排便时排出大量黏液，有时不排便也有黏液排出，称为假性腹泻，并有排便不尽或里急后重感。较晚期伴有出血，表示可能发生癌变。长期大量排出液体和黏液，24 小时可丢失 2 000 ~ 3 000 mL 体液和电解质，因而出现严重脱水、低钠和低钾血症、代谢性酸中毒，甚至循环衰竭。

（三）诊断

直肠指检、乙状结肠镜检和纤维结肠镜检是比较准确的诊断方法。位于直肠下端的腺瘤，直肠指检能摸到突入肠腔的光滑、活动的圆形结节或肿块，质软，有弹性。良性腺瘤的基底部多无硬变。内镜检查可见肿瘤表面为黏膜，淡红色或黯紫色；如蒂较长，纤维组织较多，血供减少，也可呈黄白色。内镜检查应窥视全部结肠以确定腺瘤的部位、大小、数月、有无蒂以及蒂的长短，从而作为治疗的依据。钡剂灌肠或气钡双重结肠造影可见结肠和直肠内圆形阴影，但位于低位直肠内的腺瘤钡剂造影有时会漏诊，直肠指检和结肠镜检查能够发现。

（四）治疗

直肠和结肠腺瘤按其大小、部位、有蒂无蒂和有无癌变等选用不同的治疗方法，其中区分良性和恶性至关重要。临床上有以下几种表现可供参考：①腺瘤直径超过 2 cm 者，癌变机会为 20% ~ 50%。②有蒂管状腺瘤癌变发生率是 2%，而无蒂绒毛腺瘤癌变发生率是 22%。③分叶形态不整齐如呈疣形或指形突出者，癌变危险性增加。④腺瘤表面溃疡质脆，内镜触及时易出血，常是恶性表现。⑤腺瘤底宽逐渐变细至一窄端，成为帽状，常含有浸润性癌。其他如年龄、有无家族史和生长速度等，对判断癌变有参考价值。对良性有蒂的腺瘤，一般可经内镜圈套器摘除，小型无蒂的，在排除癌变可能后，可用活组织检查钳切除，切除后基底电灼。对大型无蒂或用内镜切除困难者需手术切除。直肠内腺瘤，一般经肛门或经骶切开直肠后壁再切除之。距肛缘 10 cm 以上的直肠或结肠腺瘤，经肛门会阴径路切除困难者，需经腹切开肠壁作局部切除或肠段切除。对摘除或切除的腺瘤均应作病理切片检查，有蒂者如仅顶部癌变而无蒂部浸润，可在严密观察下随访；如蒂内已有癌变，应按恶性肿瘤作广泛切除。广基的腺瘤以做肠段切除为好。对以上提及的高危条件的腺瘤也做肠段切除为宜；并作病理切片检查，如肠壁已有癌细胞浸润，应在积极准备下按结肠、直肠腺癌作根治性切除。绒毛腺瘤癌变范围较广，边界不明显，局部切除容易复发，癌变发生率也较高，即使部位不很高的直肠绒毛腺瘤，经肛门切除多较困难，可考虑经骶直肠后径路做肠段切除。肠段切缘应距肿瘤边缘 1 cm 以上。近年来试用经腹腔镜结肠肠段切除，初步报告效果满意。1983 年 Buess 首先报道了经肛门内镜微创手术（TEM）切除直肠息肉，该系统结合了腹腔镜和直肠镜的优势，有良好的暴露，近来结合使用超声刀技术，术中出血明显减少。对熟练的手术者，可以切除距离肛门 20 cm 以内的直肠新生物。但是，该手术对术者在腹腔镜下缝合技术要求较高，并且费用较高。

三、幼年息肉

多发生在婴儿和 10 岁以下的儿童，也可发生于成人。1908 年由 Verse 首先报道。

（一）病理

病理表现有其特征性。息肉剖面可见到小囊状肠腺扩张，囊内充满黏蛋白，因此过去曾称为黏液潴留囊肿。显微镜下可见黏膜有大量结缔组织，并有急性或慢性炎症细胞浸润。因此，有人认为是慢性炎症的继发症或局部刺激反应，将其归属为炎性息肉的一种类型。患者及其家属常有变态反应病史，故有人认为本病是变态反应的一种表现。这类息肉可能是固有层错构瘤畸形，与周围组织一起生长，通常在成年后就停止生长，青春期后有脱落和退化趋向，这是因为息肉内缺乏黏膜肌层，蒂与体连接处常有坏死，从而容易自行脱落或退化。多数幼年息肉直径为 0.2～2.0 cm，有长蒂，呈圆形或卵圆形，红色，表面光滑，上覆黏膜，与其他周围正常黏膜相连，约 90% 幼年息肉发生在肛缘 20 cm 以内，单个者占 70%，也可有 2～4 个。

（二）临床表现

幼年息肉可发生多种症状，最常见的是排便带血或排便后滴血，色鲜红，且常有樱桃状块物从肛门脱出，便后即自行缩回，也有约 10% 的病例发生蒂扭转，引起较大出血和息肉蒂自行截断而随粪便排出。腹泻、腹痛、里急后重、肛门瘙痒或脱肛等也较常见。结肠部位息肉偶然发生肠套叠而有肠梗阻和便血症状。有典型病史者诊断并不困难，肛指检查多能触及带蒂的软瘤。

（三）治疗

过去曾有人用指尖将较长的息肉掐除，但需密切观察断蒂后的并发出血，现不提倡此法。对局部脱出的长蒂息肉可经肛门结扎切除，也可用乙状结肠镜套扎摘除。国外有学者建议，对伴有结肠出血的所有年轻患者，应采用纤维结肠镜进行诊断处理。

四、家族性腺瘤息肉病

是正染色体显性遗传病，结肠内充满无数的腺瘤，1882 年 Cripps 认为此病与家族史有关。有研究证实其有癌变倾向。

（一）病因病理

本病是息肉病综合征中最常见的一种，临床上需与多发性腺瘤相鉴别，一般以数目来区分，超过 100 个以上者考虑为本病。其实家族性腺瘤息肉病的腺瘤往往是数以千计的，分布在直肠和结肠，有的小肠和胃内也有腺瘤。本病多发生于青年，也可发生在婴儿和 40 岁以上的成年人。此病具有家族遗传因素，但不属于先天性疾病。近年发现它可能与基因突变有关。它有很多类型，特征性地伴有胃肠道外不同病损而有不同命名。如伴有多发性骨瘤、表皮囊肿和软组织肿瘤者称为 Gardner 综合征，伴有中枢神经系统肿瘤者称为 Turcot 综合征。近年还发现 Gardner 综合征可能与皮肤着色、胆囊癌、小肠类癌、肾上腺癌、膀胱移行细胞癌和下颌骨多发性囊肿等相关联。

（二）临床表现

患者一般在 12～13 岁于直肠和乙状结肠出现管状腺瘤，随着年龄增长腺瘤逐渐增多长大，可小如米粒，大如核桃，布满全部肠黏膜。有的基底宽，有的有蒂，呈圆形或卵圆形，色淡红或紫红，质软。可发生在一段或全部结肠，最常见于直肠和乙状结肠。显微镜下所见同管状腺瘤，有的可见乳头状改变。这类息肉病最终会发生癌变。家族性腺瘤息肉病早期可无症状，多因家族中有此病而进行检查时发现。症状多因并发症而引起，典型的是 20 岁左右的青年排便次数增多，粪便稀软，伴有血性黏液。仔细询问发现家族中有大肠疾病史。进一步用钡灌肠和内镜检查，纤维结肠镜检可行活检，使之与炎症性疾病相鉴别。一旦诊断明确，需行全胃肠道全面检查，以了解病变程度指导手术。

（三）治疗

鉴于家族性腺瘤息肉病迟早会发生癌变，确诊后应积极进行外科治疗。按腺瘤在结肠内的分布、数目和有无癌变等，选用不同的手术方法。全结肠和直肠布满息肉适宜做全结肠、直肠切除和永久性回肠造口术。如盲肠内无腺瘤可保留回盲瓣做盲肠造口术。对直肠内腺瘤数目较少者可作直肠内腺瘤切除并做盲肠或回肠-直肠吻合术，切除有病变的结肠。术后定期随访非常重要。有人发现结肠内腺瘤可复发或癌变。为此有主张做结肠直肠切除和回肠贮存袋肛管吻合术，即将回肠折叠成 N 字形、J 字形或 W 字形回肠贮存袋，与肛管作吻合。此法手术彻底，可以保留肛门括约肌，但术后可并发肠吻合口裂开及贮存袋炎等。对病变局限且较集中的病例，可作部分结肠切除吻合。对腺瘤仅局限于直肠和乙状结肠下段者，可考虑切开直肠后部后，切除或用电灼烧除腺瘤，但必须除外癌变方可采用这些保守的手术方法。术后 2 ~ 3 个月起，用纤维结肠镜复查，并经内镜用高频电或微波灼除残存于结肠、直肠的息肉，以防止癌变。

（孙美兰）

第四节　结肠、直肠癌

一、流行病学

结肠、直肠癌是常见的恶性肿瘤，在世界范围内其发病率和病死率均位于恶性肿瘤的第 3 位。我国结肠、直肠癌与西方比较有 3 个特点：①直肠癌比结肠癌发病率高，二者比例为（1.5 ~ 2）∶1；②低位直肠癌在直肠癌中所占比例高，约占 70％，大多数直肠癌可在直肠指诊时触及；③青年人（＜30 岁）比例较高，约占 15％。但近几十年来，随着人民生活水平的提高及饮食结构的改变，结肠癌比例也逐渐增多。直肠癌的发病率比较稳定，而结肠癌的发病率上升较快。

二、病因

结肠、直肠癌的发病原因尚不清楚，可能与下列因素有关。

1. 饮食与致癌物质

统计资料表明，结肠、直肠癌发病率高的国家，其人均动物蛋白质、动物脂肪的消费量大，与结肠、直肠癌发病呈正相关。高脂、高蛋白食物能使粪便中甲基胆蒽物质增多，动物实验已表明甲基胆蒽可诱发结肠、直肠癌。饮食纤维与结肠、直肠癌的发病率也有密切关系。调查资料显示，结肠、直肠癌高发区人的每天平均粪便重量比低发区轻。饮食纤维内的戊糖具有很强的吸水能力，所以高纤维饮食的摄入可增加粪便的体积重量，使得粪便通过肠道速度加快，减少肠道中有害物质的形成及活性，缩短致癌物质与肠黏膜的接触时间。

动物实验表明二甲基肼可以诱发大鼠的结肠、直肠癌。肉类、鱼类食物高温烹调产生的热解物质中含有多种能诱发大鼠结肠、直肠癌的诱变剂和致癌物质。流行病学研究发现人群钙和维生素 D 摄入量与结肠、直肠癌发病存在负相关。

2. 结肠、直肠的慢性炎症

如溃疡性结肠炎、血吸虫病使肠黏膜反复破坏和修复而发生癌变。

3. 环境因素

根据流行病学调查，日本人、中国人移居美国和欧洲后，结肠、直肠癌发病率明显上升，因此可以推测结肠、直肠癌的发生可能与环境有关。

4. 遗传因素

近年来研究发现遗传性非息肉性结直肠癌（HNPCC）家族成员有错配修复基因突变，而家族性腺瘤性息肉病（FAP）家族成员中 80% 发生 APC 基因突变，表明基因突变与缺失等遗传因素在直肠癌发生中有重要作用。

5. 癌前病变

如结肠、直肠腺瘤，尤其是绒毛腺瘤更为重要。人们已逐渐接受了结肠、直肠癌并非在结肠、直肠黏膜上突然发生病变的观点，而是通过"正常黏膜—腺瘤—癌变"这样一种顺序发展的规律。

6. 其他

以往曾患结肠、直肠癌的人群再次患结肠、直肠癌的风险较正常人高。在女性曾患乳腺癌、卵巢癌和宫颈癌的患者中，发生结肠、直肠癌的风险也较正常人高。妇科肿瘤患者接受过放疗发生结肠、直肠癌的机会较正常人高 2～3 倍，且 40 岁以后逐年上升。

三、病理

（一）大体分型

结肠、直肠癌的大体形态随病期不同而不同。

1. 早期结肠、直肠癌

指癌组织局限于结肠、直肠黏膜层及黏膜下层者，大体形态分为息肉隆起型、扁平隆起型及扁平隆起伴浅表溃疡型，临床不易发现。

2. 进展期结肠、直肠癌

可分为 3 型。

（1）肿块型：又称菜花型，肿瘤向肠腔内生长，瘤体一般较大，呈菜花状，呈球形或半球形，向周围浸润少，转移较晚，预后较好。

（2）溃疡型：最多见，约占直肠癌的 50% 以上。肿瘤向肠壁深层生长并向周围浸润，多为圆形或卵圆形，早期即可有溃疡形成，表现为中央凹陷，边缘凸起，易发生出血、感染或穿孔，转移较早，预后较差。

（3）浸润型：又称狭窄型，肿瘤沿肠壁内浸润性生长，表现为肠壁弥漫性增厚，肠腔狭窄，转移早，浸润广，预后差。

右半结肠的肿瘤以隆起型及局限溃疡型为多见，而左半结肠癌则以浸润型多见，且常可导致肠管的环形狭窄。

（二）组织学分类

分为腺癌和腺鳞癌。

1. 腺癌

结肠、直肠腺癌细胞主要是柱状细胞、黏液分泌细胞和未分化细胞，进一步分类主要为管状腺癌和乳头状腺癌，占75%～85%，其次为黏液腺癌，占10%～20%。

（1）管状腺癌：是最为常见的组织学类型，癌细胞排列呈腺管或腺泡状排列。根据其分化程度可分为高分化腺癌、中分化腺癌和低分化腺癌。

（2）乳头状腺癌：癌细胞排列组成粗细不等的乳头状结构，乳头中心索为少量血管间质。

（3）黏液腺癌：由分泌黏液的癌细胞构成，癌组织内有大量黏液为其特征，恶性程度较高。

（4）印戒细胞癌：肿瘤由弥漫成片的印戒细胞构成，胞核深染，偏于胞质一侧，似戒指样，恶性程度高，预后差。

（5）未分化癌：癌细胞弥漫呈片状或团状，不形成腺管状结构，细胞排列无规律，癌细胞较小，形态较一致，预后差。

2. 腺鳞癌

也称为腺棘细胞癌，肿瘤由腺癌细胞和鳞癌细胞构成。其分化多为中度至低度。腺鳞癌和鳞癌主要见于直肠下段和肛管，较少见。

结肠、直肠癌可以一个肿瘤中出现2种或2种以上的组织类型，且分化程度并非完全一致，这是结肠、直肠癌的组织学特征。

（三）组织学分级（Broders 分级）

按癌细胞分化程度分为4级。Ⅰ级：75%以上癌细胞分化良好，属高分化癌，呈低度恶性；Ⅱ级：25%～75%的癌细胞分化良好，属中度分化癌，呈中度恶性；Ⅲ级：分化良好的癌细胞不到25%，属低分化癌，高度恶性；Ⅳ级：为未分化癌。

四、扩散与转移

1. 直接浸润

结肠、直肠癌可向3个方向浸润扩散，即肠壁深层、环状浸润和沿纵轴浸润。结肠癌向纵轴浸润一般局限在5～8 cm内，直肠癌沿纵轴向下浸润发生较少。多组大样本临床资料表明：直肠癌标本向远侧肠壁浸润超过2 cm的为1%～3%，下切缘无癌细胞浸润的前提下，切缘的长短与5年生存率、局部复发无明显相关，说明直肠癌向下的纵向浸润很少，这是目前保肛术的手术适应证适当放宽的病理学依据。估计癌肿浸润肠壁一圈需1.5～2年。直接浸润可穿透浆膜层侵入邻近脏器如肝、肾、子宫、膀胱等，下段直肠癌由于缺乏浆膜层的屏障作用，易向四周浸润，侵入附近脏器如前列腺、精囊、阴道、输尿管等。

2. 淋巴转移

淋巴转移被认为是结直肠癌的主要转移途径。

引流结肠的淋巴结分为4组：①结肠上淋巴结；②结肠旁淋巴结；③中间淋巴结；④中

央淋巴结。通常淋巴转移呈逐级扩散。

直肠癌的淋巴转移分 3 个方向：①向上沿直肠上动脉、腹主动脉周围的淋巴结转移；②向侧方经直肠下动脉旁淋巴结引流到盆腔侧壁的髂内淋巴结；③向下沿肛管动脉、阴部内动脉旁淋巴结到达髂内淋巴结。

近几年的研究发现无论直肠癌肿瘤位置高低，其淋巴转移的规律是：①肿瘤位于腹膜反折以上，其淋巴转移方向只有向上；②肿瘤位于腹膜反折以下，其淋巴转移方向仍是向上，可有向侧方的淋巴转移，但当向上的淋巴管被阻塞时，才有可能逆行向下转移；③只有肛管癌才有向上方、向侧方和向下方 3 个方向的淋巴转移。

3. 血行转移

癌肿侵入静脉后沿门静脉转移至肝，也可转移至肺、骨和脑等。结肠、直肠癌手术时有 10%～20% 的病例已发生肝转移。结肠、直肠癌致结肠梗阻和手术时的挤压，易造成血行转移。

4. 种植转移

腹腔内播散，最常见为大网膜的结节和肿瘤周围壁层腹膜的散在沙粒状结节，也可融合成团块，继而全腹腔播散。在卵巢种植生长的继发性肿瘤，称 Krukenberg 肿瘤。腹腔内种植播散后产生腹腔积液。结肠、直肠癌如出现血性腹腔积液多为腹腔内播散转移。

5. 前哨淋巴结

1977 年 Cabana 用淋巴管造影证实引流原发肿瘤的第 1 个淋巴结是最可能发生肿瘤转移的淋巴结，称为前哨淋巴结（SLN）。结肠、直肠癌 SLN 的测定可采用术中或术后切除标本，30 分钟内在结肠、直肠癌标本的 4 个象限的黏膜下注射亚甲蓝，然后在肠系膜内辨认蓝色淋巴管并追踪至蓝染的 SLN。术后尚可依此行病理的免疫组化分析证实肿瘤转移情况。有学者认为该淋巴结对判断预后有帮助。

五、临床表现

结肠、直肠癌早期无明显症状，肿瘤生长到一定程度，依其生长部位不同而有不同的临床表现。

（一）右半结肠癌的临床表现

1. 腹痛

右半结肠癌 70%～80% 患者有腹痛，多为隐痛。

2. 贫血

因癌灶的坏死、脱落、慢性失血而引起，50%～60% 的患者血红蛋白低于 100 g/L。

3. 腹部肿块

腹部肿块也是右半结肠癌的常见症状。腹部肿块同时伴梗阻的病例临床上并不少见。

（二）左半结肠癌的临床表现

1. 便血、黏液血便

70% 以上可出现便血或黏液血便。

2. 腹痛

约 60% 的患者出现腹痛，腹痛可为隐痛，当出现梗阻表现时，也可表现为腹部绞痛。

3. 腹部肿块

40% 左右的患者可触及左下腹肿块。

（三）直肠癌的临床表现

1. 直肠刺激症状

便意频繁，排便习惯改变，便前有肛门下坠感，伴里急后重，排便不尽感，晚期有下腹痛。

2. 肠腔狭窄症状

癌肿侵犯致肠管狭窄，初时大便变形、变细，严重时出现肠梗阻表现。

3. 癌肿破溃、感染症状

大便表面带血及黏液，甚至脓血便。

此外，癌肿侵犯前列腺、膀胱时，可出现尿频、尿痛、血尿等表现。侵犯骶前神经可出现骶尾部持续性剧烈疼痛。

六、辅助检查

检查应遵循由简到繁的步骤进行。常用方法有以下几种。

1. 大便潜血检查

大规模普查以及或对高危人群作为结肠、直肠癌的初筛手段，阳性者需做进一步检查。

2. 肿瘤标志物检查

对结肠、直肠癌诊断和术后监测较有意义的肿瘤标志物是癌胚抗原（CEA）。大量统计资料表明大肠癌患者的血清 CEA 水平与 Dukes 分期呈正相关，与大肠癌预后有一定关系，作为早期直肠癌的诊断则缺乏价值。CEA 主要用于术后监测复发，但作为对术前不伴有 CEA 升高的结肠、直肠癌患者术后监测复发的指标仍存在争议。

3. 直肠指检

是诊断直肠癌最简便而又最重要的方法，80% 的直肠癌可经直肠指检发现。指检可以触及质地坚硬、表面不平的肿块或溃疡；或者肠壁增厚狭窄，指套可血染。触及肿块时应注意肿块离肛门的距离、位置、质地、活动度，与前列腺、阴道、子宫及骶骨的关系。女性患者应同时行直肠、阴道指检。指检阴性时，应做进一步检查。直肠指检是诊断直肠癌最重要的方法。我国直肠癌中约 75% 为低位直肠癌，大多能在直肠指检中触及。因此，凡遇患者有便血、大便习惯改变、大便变形等症状均应行直肠指检。

4. 内镜检查

包括直肠镜、乙状结肠镜和结肠镜检查。内镜检查时可取病理活检明确病变性质，一般主张行纤维全结肠镜检，可避免遗漏同时性多源发癌和其他腺瘤的存在。直肠指检与纤维全结肠镜检是结肠、直肠癌最基本的检查手段。

5. 影像学检查

包括钡剂灌肠、腔内超声、CT 和 MRI。

（1）钡剂灌肠：是结肠癌的重要检查方法，但对低位直肠癌的诊断意义不大。

（2）腔内超声：用腔内超声探头可探测癌肿浸润肠壁的深度及有无侵犯邻近脏器，有经验者还可探测直肠癌周围淋巴结情况，做术前分期。

（3）CT：可以了解直肠和盆腔内扩散情况，局部淋巴结有无转移以及有无侵犯膀胱、子宫及盆壁，是术前常用的检查方法。也可判断肝、腹主动脉旁淋巴结是否有转移。

（4）MRI：对直肠癌术后盆腔、会阴部复发的诊断较 CT 优越。

七、治疗

（一）手术治疗

外科手术切除仍然是结肠、直肠癌的主要治疗方法。但近年来随着抗肿瘤新药的诞生，以及基因靶向治疗药物的应用，结肠、直肠癌的治疗更趋向于以外科手术为主的多学科综合治疗。结肠癌手术切除的范围应包括肿瘤在内的足够的两端肠段，一般要求距肿瘤边缘10 cm，还应包括切除区域的全部系膜，并清扫主动脉旁淋巴结。直肠癌切除的范围包括肿瘤在内的两端足够肠段（低位直肠癌的下切缘应距肿瘤边缘 2 cm）、全部直肠系膜或至少包括肿瘤下缘下 5 cm 的直肠系膜、周围淋巴结及受浸润的组织。由于近年来保留盆腔自主神经（PANP）、全直肠系膜切除术（TME）等手术新观念的融入，直肠癌浸润转移规律的重新认识和吻合器的广泛使用，以及新辅助治疗在局部进展期直肠癌中的应用，使直肠癌治疗得到不断完善和发展，有效降低了直肠癌局部复发率，提高了患者的生存率和术后生活质量。

1. 结肠、直肠癌的内镜治疗

（1）电切：适用于直径 <5 mm 的黏膜内癌，切除的组织可送病理检查。

（2）套圈切除：适用于有蒂、亚蒂或无蒂的早期结肠、直肠癌。

（3）黏膜切除：适用于表面型病变，特别是平坦、凹陷型病变。

（4）经肛内镜显微外科手术（TEM）：适用于距肛门 4 ~ 18 cm 的早期直肠癌。优点是切除后创面可以缝合，避免了术后出血、穿孔等并发症。

2. 右半结肠癌的手术治疗

右半结肠癌包括盲肠、升结肠、结肠肝曲部癌，都应行右半结肠切除术。无法切除时可行回—横结肠侧—侧吻合，解除梗阻。右半结肠的切除范围包括末端回肠 10 ~ 20 cm、盲肠、升结肠、横结肠右半部和大网膜。在根部结扎回结肠动脉、右结肠动脉和中结肠动脉右支。淋巴结的清扫范围包括结扎血管根部的淋巴结及其切除区域系膜的淋巴结。

3. 横结肠癌的手术治疗

由于横结肠肝曲、脾曲癌在治疗上分别采取右半结肠切除术和左半结肠切除术，所以从治疗角度，横结肠癌主要指横结肠中部癌。手术方式为横结肠切除术。切除范围包括横结肠及其系膜、部分升结肠和降结肠、大网膜。

4. 左半结肠癌的手术治疗

左半结肠癌包括结肠脾曲、降结肠和乙状结肠癌。其常规手术方式是左半结肠切除术。部分乙状结肠癌如肿瘤较小，位于乙状结肠中部，而且乙状结肠较长，也可行单纯乙状结肠切除术。常规的左半结肠切除术的切除范围应包括横结肠左半、降结肠和乙状结肠及其相应的系膜、左半大网膜。

5. 直肠癌的手术治疗

直肠癌根据其部位、大小、活动度、细胞分化程度等有不同的手术方式。

（1）局部切除术：是指完整切除肿瘤及其周围 1 cm 的全层肠壁。它区别于传统的直肠癌根治术，手术仅切除肿瘤原发病灶，不行区域淋巴结清扫，多用于早期癌，也有根治性切除的含义。

1）直肠癌具备如下条件者可考虑做经肛门局部切除：①肿瘤距肛缘 8 cm 以内；②肿瘤直径 <2.5 cm；③占肠壁周径 <30%；④肿瘤为 T_1 或 T_2；⑤组织学类型为高、中分化腺癌；⑥无血管淋巴管浸润或神经浸润；⑦治疗前无淋巴结肿大的影像学证据。

2）局部切除术的手术入路：①经肛途径；②经骶后途径，包括经骶骨途径和经骶骨旁途径（York-Mason）；③经前路括约肌途径，经阴道后壁切开括约肌和肛管、直肠，显露并切除肿瘤。

（2）腹会阴联合直肠癌切除术：即 Miles 手术，原则上适用于腹膜反折以下的直肠癌。切除范围包括乙状结肠远端、全部直肠、肠系膜下动脉及其区域淋巴结、全直肠系膜、肛提肌、坐骨直肠窝内脂肪、肛管及肛门周围直径约 5 cm 的皮肤、皮下组织及全部肛管括约肌，于左下腹行永久性结肠造口。

（3）直肠低位前切除术：即 Dixon 手术或称经腹直肠癌切除术，是目前应用最多的直肠癌根治术，原则上适用于腹膜反折以上的直肠癌。大样本的临床病理学研究提示，直肠癌向远端肠壁浸润的范围较结肠癌小，只有不到 3% 的直肠癌向远端浸润超过 2 cm。是否选择 Dixon 手术，主要取决于患者的全身情况、肿瘤分化程度、浸润转移范围及肿瘤下缘距齿状线距离。应在术前作好评估，正确判断肿瘤浸润、进展的程度并结合术中具体情况个体化对待。一般要求肿瘤距齿状线 5 cm 以上，远端切缘距肿瘤下缘 2 cm 以上，以能根治切除肿瘤为原则。由于吻合口位于齿状线附近，在术后的一段时期内患者大便次数增多，排便控制功能较差，可通过行结肠 J 形贮袋改善排便功能。

全直肠系膜切除术（TME）：直肠系膜是指盆筋膜脏层所包裹的直肠后方和两侧的脂肪及其结缔组织、血管和淋巴组织。由于骨盆的特殊形状，在直肠上 1/3 形成膜状结构，中、下 2/3 是从直肠后方和两侧包裹着直肠，形成半圈 1.5~2.0 cm 厚的结缔组织，外科临床称为直肠系膜。1982 年英国学者 Heald 等首次提出了全直肠系膜切除术的概念，包括 3 种含义：①直视下在骶前间隙，盆筋膜脏壁层间锐性分离；②保持直肠系膜完整，即盆筋膜脏层完整性；③切除肿瘤远侧至少 5 cm 的直肠系膜。Heald 通过大量直肠癌术后标本发现，30% 以上的病例直肠癌系膜中存在着癌细胞，20% 在直肠系膜的远侧存在癌细胞播散，播散距离常达 4 cm。按传统方法进行钝性分离，系膜不能彻底切除，癌细胞可能残留和播散，成为局部复发的主要原因。现在 TME 已作为中低位直肠癌手术的金标准，其原则为：①直视下锐性解剖直肠系膜周围盆筋膜壁层和脏层之间无血管的界面；②切除标本的直肠系膜完整无撕裂，或在肿瘤下缘 5 cm 切断直肠系膜；③辨认及保护性功能及膀胱功能所依赖的自主神经；④增加保肛手术，减少永久性造口；⑤低位吻合重建，通常用吻合器加结肠贮袋与直肠或肛管吻合。

（4）经腹直肠癌切除、近端造口、远端封闭手术：适用于无法进行一期吻合的直肠癌患者或一般条件较差的患者，即 Hartmann 手术。

直肠癌侵犯子宫时，可一并切除子宫，称为后盆腔脏器清扫；直肠癌侵犯膀胱时，可行直肠和膀胱（男性）或直肠、子宫和膀胱切除（女性），这种手术称全盆腔清扫。

近年来腹腔镜下结肠、直肠手术得到深入研究与广泛开展。对于结肠癌，已有全球的多中心研究证实腹腔镜手术和开腹手术无论从近期并发症还是远期生存率方面均无统计学差异，腹腔镜手术具有创伤小、恢复快的优点，能够达到开腹手术同样的肿瘤根治效果。而腹腔镜直肠癌手术由于存在新辅助治疗和侧方淋巴结清扫等问题的争论，临床上尚存争议。随着经验不断积累和大样本随机前瞻研究的陆续报道，腹腔镜手术必然会成为结肠、直肠癌外科的主要术式。

（二）辅助治疗

1. 化疗

（1）术前化疗：已有许多报道显示术前化疗联合放疗可使肿瘤缩小和降期，有利于提高直肠癌保肛手术成功率，降低局部复发率，且对生存期无不利影响。

（2）术中化疗：①肠腔化疗，1960 年 Rousselot 等首先倡导使用术中肠腔内灌注 5-FU 化疗作为辅助治疗；②肝门静脉化疗，肝是结肠、直肠癌最常见及最早发生转移的远处脏器，预防肝转移是提高结肠、直肠癌术后 5 年生存率的关键，具体方法是经肠系膜上静脉分支或胃网膜右静脉插管，手术当天起连续缓慢滴注 5-FU 进行门静脉化疗；③术中温热灌注化疗，结肠、直肠癌术中腹腔内温热灌注化疗近年受到国内外的重视，临床研究表明可减少肿瘤术后的复发及转移。

（3）术后化疗：目前公认对Ⅲ期的根治性切除术后患者应采用术后辅助性化疗。化疗方案有多种，常用的方案为奥沙利铂 + 5-FU + 甲酰四氢叶酸钙等。对Ⅱ期患者术后的辅助性化疗的有效性尚有争议。

2. 放疗

结肠、直肠癌的放疗主要是针对直肠癌而言。直肠癌大多数为腺癌，对放射线敏感度较低。放射治疗主要用于：①根治术的辅助治疗；②体外照射加近距离照射用于有禁忌或拒做手术的直肠癌患者；③姑息性体外照射治疗用于晚期直肠癌缓解疼痛、改善症状；④术前新辅助放疗。

3. 新辅助治疗

针对直肠癌术前采取的一些治疗方法统称为新辅助治疗，包括新辅助化疗、新辅助放疗和新辅助放化疗等。新辅助治疗可以使部分患者肿瘤降期，将不可切除肿瘤变为可切除；提高手术保肛率；减少局部复发，提高无病生存率。虽然新辅助治疗的具体方法还存在争议，但它必将引导研究人员对直肠癌的治疗进行更加深入的研究。

4. 其他辅助治疗

免疫治疗、导向治疗、基因治疗目前仍处于实验室和临床研究阶段，有着良好的应用前景。近年来，靶向治疗药物的诞生和应用，如表皮生长因子受体（EGFR）拮抗药、重组人源性抗 VEGF 单克隆抗体等对晚期或转移性结肠、直肠癌的治疗提供了令人振奋的治疗效果。

（三）结肠、直肠癌肝转移的治疗

50% ~60% 的结肠、直肠癌患者在确诊时已发生转移。Ⅳ期结肠癌（任何 T，任何 N，M_1）或复发的患者可以同时发生肝、肺转移或腹膜转移。有 15% ~25% 的结肠、直肠癌患者同时伴有肝转移，其中 80% ~90% 的患者初次评估时肝转移灶无法手术切除。转移灶更常在结肠、直肠癌治疗后异时性发生，肝脏是常见的转移部位。许多研究结果表明，未经手术治疗的肝转移患者 5 年生存率为零，并且肝脏转移是大多数患者的死亡原因。最近的研究报道显示，结肠、直肠癌肝转移患者手术之后的 5 年生存率超过 50%。因此，患者是否适宜手术，或是否有可能适宜手术以及后继的转移性结肠、直肠癌手术的选择，是处理结肠、直肠癌肝转移的关键问题。判断肝转移灶是否适合手术切除或可否外科治愈的标准正在演变中，人们逐渐将重点放在保留足够肝脏的同时、获得阴性手术切缘上，而非肝转移灶的数量等其他一些标准。肝转移灶的外科治疗方法包括：术前肝门静脉栓塞，目的是提高术后残留肝脏的体积和功能；对于累及两叶的病灶行二期肝切除术；以及将消融技术与手术切除联合应用。但当患者存在无法切除的肝外病灶时，不应该行肝转移灶切除术。

由于结肠、直肠癌转移的患者初次诊断时大部分均属于无法手术切除的一类，因此新辅助化疗被越来越多地应用，以缩小结肠、直肠癌转移灶。这种方法的潜在优势包括：早期治疗微小转移灶，确定患者对化疗的反应（这具有预后意义，有助于术后治疗计划的制订），避免对早期发生病情进展的患者采取局部治疗。潜在的不利之处包括：化疗引起肝脏损伤，由于可能发生病情进展，或达到完全缓解时手术切除范围难以分辨，从而错失手术切除的良机。术前治疗最重要的优点是有可能将最初无法手术切除的转移灶变为可以切除。因此，多学科合作治疗结肠、直肠癌肝转移成为目前临床研究的重点。

（汪春峰）

第五节　痔

痔是影响人类健康的最常见疾病之一，其真正发病率不详，过去有所谓"十人九痔"，甚至有"十男九痔，十女十痔"的说法，就是指痔的发病率高。

现代观点认为痔是"血管性肛管垫"，是正常解剖的一部分，普遍存在于所有年龄、男女性别及各种族群，不能认为是一种病，只有并发出血、脱垂、疼痛等症状时，才能称为病。因此许多学者认为有症状者，才能称为痔病，以示区别。痔病仅指所有肛垫肥大和下移并有症状者。为了不使读者混淆，本节仍统称为痔。

一、病因

痔的病因并不完全明确，可由多种因素引起，目前有下列 3 种学说。

1. 肛垫下移学说

肛管血管垫是位于肛管和直肠的一种组织垫，简称"肛垫"，是出生后就存在的解剖现象。当肛垫松弛、肥大、出血或脱垂时，即产生痔的症状。

肛垫由 3 部分组成：①静脉或静脉窦。②结缔组织。③Treitz 肌，该肌是指介于肛门衬垫和肛管内括约肌之间的平滑肌，它具有固定肛垫的作用，当 Treitz 肌肥厚或断裂时，肛垫则脱垂。痔的发生就是 Treitz 肌松弛、延长、断裂，使肛垫从原来固定于内括约肌的位置下移而形成的。正常情况下，肛垫疏松地附着在肠肌肉壁上，排便后借其自身的纤维收缩，协助括约肌，完全封闭肛门。当肛垫充血或肥大时，即易受伤而出血，并可脱出于肛管外；肛垫充血的程度除受肛管压力影响外，还与便秘、妊娠、激素、生化因素及情绪有关。

2. 静脉曲张学说

迄今，有人认为门静脉系统及其分支直肠静脉都无静脉瓣，血液易于淤积而使静脉扩张，同时直肠上、下静脉丛壁薄、位浅、抵抗力低，末端直肠黏膜下组织又松弛，也有利于静脉曲张，若加上各种静脉回流受阻的因素，如经常便秘、妊娠、前列腺肥大及盆腔内巨大肿瘤等，则可使直肠静脉回流发生障碍而曲张成痔。肛腺及肛周感染可引起静脉周围炎，静脉失去弹性而促使痔静脉曲张成痔。尽管如此，近代大量的临床和实验研究发现痔与门静脉高压之间并没有联系，有人观察门脉高压患者痔疮的发病率反而比一般人低，从而对痔静脉曲张学术提出了质疑。因此，痔静脉曲张学说还有很多问题仍须进一步探讨。

3. 肛管狭窄学说

肛管狭窄可以影响正常的排便功能及其过程，使腹压增加，间接地使肛内压及肛垫内压增高，导致痔的形成。大量观察均显示：痔患者多数肛管压力增高，有盆底动力学改变。说明痔患者存在着肛门狭窄，肛管扩张法可消除内括约肌的过度收缩，因此对此类患者手术中进行适当扩肛或内括约肌切断是十分必要的。

二、分类

根据中华医学会外科学分会肛肠外科学组 2002 年 9 月修订颁布的痔的诊治暂行标准，痔按其所在部位不同分为 3 类。

1. 内痔

内痔是肛垫（肛管血管垫）的支持结构、血管丛及动静脉吻合支发生的病理改变和异常移动。根据临床表现和痔核情况可分为 4 期。

（1）Ⅰ期：便时带血、滴血或喷射状出血，便后出血可自行停止，无痔核脱出。

（2）Ⅱ期：常有便血，排便时有痔核脱出，便后可自行还纳。

（3）Ⅲ期：偶有便血，排便时或久站、咳嗽、劳累、负重时痔核脱出，需用手还纳。

（4）Ⅳ期：偶有便血，痔核脱出不能还纳。

2. 外痔

外痔是直肠下静脉属支在齿状线远侧表皮下静脉丛病理性曲张和血栓形成。

3. 混合痔

混合痔是内痔发展到Ⅱ期以上形成的，所以又被称为带有外痔成分的内痔。

三、临床表现

痔的主要临床表现是出血和脱出，可伴有排便困难，可发生血栓、绞窄、嵌顿。

（一）内痔

1. 便血

无痛性、间歇性、便后滴有或喷射状流出鲜红色血液是其特点，也是内痔或混合痔早期常见的症状。便血多因粪便擦破黏膜或排粪用力过猛，引起曲张血管破裂出血。轻者多为大便或便纸上带血，继而滴血，重者为喷射状出血，便血数日后常可自行停止。便秘、粪便干结、饮酒及刺激性食物等都是出血的诱因。若长期反复出血，可继发贫血，临床并不少见，此应与出血性疾病相鉴别。

2. 痔核脱出

常是晚期症状，多先为便血后有脱垂，晚期痔核增大，逐渐与肌层分离，排便时被推出肛门外。轻者大便时脱出，便后可自行回复，重者需用手推返回肛门，更严重者是稍有腹压增加痔核即可脱出肛门外，如咳嗽、行走等腹压增加时，痔核就能脱出，回复困难。

3. 疼痛

单纯性内痔无疼痛，少数有坠胀感，当内痔或混合痔脱出嵌顿，出现水肿、感染、坏死时，则有不同程度的疼痛。

4. 瘙痒

晚期内痔、痔核脱垂及肛管括约肌松弛，肛门分泌物刺激，肛门周围皮肤往往有瘙痒不适，甚至出现皮肤湿疹，患者极为难受。

（二）外痔

主要临床表现是肛门不适、潮湿不洁，如发生血栓形成及皮下血肿时产生剧痛。

1. 血栓性外痔

是外痔最常见的一种，常因便秘、排粪、咳嗽、用力过猛或持续剧烈运动后，肛缘静脉破裂，血液在肛缘皮下形成圆形或卵圆形肿块。但也可以是无原因的自发性破裂。血块大小可自几毫米至几厘米。主要临床表现：患者突觉肛缘出现一肿块，由于血块将肛门皮肤与皮下组织分开，伴有剧痛，行走不便，坐立不安，疼痛在48小时最剧烈，数日后疼痛减轻，肿块变软，逐渐消散。检查：早期在肛缘皮肤表面可见一黯紫色圆形硬结，界限清楚，质地较硬，压痛明显。血块可溃破自行排出，伤口自愈，严重的可形成脓肿和肛瘘。

2. 结缔组织性外痔

简称皮垂，大小形状不等，可以单个或多发，常是血栓性外痔或肛门手术的后遗症，多无明显症状，偶有瘙痒、下坠及异物感，如有炎症则感疼痛。

（三）混合痔

主要临床表现是内痔和外痔的症状可同时存在，严重时表现为环状痔脱出。

四、诊断与鉴别诊断

痔的诊断，主要靠肛管直肠检查。做肛门视诊：用双手将肛门向两侧牵开，除Ⅰ期内痔外，其他3期内痔多可在肛门视诊下见到。对有脱垂者，最好在蹲位排便后立即观察，这可清楚地看到痔核大小、数目及部位。直肠指诊：内痔无血栓形成或纤维化时，不易扪出，但指诊的主要目的是了解直肠内有无其他病变，特别是直肠癌及息肉。做肛镜检查：先观察直肠黏膜有无充血、水肿、溃疡、肿块等，排除其他直肠疾患后，再观察齿状线上部有无痔，若有，则可见内痔向肛门镜内突出，呈黯红色结节，此时应注意其数目、大小和部位。

痔的诊断不难，需与下列疾病相鉴别。

1. 直肠癌

临床上常将下端直肠癌误诊为痔，延误治疗。误诊的主要原因是仅凭症状诊断，未进行直肠指诊及肛门镜和直肠镜检查，因此，在痔的诊断中一定要做以上两种检查。直肠癌在直肠指诊下可扪到高低不平硬块，表面有溃疡，肠腔常狭窄，指套上常染有血迹。内痔或环状痔可与直肠癌同时并存，应提高警惕，绝不能看到有内痔或环状痔，就满足于痔的诊断而进行痔的治疗，直至患者症状加重才进行直肠指诊或其他检查而明确诊断，这种误诊、误治并非少见，值得重视。

2. 直肠息肉

低位带蒂的直肠息肉，若脱出肛门外有时误诊为痔脱垂，但息肉多见于儿童，为圆形、实质性、有蒂、可活动。一般无疼痛。以出血症状为主。

3. 肛管直肠脱垂

有时易误诊为环状痔，但直肠脱垂黏膜呈环形，表面平滑，直肠指诊时括约肌松弛；环状痔的黏膜呈梅花瓣状，括约肌不松弛。

五、治疗

治疗原则：根据中华医学会外科学分会肛肠外科学组 2002 年 9 月修订颁布的暂行标准痔的治疗原则，无症状的痔无需治疗；有症状的痔治疗目的在于消除、减轻主要症状，而非根治。解除痔的症状应视为治疗效果的标准。医生应根据患者情况、本人经验和设备条件采用相应的治疗方法。

（一）一般治疗

包括多饮水，多进膳食纤维，保持大便畅通，防止便秘和腹泻，便后温水清洗、坐浴，保持会阴清洁、有规律的作息时间等对各类痔病的治疗都是必要的。

1. 非手术治疗

Ⅰ期、Ⅱ期内痔以非手术治疗为主，旨在促进痔周围组织纤维化，将脱垂的肛管直肠黏膜固定在直肠壁的肌层，以固定松弛的肛垫，从而达到止血及防止脱垂的目的。包括局部用药（栓剂、软膏，特别是保护肛管直肠黏膜的栓剂及软膏、洗剂等），改善局部血管丛静脉张力的口服药、硬化剂注射治疗及各种物理疗法，如激光治疗、微波治疗、远红外线凝固疗法、冷冻疗法、套扎疗法等。

2. 手术治疗

主要适用于Ⅲ、Ⅳ期内痔，混合痔及包括外痔血栓形成或血肿在内的非手术治疗无效者。无论采用何种手术方法，应尽量保留病变不严重的肛垫，注意避免手术后出血、肛门狭窄、肛门功能不全等并发症。

（二）内痔的治疗

内痔的治疗方法很多，可以根据病情来选择。

1. 注射疗法

用作注射疗法的药物很多，但基本上是硬化剂及坏死剂两大类，由于坏死剂所致并发症较多，目前多主张用硬化剂，但硬化剂若注入量过多，也可发生坏死。注射疗法的目的是将硬化剂注入痔块周围，产生无菌性炎症反应，达到小血管闭塞和痔块内纤维增生、硬化萎缩的目的。常用的硬化剂有消痔灵注射液、5% 苯酚植物油、5% 鱼肝油酸钠、5% 盐酸奎宁尿素水溶液等。

（1）适应证：无并发症的内痔，都可用注射疗法。Ⅰ期内痔，主诉便血无脱出者，最适宜于注射疗法，对控制出血，可达到一针止血，效果明显，有很高的治愈率。Ⅱ、Ⅲ期内痔注射后可防止或减轻脱出，痔术后再度出血或脱出仍可注射。对年老体弱，严重高血压，有心、肝、肾等疾患者，都可用注射治疗。

（2）禁忌证：任何外痔及有并发症的内痔（如栓塞、感染或溃疡等）均不宜行注射疗法。

（3）方法：患者在注射前排空大便，取侧卧位或膝胸位，经斜头或圆头肛门镜，在注射部位消毒后将针尖刺入，针头能向左右移动即证明在黏膜下层，如刺入太深，进入黏膜肌层或括约肌，针尖部不易左右移动，应将针头拔出少许，经抽吸无回血，即可注射。针头不应刺入痔核中心静脉丛内，以防硬化剂进入血循环，引起急性痔静脉栓塞。注入剂量应依黏膜松弛程度、痔核大小及药物种类不同而定。使注射部成为淡红微带白色的隆起，在隆起表面有时可见微血管，这种现象称为"条纹征"。若注射太浅，可立刻见到注射处黏膜变成白色隆起，以后坏死脱落将遗留一浅表溃疡；若注射太深，刺入肠壁肌层，可立刻引起疼痛；若注射在齿状线以下，也可立刻引起剧痛。因此注射的深浅度，关系到本疗法成败。前正中处不宜穿刺注射，因易损伤前列腺、尿道或阴道。注射完毕，拔针后应观察穿刺点有无出血，若有出血，可用无菌棉球压迫片刻。通常当肛门镜取出后，括约肌收缩，即可防止针孔流血或硬化剂由针孔流出。

（4）并发症：内痔注射治疗安全，很少发生并发症。如有并发症发生，多是注射深度不正确所致。如注射太浅，可致局部坏死及溃疡；注射太深，如男性注射右前内痔，若注射太靠近前正中处，可损伤前列腺及尿道而致血尿；注射到直肠外，可致狭窄、脓肿及肛瘘。因此，要重视注射技术。

2. 胶圈套扎疗法

其原理是通过器械将小型胶圈套入内痔的根部，利用胶圈较强的弹性阻断内痔的血运，使痔缺血、坏死、脱落而治愈。适用于各期内痔及混合痔的内痔部分，但以Ⅱ期及Ⅲ期的内痔最适宜。不宜用于有并发症的内痔。内痔套扎器械有拉入套扎器及吸入套扎器两种，以拉入套扎器为例说明。套扎器用不锈钢制成，分3部分：①套圈前端为套扎圈环，直径1 cm，有内、外两套圈，内套圈套入小胶圈（特制或用自行车气门芯胶管的部件代用）后，用以圈套痔核，外套圈能前后移动；②杆部，为一长20 cm带柄的金属杆，分上、下两杆，上杆与外套圈相连，用来推动胶圈向前移动到痔核根部，按压柄部时，则外套圈向前移，将内圈上的小胶圈推出，套扎住痔核根部；下杆连于内套圈，不活动；③扩胶圈圆锥体，为将小胶圈装入内套圈之用。

（1）方法：患者取膝胸位或侧卧位，插入肛门镜，显露需套扎的内痔，局部消毒后，助手固定肛门镜，术者左手持套扎器，右手持痔钳（或血管钳），从套圈内伸入肛门，钳夹痔核，将其拉入套扎器圈内，再将胶圈推出。套扎于痔核根部，然后松开痔钳，并与套扎器一并取出，最后取出肛门镜。一般一次可套扎1~3个痔核。如无套扎器也可用两把血管钳替代。

（2）注意事项。

1）正确将胶圈套于基底部，当患者诉疼痛时，应重新套扎，每个痔核同时套2个胶圈。

2）使用胶圈前，应检查其性能，以防弹性丧失或胶圈断裂。

3）一次套扎以不超过3个痔核为宜，这可减轻肛门部不适感。环状痔可以分期套扎。

4）套扎后24小时内不宜大便，以防痔脱垂，造成痔水肿、嵌顿或出血。

5）观察有无胶圈滑脱、断裂或松弛，若见此情况，及时重新套扎。

6）术后每日常规坐浴。

（3）并发症。

1）出血：一般在内痔脱落时有少量便血，但个别病例在套扎后7~16天内发生大出血。

若在套扎后痔块内注入少量消痔灵注射液，可防止术后出血，还能防止胶圈滑脱。也有人在痔核内注入少量麻醉剂，可减轻疼痛。

2）肛周皮肤水肿：多发生于混合痔及环状痔。预防方法是行高位套扎，远离齿状线，可减轻疼痛及肛周皮肤水肿。套扎混合痔时，宜先将外痔行"V"形切开。本法优点是操作简单、迅速，术前不需特殊准备，如病例选择恰当，套扎方法正确，可以达到无痛，很少感染及出血。缺点是偶有疼痛、水肿及出血，复发率较手术切除为高。

3. 手术治疗

适用于Ⅱ、Ⅲ、Ⅳ期内痔，特别是以外痔为主的混合痔。

（1）结扎疗法：结扎疗法仍是我国最常用的痔的治疗方法之一，其方法有单纯结扎、"8"字贯穿结扎和分段结扎等。单纯结扎适用于Ⅰ～Ⅲ期内痔；"8"字贯穿结扎适用于Ⅲ期痔核较大的内痔；分段结扎适用于痔核过大，半环或环状内痔。三种术式的体位同前，采用局部麻醉。

1）单纯结扎：用组织钳在齿状线上约0.2 cm处夹持痔并提起，用另一血管钳夹住痔核基底部。在齿状线处皮肤黏膜交接处剪开小口，以10号线自钳下结扎。

2）"8"字贯穿结扎：其方法与单纯结扎法相同。不同之处，以大圆针穿10号丝线紧贴钳下中部贯穿一针，剪断针尾丝线而成两股线相交后，各自结扎半痔核。

3）分段贯穿结扎：操作方法同"8"字贯穿结扎法。不同之处，应根据痔的形态、大小和自然凹陷等作为分段。一般分为3～5段为宜。分段结扎部位应合理设计，切断线应与肛门平行。

（2）结扎切除。

1）术者双手示指涂润滑油伸入肛门，逐渐做弧形扩张，容纳4指即可。

2）插入肛门镜，通过镜腔将干纱布塞入肠腔内，一端留在体外少许，再退出肛门镜，牵拉出干纱布，引痔核脱出肛门外，然后在肛门周围组织注射1：100 000盐酸肾上腺素浸润，以作为止血。

3）用血管钳夹持3个主要痔核皮肤覆盖的部分，再用血管钳或组织钳夹持各黏膜部分，向外牵拉而暴露。

4）左手示指伸入肛门内将痔基底部固定，做"V"形剪开与痔相连的皮肤，暴露肛门内括约肌的下缘，在痔的颈部，剥离黏膜与皮肤连接处，使痔蒂变窄，并套绕丝线。

5）结扎时尽力牵拉皮肤上的血管钳，应同时松开黏膜上血管钳，以便在痔根部结扎。

6）以同样方法处理其他两个母痔后，将三个痔根结扎线以外的部分予以切除，应留有足够长的残端，以防止剪断线结或线结滑脱。最后剪去线尾。

7）皮肤创口应修剪成卵圆形的暴露区，肛管内无窦道及无效腔，两暴露区间必须留有正常黏膜及皮肤，以免将来肛门狭窄。最后以敷料包扎固定。

（三）混合痔的治疗

1. 外剥内扎术

外剥内扎法即外痔剥离和内痔结扎法。

（1）手术步骤。

1）探查：消毒肛管、直肠后，用4把组织钳夹住肛缘四周向外牵引，暴露内痔，或用肛门拉钩显露，观察痔的数目、大小和范围。也可扩肛后使痔脱出。

2）剥离外痔：提起外痔，在其基底部皮肤上做"V"形切口，沿肛门括约肌浅面钝性剥离外痔静脉丛至齿状线稍上方，如有出血点应缝扎止血。

3）结扎内痔：钳夹内痔基底部，先用 10 号丝线结扎，再用 4 号丝线贯穿缝扎，剪除内痔及剥离的外痔，然后用 3-0 号可吸收缝线缝合齿状线以上切开的直肠黏膜。齿状线下方的皮肤不缝合，留作引流。

4）同法处理其他混合痔，如一次切除 3 个以上混合痔，可贯穿缝扎痔蒂，外痔部分创面敞开，以利引流。

5）敷料包扎：修整外痔切缘，还纳直肠黏膜，检查无狭窄及渗血后，可于肛管内填入凡士林纱布，肛门外覆盖敷料。

（2）术中注意点：①如遇大型环状痔，所留皮区下的曲张静脉团应潜行剥离切除；②内痔钳夹应完全，若内痔痔核过大而无明显分界时，勿损伤直肠黏膜过多；③外痔创面间应保留 1 cm 以上正常皮肤，避免愈合后肛门狭窄；④术中应妥善止血，保持视野清楚。应先切除下方痔核，再切除上方痔核。

（3）术后处理：①饮食，手术当天进流质饮食，术后第 1 天进少渣软食，第 2 天起进普通饮食；②控制排便，术后控制排便 2 天，第 2 天晚上口服液状石蜡等缓泻剂协助次日排便，以后保持每天排便 1 次；③止痛，可口服曲马多、索米痛片，0.5% 的鸦片合剂 15 mL 等，或肌内注射哌替啶止痛；④排尿，术后鼓励自行排尿，可采用站立位、下腹部热敷、拔去肛管内纱布等方法，必要时可留置导尿管；⑤坐浴，术后第 2 天起开始用 1∶5 000 高锰酸钾或温盐水坐浴，每天 1 次，坐浴后塞入痔疮栓；⑥直肠指诊，术后 7～10 天行直肠指诊，避免手术创面相互粘连使肛管、直肠狭窄，但忌用暴力，避免撕裂；⑦酌情使用抗生素。

（4）并发症及其处理如下。①出血，同内痔切除术。②尿潴留，同内痔切除术。③肛管、直肠狭窄，主要由于手术中切除皮肤、黏膜过多，黏膜桥或皮肤桥保留不够或不当，在同一平面处理 3 个以上痔核，术后感染瘢痕形成等引起。主张内痔一次手术不超过 3 个，一次切除肛管皮肤不超过肛管的 1/4。治疗应先采取扩肛，无效，再行狭窄成形术或狭窄环切开术。④破伤风，由于粪便污染或器械及手术中消毒不彻底等，导致破伤风杆菌自伤口进入体内引起的特异性感染，虽然少见，但一旦发生，后果严重，死亡率高；应严格无菌操作，术前排净大便或清洁灌肠，术后用高锰酸钾热水坐浴，充分引流等预防。⑤术后保留组织形成痔，保留皮肤下水肿、血肿或结缔组织增生，或切除不彻底遗留部分痔核，或为避免狭窄不得不保留的子痔术后增大等造成。多数经坐浴可自行缓解或缩小，若已形成外痔，则应在局部麻醉下切除。

痔的治疗关键是治疗其出血、脱垂等症状，而不是要根治痔本身，故应考虑切除痔的范围、深度等。外剥内扎术是治疗混合痔较为成熟的方法，其疗效好，疗程短，并发症少，故在国内外广泛应用。但如应用不当，则术后可发生大出血、肛门狭窄等并发症。痔手术应做到不痛、不出血、不水肿。要做到这三点，不但要有精湛的手术技术，而且还要重视围术期处理。故不能认为痔手术是一种小手术，而忽视围术期处理。

2. 痔环切除术

（1）适应证：各痔间分界不清的环状痔或伴有黏膜肛管脱垂。

（2）方法：有边切边缝法和软木塞法及痔吻合器环形切除术。

1）边切边缝法：消毒探查，会阴部及直肠腔内消毒后扩肛至3～4指，检查痔动脉搏动情况，探查痔的数目、大小和部位。切口：在齿状线上缘环行切开黏膜。剥离：在肛门括约肌浅层解剖由下而上，剥离内痔外痔静脉丛，将黏膜和痔核由肛门括约肌分离。对位：分离后将黏膜连同痔核向下牵引在12点处，纵行剪开黏膜至痔核上方，将直肠黏膜和齿状线缝合。同法在3点、6点、9点处缝合。切除：在痔核上方从12点向3点、6点、9点方向做切口，切除黏膜和痔核，边切边缝。缝合：切除后，对位缝合黏膜和皮肤。

2）软木塞法：探查后将合适的软木塞插入肛管，向外拉2～3cm，使痔核全部脱出，用一排大头针将痔核固定在软木塞，针距约1cm。于齿状线上0.3～0.5cm环行切开，切开黏膜及黏膜下层。在软木塞的牵引下可较容易地将痔静脉从肛门括约肌上剥离。其余操作同边切边缝法。目前大多用纱布卷取代软木塞，将痔核缝扎固定于纱布卷上，此法较方便实用。

3）痔吻合器环形切除术：痔吻合器环形切除术也称痔脱垂经吻合器直肠下端黏膜环切术，简称PPH。

由于直肠下段黏膜（距齿状线5cm）切除了3～4cm，对端吻合后将下段脱垂的内痔组织向上提到肛管内，又由于痔的血液循环也受到一定程度的阻断，因而痔组织也缩小，减轻了痔脱垂，因此术后看不到原来脱垂的内痔。因手术不侵犯肛管组织、齿状线及皮肤，故术后疼痛感觉极轻，气便分辨能力不受影响，并发症少。并且手术时间短（8分钟），术后疼痛轻，住院时间短，因此很受患者的欢迎。适应证：①重度环状脱垂内痔（Ⅲ、Ⅳ期的环状混合痔）；②内痔伴有重度黏膜脱垂。禁忌证：Ⅰ、Ⅱ期轻度内痔及并发有肛门功能不良者，不宜行此项手术。

（3）麻醉及体位：低位腰麻或硬膜外麻醉；俯卧位或截石位。

（4）手术步骤。

1）麻醉后扩张肛管，使内痔完全脱出，然后轻揉痔核，使痔还纳后，插入肛管扩张器，取出内塞，使脱垂的黏膜落入肛管扩张器中。

2）取出肛管扩张器，将缝扎器置入肛管内，从肛管内可见到脱垂的黏膜。在齿状线上5cm通过旋转缝扎器，用持针器在直肠黏膜上荷包缝合一圈，深度达黏膜下层。

3）将吻合器张开到最大限度，头端伸入到环扎处上端，环扎缝线打结。用挂线器通过吻合器侧孔夹持缝线的末端。

4）缝线的末端引出后打结或用钳夹住。整个吻合器伸入肛管及直肠内，并拉紧缝线，缝线不宜结扎过紧，以免捆绑于吻合圈中心杆上，影响向下牵拉。

5）适当牵引结扎线可使脱垂的黏膜进入套管，旋紧吻合器后击发，切除并吻合脱垂黏膜，在击发吻合器后，保持吻合器关闭状态30～60秒，可起到压迫和加强止血作用。

6）将吻合器打开，同时取出吻合器。通过肛门镜检查吻合口，必要时加缝几针止血。吻合为黏膜与黏膜层的直接吻合，至少距齿状线1～2cm，不影响肛门括约肌层。

（5）术中注意要点：①首先要扩肛使痔松弛而容易还纳；②通过旋转缝扎器将直肠黏膜环形缝合，缝合深度为黏膜下层，不能太深，以免损伤肛门括约肌及阴道。缝线应在齿状线上3～5cm，必要时可再做一周环行缝合，特别是黏膜脱垂较多者；③插入吻合器后可适当收紧缝线，使脱垂的黏膜进入吻合器内，然后再旋紧吻合器；④取出吻合器后，检查吻合口，看是否完整及光滑，如果吻合口或附近有活动性出血则应缝合止血。

（6）主要并发症及其处理。

1）尿潴留：为最常见的并发症，发生率为 9.7% ~ 13%。与麻醉方式及术后肛门疼痛有关。处理：留置尿管。

2）吻合口出血：在击发吻合器后，保持吻合器关闭状态 30 ~ 60 秒，可起到压迫止血作用。若仍有渗血，可通过肛门镜在渗血处加缝 1 ~ 2 针。一般吻合后很少出血。

3）吻合口裂开或漏：若荷包缝合均匀，每针距离 0.5 cm，则吻合口不会裂开或漏。荷包缝合完毕，应通过肛门镜检查吻合口，并用手指扣诊吻合口，若有大的裂隙应加缝 1 ~ 2 针。

4）直肠阴道瘘：在女性患者荷包缝合牵拉线应避免位于直肠前壁，以防止阴道后壁被牵拉入吻合口圈内，一并切除后引起直肠阴道瘘。文献上曾有个案报道，因行吻合器切除而发生直肠阴道瘘引发全身感染，致中毒性休克而死亡；也有报道在术后发生严重腹腔感染者。因此，术中要严格注意无菌操作，术后应常规应用抗生素治疗。预防方法：①荷包缝合限于黏膜及黏膜下层；②在击发吻合器前必须检查阴道后壁是否被牵拉至吻合器内。

PPH 手术有望作为一种治疗严重痔脱出的新方法。其优点是症状缓解率高，术后疼痛轻，住院时间短，恢复快。但缺点是吻合器价格较昂贵，在国内开展有一定困难，远期疗效还有待于长期随访结果。

（四）外痔切除术

血栓性外痔，在其表面做"V"形小切口，用手指钝性完整游离血栓，修整皮肤后缝合。结缔组织外痔用钳夹切除结扎止血法。静脉曲张外痔，采取剥离曲张静脉至肛缘，将皮肤、皮下组织、静脉团一并切除，填塞敷料包扎法。

（张婷婷）

第六节　肛瘘

一、病因与发病机制

肛瘘发病率较高，仅次于痔。是肛周脓肿自行破溃或手术切开引流后形成的连通肛周皮肤和肛管或直肠下段的慢性感染性瘘管。肛瘘是肛周脓肿的后期，是炎症的慢性阶段。少数为特异性感染，如结核和克罗恩病。直肠肛管外伤、化脓性汗腺炎、皮脂腺囊肿的继发感染、直肠肛管恶性肿瘤破溃也可成瘘管，但较少见并与化脓性感染肛瘘有明显区别。

肛瘘有原发性内口、瘘管和继发性外口。内口是感染源的入口，多在齿状线附近的肛窦内。瘘管有直有弯，少数有分支。外口即脓肿破溃处或切开引流部位。多位于肛周皮肤。

二、分类

肛瘘的分类方法较多，主要以原发脓肿所在部位、瘘管行程与肛管括约肌的关系而分。临床上常简单地将肛瘘分为低位和高位两种，瘘管位于肛管直肠环以下者称为低位肛瘘，瘘管位于肛管直肠环以上者称为高位肛瘘。只有一个内口、一个窦道和一个外口的肛瘘称为简单性肛瘘，具有多个外口和窦道的则称为复杂性肛瘘。另外，美国结直肠肛门外科学会 2004 年发布的肛瘘治疗指南把治疗后可能造成肛门失禁的以下情况均列为复杂性肛瘘：瘘管穿越外括约肌的 30% ~ 50%（高位括约肌间、括约肌上方、括约肌外方）、女性前侧瘘管、复发性瘘管、伴有肛门失禁、局部放疗后肛瘘、克罗恩病肛瘘、多个瘘管。临床上还有以瘘管的形状分为直瘘、弯瘘及蹄铁形瘘。从病理变化上又可分为化脓性肛瘘及特异性感染所致的肛瘘。目前多按瘘管与括约肌的关系分为以下 4 类。

1. 括约肌间瘘

多为低位肛瘘，最常见，约占 70%，为肛门周围脓肿的结果。瘘管只穿过内括约肌，只有一个外口，距肛缘 3 ~ 5 cm。

2. 经括约肌瘘

可以为低位肛瘘，也可以为高位肛瘘，约占 25%，为坐骨直肠窝脓肿的后果。瘘管穿过内括约肌、外括约肌浅部和深部之间，外口常有数个，并有支管相互沟通。外口距肛缘 5 cm 左右。

3. 括约肌上瘘

为高位肛瘘，少见，仅占 5%。肛瘘向上穿过肛提肌，然后向下至坐骨直肠窝穿透皮肤。因瘘管累及肛管直肠环，故治疗较困难，需分期手术。

4. 括约肌外瘘

最少见，占 1%。为骨盆直肠脓肿并发坐骨直肠窝脓肿的后果。瘘管穿过肛提肌直接与直肠相通。病因多为克罗恩病、肠癌或外伤，治疗要注意原发病。

三、临床表现与诊断

肛瘘常有肛门周围脓肿破溃或切开排脓的病史。主要症状为反复自外口流出少量脓液，脓液刺激周围皮肤产生瘙痒感。若外口暂时封闭，局部引流不畅，则可再次形成脓肿，并可在其他部位形成新的外口，如此反复发作使病变范围扩大形成几个外口，检查时见外口呈乳头状突起或肉芽组织的隆起，压之有少量脓液流出，低位肛瘘可在皮下摸到一硬索条，自外口通向肛管。高位肛瘘位置较深不易摸到索条，外口常有数个。如肛管左右均有外口，应考虑为蹄铁形瘘。

肛瘘的内外口具有一定规律性，Goodsall 定律提出：在肛门中间划一横线，若外口在横线前方，瘘管常是直型，内口往往位于与外口呈辐射线相连处；若外口在横线后方，瘘管常是弯形，且内口常在肛管后正中处。该规律可作为寻找瘘管和内口的一般规律。

临床检查内口方法包括肛管直肠指检、肛门镜检查。瘘管内注过氧化氢或亚甲蓝两种方法也是常用的方法。瘘管 X 线造影术在瘘管管道粗大无阻塞的情况下，对瘘管的走行、内口的位置有良好的显示作用，但常由于瘘管和脓腔内有坏死组织和脓液而阻碍造影剂通过。经肛门内镜超声检查可发现黏膜下缺陷而协助确定内口。近年来，一些新的技术已应用于复杂性肛瘘的术前诊断。如磁共振成像（MRI）：MRI 软组织分辨率高，能直接三维成像，显示肛瘘瘘管的走行及与括约肌的关系。2000 年 Morris 等提出肛瘘的 MRI 分类标准：Ⅰ级，简单线形括约肌间瘘；Ⅱ级，括约肌间瘘伴脓肿或伴继发性瘘管；Ⅲ级，非复杂性经括约肌瘘；Ⅳ级，经括约肌瘘伴坐骨直肠脓肿或继发性坐骨直肠瘘管；Ⅴ级，经肛提肌或肛提肌上瘘伴或不伴继发性脓肿。探针检查对于瘘管管道垂直、管道直径较粗的病例探查准确，但对复杂的瘘管探查时容易造成假道或人工内口，引起误诊，目前主要用于术中探查。值得注意的是一些肛门直肠远端的恶性肿瘤破溃易与非特异性感染性肛瘘混淆，术前、术中病理能明确诊断。

四、治疗

肛瘘不能自愈，必须手术治疗。手术治疗的原则是将瘘管全部切开，必要时将瘘管周围瘢痕组织同时切除，使伤口自基底向上逐渐愈合。影响肛瘘疗效最为重要的是内口和瘘管的处理，准确的内口和瘘管定位是肛瘘手术治疗的基础。经典的手术方法包括肛瘘切开术、肛瘘切除术和肛瘘挂线术，近年来纤维蛋白胶注射、脱细胞异体真皮基质材料也用于肛瘘的治疗。

（一）肛瘘切开术与肛瘘切除术

肛瘘切开术是将瘘管全部切开，并将切口两侧边缘的瘢痕组织充分切除，使引流通畅的切口逐渐愈合。肛瘘切开术适用于低位肛瘘或作为高位肛瘘瘘管位于肛管直肠环以下部分的辅助方法，常与挂线术一起应用。肛瘘切除术是将瘘管切除直至正常组织，适用于管道纤维化的低位肛瘘。肛瘘切开术的优点是：①创面开放，引流通畅；②可经切开处彻底清除瘘管内的肉芽和假性上皮；③手术切除组织少，不遗留较大的缺损创面；④切断的肛门括约肌两断端回缩不多，形成肛门失禁的机会较切除者为少；⑤伤口愈合快。而肛瘘切除术，虽可去除全部瘘管及其周围瘢痕组织，但平均愈合时间明显延长，术后复发和肛门失禁的发生率两者差异无显著性，因此瘘管切开术应该是括约肌间瘘或低位经括约肌肛瘘的首选治疗方法。对部分瘘管明显的直瘘，可行肛瘘切除一期缝合术，以减少术后的愈合时间，但须注意术前行肠道准备，瘘管须切除完全，伤口各层完全缝合对齐不留无效腔，术中严格无菌操作，防止污染。

（二）肛瘘挂线术

肛瘘挂线术对于治疗高位经括约肌肛瘘或括约肌上肛瘘是非常有效的方法，挂线应用于高位复杂性肛瘘治疗的优点在于较好解决高位肛瘘完全切开所致肛门失禁的问题。远端瘘管切开联合挂线治疗可用于高位肛管或直肠开口的肛瘘治疗，由于同时具有切割挂线和引流挂线的作用，术后肛门自制功能满意。挂线在肛瘘治疗中的作用主要是引流脓液、标志瘘管异物刺激、慢性切割。挂线作为固定在病灶深部的导线，具有良好引流作用，可减轻感染。一些脓肿及肛瘘经过单纯的充分引流可以自愈。线或橡皮筋作为一种异物，可刺激局部组织产生炎症反应。以线代刀，使肌肉缓慢地切开，括约肌断端与周围组织粘连固定，从而减少肛门失禁。针对肛瘘挂线术术后愈合时间长的缺点，挂线治疗也在不断地改进。

1. 挂线范围限于窦道经肛管直肠环范围

随着肛瘘解剖学切除的广泛开展，术中内口的寻找及处理更加准确，瘘管处理彻底，挂线范围仅选择在瘘管经肛管直肠环范围而非全程挂线，后期切开挂线部；术中应尽可能敞开病灶，只对肌肉组织部分行挂线处理，从而使挂线的目的更加明确，同时也可避免单纯挂线容易遗漏支管、残腔等问题。

2. 合理地选用切开挂线和引流挂线

对以防止肛门失禁为目的的挂线，术中即紧线，从而达到慢性切割的目的；而对合并有难以处理的残腔时，应选用引流挂线，术后换药、冲洗、引流，从而达到刺激残腔去腐生肌目的，然后再紧线切开。

（三）纤维蛋白胶、脱细胞异体真皮基质材料用于肛瘘

肛瘘的瘘管切开切除、瘘管挂线等手术方式，其缺点是创伤大、愈合时间长、肛门功能受损等。近年来有文献报道采用生物蛋白胶封堵肛瘘，但成功率差异很大，国内试用成功率不高。近期美国学者应用猪小肠黏膜制作的生物材料通过填塞的方法治疗 20 例因克罗恩病引起的肛瘘，成功率达到 80%。近年来，国外有采用猪小肠脱细胞基质肛瘘栓，成功率在50% 左右，国内采用异体脱细胞真皮基质填塞治疗肛瘘，成功率在 80% 左右，这两种方法方法均具有创伤小、痛苦轻、愈合快、并发症发生率低，失败后仍然可以使用其他治疗方法的优点，代表了一类新的微创的肛瘘治疗新思路。

（周鸿驰）

第七节 肛裂

肛裂是齿状线以上肛管皮肤层的纵行小溃疡，呈梭形或椭圆形，常引起剧痛，难以自愈。肛裂绝大多数是在肛管后正中线上。若侧方有肛裂或患多处裂口，应考虑可能为肠道炎性疾病，如克罗恩病、溃疡性结肠炎和结核病等。

肛裂分急性和慢性两种。急性肛裂病史短，裂口创面新鲜，色红，基底浅平，无瘢痕形成。慢性肛裂病史长，裂口色苍白，基底深，底部肉芽组织增生，裂口上端常见肥大肛乳头，下端皮肤水肿增生形成"前哨痔"，此三者被称为肛裂"三联征"。慢性肛裂用非手术治疗很难痊愈。

一、病因

肛裂的发生可能与肛管特殊的解剖部位有关，肛管外括约肌在肛门后方形成肛尾韧带，该韧带的血供及伸缩性差。肛管向后、向下形成肛管直肠角，排便时肛管后侧所承受压力较大，在后正中位处易受损伤。慢性便秘患者，因大便干硬，排便时用力过猛，容易损伤肛管皮肤。如此反复损伤会使局部裂伤深及皮肤全层，形成一慢性溃疡。此外，齿状线附近的慢性感染，如肛窦炎等向下发展形成皮下脓肿，脓肿破溃后即形成慢性溃疡。近年来的研究发现，肛裂的形成与内括约肌痉挛有关。肛裂患者的内括约肌压力持续增高，其直肠也受内括约肌反射性的过度收缩，但当肛裂治愈后，这种现象也随之消失。故认为，肛裂的形成与内括约肌痉挛有关。

二、临床表现与诊断

肛裂常见于中年、青年人，常见症状为疼痛、便秘和便血，疼痛是肛裂的主要症状。排便时肛管扩张，干硬的粪块直接刺激肛裂溃疡面的神经末梢，以及排便后肛管括约肌的长时间痉挛，导致患者排便时和排便后肛门的剧烈疼痛。患者因肛门疼痛而不愿大便，久而久之引起便秘并使便秘加重，便秘后更为干硬的粪块通过肛管，使肛裂进一步加重，如此形成恶性循环。出血也是肛裂的常见症状，色鲜红，但出血量不多，仅见于粪便表面或在便纸上发现，很少发生大出血。

根据上述典型症状，结合体检发现肛管后正中位上的肛裂溃疡创面或肛裂"三联征"，即可明确诊断。

三、治疗

对肛裂的治疗原则是软化、通畅大便，制止疼痛，解除括约肌痉挛，促进溃疡创面愈合。具体需根据急、慢性肛裂来选择不同的治疗方案。浅表的急性肛裂可采用非手术治疗，多能治愈；慢性肛裂者多需手术治疗。

（一）非手术治疗

急性肛裂患者可通过软化大便，保持大便通畅，局部用浓度为 1 : 5 000 高锰酸钾温水坐浴，或局部红外线、微波照射进行治疗。肛裂创面可用 20% 的硝酸银烧灼以利于肉芽组织生长。疼痛甚者，局部涂以镇痛油膏。

（二）手术治疗

1. 肛管扩张术

适用于急、慢性肛裂不伴有肛乳头肥大或"前哨痔"者。局部麻醉下进行，要求扩肛伸入 4～6 指，以解除括约肌痉挛。优点是操作简便，不需特殊器械，疗效快，术后只需每日坐浴即可。但此法可并发出血、肛周脓肿、痔脱垂及短时间大便失禁，并且复发率较高。

2. 肛裂切除术

切除肛裂及周围瘢痕组织，使之形成一新鲜创面而自愈。全部切除"前哨痔"、肛裂和肛乳头肥大，并切断部分内括约肌。目前此法仍常采用，优点是病变全部切除，引流通畅，便于创面从基底愈合。缺点是创面大，伤口愈合缓慢。

3. 肛门内括约肌切断术

基于慢性肛裂患者肛门内括约肌张力过高的学说，肛门内括约肌发生痉挛及收缩是造成肛裂疼痛的主要原因，故可用括约肌切断术治疗肛裂，方法有下列两种。①侧位肛门内括约肌切断术，摸到括约肌间沟后，在肛门缘外侧皮肤做 2 cm 长弧形切口，用弯血管钳由切口伸到括约肌间沟，显露内括约肌后，直视下用电刀切断内括约肌，并切取一小段肌肉送活检，两断端严密止血。此法优点是直视下手术，切断肌肉完全，止血彻底，并能进行活组织检查。②侧方皮下肛门内括约肌切断术，摸到括约肌间沟，用小尖刀刺入肛门内、外括约肌之间，由外向内将肛门内括约肌切断。此法优点是避免开放性伤口，痛苦少、伤口小、愈合快。缺点是肌肉切断不够完全，有时易并发出血。

（姜　嵩）

第六章

肝脏疾病

第一节　肝外胆管损伤

一、概述

　　肝外胆管系统包括左、右肝管，肝总管，胆总管，胆囊管及胆囊，与肝、十二指肠、胰腺、胃、门静脉、下腔静脉等邻近。在腹部创伤中，单纯肝外胆管损伤少见，发生率在1%左右。

二、病因

　　闭合性腹部创伤引起肝外胆管损伤的常见原因为车祸和高空坠落。其损伤机制可能与下列因素有关。

　　1. 肝外胆管系统在脊柱与腹壁之间受挤压

　　当右下胸部或上腹部受撞击时，肝外胆管在腰椎和腹壁之间碾压致伤。

　　2. 胆囊受压爆破

　　当腹部受碾压后，胆囊受到挤压，胆囊壶腹产生痉挛，胆囊内压升高，致使胆囊爆破。

　　3. 总胆管附着部及胆囊附着部剪力损伤

　　腹部受压时肝上升，或减速损伤时，使肝脏、胆囊附着部产生剪力，造成 Vater 壶腹部胆总管、胆囊撕脱伤。下胸部、右上腹穿透创伤中常见肝外胆管系统损伤。

　　4. 医源性损伤

　　由于腹腔镜胆囊切除术在各基层医院的广泛开展，但操作者腹腔镜技术尚不熟练，术中胆管损伤似有增多趋势，发生率约0.5%。

三、临床表现

　　无论是闭合性创伤还是穿透性创伤，肝外胆管系统孤立性损伤均属罕见，常伴有腹内其他脏器损伤，且术前常常不能确诊。

（一）腹痛

　　肝外胆管系统损伤无论由何种原因引起，都有不同程度的腹痛。轻者仅局限于右上腹，呈持续性胀痛，随后疼痛可逐渐减轻，甚至消失，直至以后发生胆管狭窄，胆管感染时腹痛再次复发。严重肝外胆管系统损伤伤后即呈上腹剧烈持续性疼痛，迅速遍及全腹。腹部可有压痛、反跳痛等腹膜炎症状。

（二）休克

肝外胆管系统损伤常并发邻近脏器损伤，如肝、十二指肠、胰腺、右肾及大血管损伤，引起腹腔内出血而致低血容量性休克。另外，胆汁渗入腹腔，刺激腹膜，腹膜大量渗出，致使有效循环血容量骤降，引起休克。

（三）胆汁外漏

穿透性肝外胆管损伤常能见到伤道胆汁外漏，腹腔引流出大量胆汁样液体。钝性胆管损伤，胆汁积聚于肝下间隙形成胆汁湖。胆汁漏入游离腹腔，引起胆汁性腹腔积液或呈现局限性或弥漫性腹膜炎。

（四）黄疸

胆管破裂或横断致胆汁流入腹腔，腹膜吸收胆色素；以及胆管近侧断端挛缩，纤维素沉积，胆汁排泄不畅可引起黄疸。一般伤后 2~3 天出现黄疸，并逐渐加深。

（五）全身症状

伤后常有消化道症状，如恶心、呕吐、腹胀等。早期可有低热，随着膈下胆汁积聚增多或形成胆汁性腹膜炎，体温逐渐升高。当形成膈下脓肿时，患者可有寒战、高热等症状。

四、诊断

肝外胆管损伤发生率低，除根据腹部损伤的部位或穿透性损伤的伤道中出现胆汁可考虑肝外胆管伤外，多数在术前难以作出诊断。绝大多数是腹部损伤行剖腹探查时，发现腹内有胆汁溢出、积聚或脏器被胆汁染色才作出诊断。当肝十二指肠韧带为胆汁所染时，除仔细探查外，还可经胆囊管行术中胆管造影，能显示出溢胆的部位。伤后早期 B 超和 CT 检查难以作出正确的诊断。在行胆囊切除术时可行胆管造影。Koffron A 报道胆管造影可能降低胆管损伤的发生率，另外，还可以较早发现胆管损伤。MRCP 对诊断也有一定价值。

五、治疗

肝外胆管损伤多在处理腹部其他脏器损伤的同时进行治疗。胆囊损伤原则上应行胆囊切除术。

胆总管损伤应根据伤情做不同处理。对胆总管裂伤但仍保存连续性时，可修整边缘后放置 T 形管进行缝合，但应注意无张力。胆总管横断时可采用对端吻并发放置合适的 T 形管作支撑，但 T 形管的长臂应在吻合口的上方或下方另做切口引出，T 形管不能直接从吻合口引出，以免日后有纤维瘢痕组织增生，形成狭窄。T 形管的支撑时间不应少于半年，在此期间还应定期冲洗，以防胆盐形成胆泥、结石。对胆总管缺损过多，对端吻合有困难的伤员可做胆总管空肠 Roux-en-Y 吻合。操作困难时，也可做胆囊空肠或胆囊十二指肠吻合术。

医源性胆管损伤主要见于手术时，要熟悉局部解剖，在怀疑胆管损伤时，可行术中胆管造影。Flum DR 等统计行胆管造影的胆总管损伤发生率为 0.39%（380/613 706），而未行胆管造影胆总管损伤的发生率为 0.58%（5 531/956 655）。因此，急诊手术有条件的可行胆管造影，以便及时发现胆管损伤并做相应处理。

肝管有损伤时，处理原则同胆总管，按伤情作修复，由于肝管较细，无论行何种术式都应放置支撑管。如患者病情危重，可在胆管损伤处放置双腔管引流，同时作腹腔引流，待伤情稳定后，再行胆管修复手术。

（陈云飞）

第二节　肝硬化

肝硬化是一种常见的由不同病因引起的肝脏慢性、进行性、弥漫性病变。常见的病因如病毒性肝炎、慢性酒精中毒、血吸虫病、心源性疾病、自身免疫性疾病等，其病理特点为广泛的肝细胞变性坏死、纤维组织增生、假小叶形成。临床上早期可无症状，后期可出现肝功能衰退和门静脉高压的种种表现。

一、病因与发病机制

引起肝硬化的原因很多，在国内以病毒性肝炎最为常见，在欧美国家则以酒精性肝炎最多见。

（一）病毒性肝炎

甲型和戊型肝炎一般不会引起肝硬化。慢性乙型与丙型、丁型肝炎易发展成肝硬化。急性乙型肝炎病毒感染者有 10% ~ 20% 发生慢性肝炎，其中又有 10% ~ 20% 发展为肝硬化。急性丙型肝炎约一半以上患者发展为慢性肝炎，其中 10% ~ 30% 会发生肝硬化。丁型肝炎病毒依赖乙型肝炎病毒方能发生肝炎，有部分患者发展为肝硬化。

（二）慢性酒精中毒

近年来在我国有增加趋势。其发病机制主要是酒精中间代谢产物乙醛对肝脏的直接损害。长期大量饮酒导致肝细胞损害，发生脂肪变性、坏死，肝脏纤维化，严重者发生肝硬化。导致肝硬化的酒精剂量为：平均每日每千克体重超过 1 g，长期饮酒 10 年以上。

（三）寄生虫感染

血吸虫感染可导致血吸虫病，治疗不及时可发生肝硬化。

（四）胆汁淤积

长期慢性胆汁淤积，导致肝细胞炎症及胆小管反应，甚至出现坏死，形成胆汁性肝硬化。

（五）遗传性和代谢性疾病

由遗传性和代谢性疾病逐渐发展而成的肝硬化，称为代谢性肝硬化。例如由铁代谢障碍引起的血色病、先天性铜代谢异常导致的肝豆状核变性。

（六）药物性因素或化学毒物因素

长期服用某些药物，如双醋酚汀、辛可芬、甲基多巴等可导致药物性肝炎，最后发展为肝硬化。长期接触某些化学毒物，如四氯化碳、砷、磷等可引起中毒性肝炎，发展为肝硬化。

此外，α-抗胰蛋白酶缺乏、糖原贮积病、酪氨酸代谢紊乱、慢性充血性心力衰竭、慢性缩窄性心包炎和各种病因引起的肝静脉阻塞综合征（Budd-Chiari 综合征），以及长期营养不良、营养失调等均可导致肝硬化的发生。

二、临床表现

肝硬化在临床上分为代偿期和失代偿期。

（一）肝功能代偿期

症状较轻，常缺乏特征性，有乏力、食欲减退、恶心呕吐、消化不良、腹胀、右上腹不适、隐痛等症状。体检常常可见蜘蛛痣、肝掌、肝脾肿大。症状往往是间歇性的，常因过度劳累或伴发病而诱发，经过适当的休息和治疗可缓解。肝功能检查多在正常范围内或有轻度异常，部分患者可没有任何症状。

（二）肝功能失代偿期

症状显著，主要为肝功能减退和门静脉高压所致的两大类临床表现，并可有全身多系统症状。

1. 肝功能减退的临床表现

（1）全身症状：主要有乏力、易疲倦、体力减退。少数患者可出现脸部色素沉着。

（2）消化道症状：食纳减退、腹胀或伴便秘、腹泻或肝区隐痛，劳累后明显。

（3）出血倾向及贫血：肝硬化患者容易出现牙龈出血，鼻腔出血，皮肤摩擦处有瘀点、瘀斑、血肿等，女性出现月经量过多或经期延长，或为外伤后出血有不易止住倾向。

（4）内分泌失调：肝硬化时，由于肝功能减退，雌激素的灭活减少及雌激素分泌增加，导致血中雌激素增多，同时也抑制了雄性激素的产生；有些患者肾上腺皮质激素、促性腺激素分泌减少，导致男性患者有乳房肿大、阴毛稀少，女性患者月经过少和闭经、不孕等内分泌失调表现。

2. 门静脉高压症的临床表现

构成门静脉高压的 3 个临床表现为脾肿大、侧支循环的建立和开放、腹腔积液，在临床上均有重要意义。尤其侧支循环的建立和开放对诊断具有特征性价值。

（1）脾肿大：一般为中度肿大（是正常的 2~3 倍），有时为巨脾，并出现左上腹不适及隐痛、胀满，伴有血白细胞、红细胞及血小板数量减少，称脾功能亢进。

（2）侧支循环的建立与开放：门静脉与体静脉之间有广泛的交通支。在门静脉高压时，为了使淤滞在门静脉系统的血液回流，这些交通支大量开放，经扩张或曲张的静脉与体循环的静脉发生吻合而建立侧支循环。主要有：①食管下段与胃底静脉曲张；②脐周围的上腹部皮下静脉曲张；③上痔静脉与中下痔静脉吻合形成痔核；④其他，肝至膈的脐旁静脉、脾肾韧带和网膜中的静脉、腰静脉或后腹壁静脉等。

（3）腹腔积液：是肝硬化门脉高压最突出的临床表现，腹部隆起，感觉腹胀。提示肝病属于晚期。

3. 肝脏触诊

肝脏大小硬度与是否平滑，与肝内脂肪浸润的多少和肝细胞再生、纤维组织增生和收缩的情况有关。晚期肝脏缩小、坚硬，表面呈结节状。

三、并发症

（一）肝性脑病

肝性脑病是常见的死亡原因，表现为精神错乱，定向力和理解力减退，嗜睡，终至昏迷。

（二）上消化道大出血

多是由于食管-胃底静脉曲张破裂，也可因消化性溃疡、门静脉高压性胃黏膜病变、出血性胃炎等引起，常表现为呕血与黑便，出血量不多，可仅有黑便；大量出血，则可导致休克并诱发腹腔积液和肝性脑病，甚至休克死亡。

（三）感染

常见的是原发性腹膜炎，可表现为发热、腹痛与腹壁压痛和反跳痛，血白细胞可有增高，腹腔积液浑浊，腹腔积液培养有细菌生长。

（四）原发性肝癌

短期内出现病情迅速发展与恶化，进行性肝肿大，无其他原因可解释的肝区痛，血性腹腔积液，长期发热，甲胎蛋白（AFP）持续性或进行性增高，B超、CT等影像学检查发现肝内占位性病变者，应特别警惕肝癌的发生。

（五）肝肾综合征

肝硬化并发顽固性腹腔积液且未获恰当治疗时可出现肝肾综合征，其特点为少尿或无尿、氮质血症、低血钠与低尿钠。

四、诊断与鉴别诊断

失代偿期肝硬化，根据临床表现和有关检查常可作出诊断。对早期患者应仔细询问过去有无病毒性肝炎、血吸虫病、长期酗酒或营养失调等病史，注意检查肝脾情况，结合肝功能及其他必要的检查，方能确定诊断。肝硬化的主要诊断依据是：病毒性肝炎（乙型及丙型）史、血吸虫病、酗酒及营养失调史；肝脏可稍大，晚期常缩小，质地变硬，表面不平；肝功能减退；门静脉高压的临床表现；肝活检有假小叶形成。

肝硬化诊断时需注意与慢性肝炎、原发性肝癌、肝棘球蚴病、先天性肝囊肿及其并发症相鉴别。

五、治疗

目前，肝硬化的治疗以综合治疗为主。肝硬化早期以保养为主，防止病情进一步加重；失代偿期除了保肝、恢复肝功能外，还要积极防治并发症。

（一）合理饮食与营养

肝硬化患者合理饮食及营养，有利于恢复肝细胞功能，稳定病情。优质高蛋白饮食，可以减轻体内蛋白质分解，促进肝脏蛋白质的合成，维持蛋白质代谢平衡。如肝功能显著减退或有肝性脑病先兆时，应严格限制蛋白质类食物。足够的糖类供应，既保护肝脏，又增强机体抵抗力，减少蛋白质分解。肝功能减退，脂肪代谢障碍，要求低脂肪饮食，否则易形成脂肪肝。高维生素及微量元素丰富的饮食，可以满足机体需要。

（二）改善肝功能

肝功能中的转氨酶及胆红素异常多提示肝细胞损害，应按照肝炎的治疗原则给予中西药结合治疗。合理应用维生素 C、B 族维生素、肌苷、甘利欣、茵栀黄、黄芪、丹参、冬虫夏草、灵芝及猪苓多糖等药物。

（三）抗肝纤维化

近年国内研究表明，应用黄芪、丹参、促肝细胞生长素等药物治疗肝纤维化和早期肝硬化，取得较好效果。青霉胺疗效不肯定，不良反应多，多不主张应用，秋水仙碱 1 mg/d 分 2 次服，每周服药 5 天。抗肝纤维化有一定效果。

（四）并发症治疗

肝硬化失代偿期并发症较多，可导致严重后果。对于食管胃底静脉曲张、腹腔积液、肝性脑病、并发感染等并发症，根据患者的具体情况，选择行之有效的方法。

1. 肝硬化并发上消化道出血

一线治疗措施包括液体复苏、畅通气道、使用血管活性药物，以及内镜下治疗及手术治疗。对怀疑静脉曲张出血者应尽早使用生长抑素或特利加压素，疗程常需 5 天以上。急诊胃镜检查有助于明确诊断并行套扎治疗，失败者可选择硬化剂治疗。与单独内镜下治疗相比，药物联合内镜下治疗可更好地控制出血。仍难以控制出血者则需考虑经颈静脉肝内门体静脉分流或急诊外科手术，但这些措施并不能延长生存期。

2. 腹腔积液

腹腔积液是失代偿期肝硬化最常见的并发症，也是肝硬化患者首次就诊的主要原因，可增加感染、肾功能衰竭和死亡风险。针对肝硬化病因的治疗可减少腹腔积液的形成，酒精性肝硬化患者戒酒可降低门脉压力并恢复患者对利尿剂的敏感性。建议患者避免疲劳，每天钠摄入量应控制在 80 mmol 以内，并联合应用螺内酯和呋噻咪，每天最大剂量分别为 400 mg 和 160 mg。并发下肢水肿者，体重下降幅度以 1 kg/d 为宜，无水肿者则不宜超过 0.5 kg/d。对于张力性或顽固性腹腔积液者可考虑反复大量排放腹腔积液，同时补充清蛋白，但这点目前仍存争议。最新资料表明，输注清蛋白的患者病死率下降（比值比 0.64，95% 可信区间为 0.41 ~ 0.98），建议当腹腔积液放液量大于 5 L 时每放 1 L 腹腔积液输注 6 ~ 8 g 清蛋白。

3. 自发性细菌性腹膜炎（SBP）

临床上，一旦怀疑 SBP 就应给予经验性抗生素治疗，首选头孢三代或三代喹诺酮类抗生素。如果血培养及腹腔积液培养阳性则根据药敏调整药物。发生过 SBP 的肝硬化患者生存率显著下降，应进行肝移植相关评估。对于肝硬化并发消化道出血者，可静滴头孢曲松或诺氟沙星 7 天以防治感染。

4. 肝性脑病

及早识别并去除诱因是治疗肝性脑病的基础和前提，治疗措施包括低蛋白饮食和应用降低血氨的药物。乳果糖曾作为一线治疗措施，但其确切疗效目前仍不清楚。抗生素包括新霉素、甲硝唑及万古霉素，可作为不能耐受乳果糖患者的选择。长期使用新霉素会引起听力丧失及肾脏毒性，而甲硝唑则会引起神经毒性，万古霉素可引起肠道菌群紊乱。利福昔明是一种新的抗菌谱较广的肠道不吸收抗生素，治疗效果与传统的乳果糖相当。随访长期使用利福昔明的患者有发生伪膜性肠炎、白色念珠菌感染以及电解质紊乱的报道。此外，利福昔明还可影响维生素 K 的合成进而影响凝血功能。为此，利福昔明仅作为补救措施，短期用于双糖类物质无效的肝性脑病患者。

鉴于肝硬化患者预后较差，病死率较高，需消化科医生、内镜医生、外科医生、介入医生以及营养医生等多学科协作，从而为患者的诊治提供最佳的治疗方案。

（五）外科治疗

腹腔-颈静脉引流（Leveen 引流术）是外科治疗血吸虫病性肝纤维化的有效方法之一，通过引流以增加有效血容量，改善肾血流量，补充蛋白质等。门静脉高压和脾功能亢进也常用各种分流术和脾切除术的手术治疗。

（陈云飞）

第三节　肝良性肿瘤

由于影像学检查的广泛应用，临床上发现的肝良性肿瘤明显增多，如肝海绵状血管瘤、肝腺瘤、脂肪瘤、神经纤维瘤、局灶性结节性增生和黏液瘤等，其中以肝海绵状血管瘤和肝腺瘤较多见。

一、肝海绵状血管瘤

肝海绵状血管瘤多认为起源于肝内的胚胎性血管错构瘤，由于某种因素作用，引起肿瘤样增生而形成。肿瘤质地柔软，切面呈蜂窝状，内充满血液，可压缩，状如海绵，故称肝海绵状血管瘤。本病多见于女性，可发生于任何年龄，但以 3 岁多见。本病可单发，也可多发，左、右肝叶均可发生，但以肝右叶多见。肿瘤大小不一，小者仅在显微下才能确诊，大者重达十余千克。

本病发展缓慢，病程可达数年至数十年之久。肿瘤小时可毫无症状，多因做 B 超检查或因其他疾病作剖腹术时才发现。当肿瘤逐渐增大后，主要表现为肝肿大或压迫胃、肠等邻近器官，引起上腹部不适，腹胀、腹痛，食欲减退，恶心、嗳气等症状。如肿瘤破裂则出现失血性休克或急腹症症状。也有在肝内形成动静脉瘤，因回心血量增多，引起充血性心力衰竭。上腹部包块是常见的体征，包块与肝相连，表面光滑，一般多无压痛或仅有轻度压痛，质地中等或柔软，可呈分叶状，有囊性感和不同程度的压缩感。偶尔在肝区可听到血管杂音。

肝海绵状血管瘤最危险的并发症是血管瘤破裂，婴幼儿自发性破裂较多见。因此，对新生儿肝海绵状血管瘤确诊后，应尽早手术治疗。有些患者还会出现某些凝血因子减少，并发血小板减少性紫癜，引起出血及溶血而死亡。也有因回心血量增多，心脏负担加重而导致心力衰竭。

根据病史，AFP 检测，B 超或 CT 等检查，本病诊断一般不难。少数病例需与肝癌、慢性肝炎相鉴别，无症状的肝血管瘤不需治疗，但应每隔 3~6 个月作 B 超检查，动态观察肿瘤变化。对于直径 8 cm 或有症状的血管瘤应予以治疗。肝切除是治疗肝海绵状血管瘤最有效的方法，可根据肿瘤大小决定肝切除范围，一般是沿包膜剔除肿瘤。国内切除最大的 2 例肝血管瘤，一例瘤大 54 cm × 48 cm × 40 cm，重约 11 kg；另一例瘤大 63 cm × 48.5 cm

×41 cm，重 18 kg，是目前全球手术切除成功的最大肝海绵状血管瘤病例。对多发性肝血管瘤或病变范围大，或已侵犯大血管，无法手术切除者，可作肝动脉结扎加栓塞术。放射介入治疗一般无效。

二、肝腺瘤

肝腺瘤比较少见，国外报道约有 210 余例，国内也有近百例。本病原因不明。有人将其分为先天性和后天性两大类。先天性肝腺瘤可能与胚胎期发育异常有关，多见于婴幼儿。后天性可能与肝硬化、肝细胞结节增生有密切关系，但近年来国外报道认为本病发生与口服避孕药有关。国外报道 139 例，除 3 例为男性外，其余均为女性，而且大多有口服避孕药史。由此可见，口服避孕药与肝腺瘤的发生、发展有着密切的关系。

本病术前诊断较难，容易与肝癌相混淆，特别是 AFP 阴性的肝癌病例。有些病例还要靠剖腹活检，才能作出定性诊断。肝穿刺活检有引起腹腔内出血的危险，应慎重。

肝腺瘤有恶变和发生破裂出血的可能性，因此，一旦明确诊断或考虑为本病，应予以手术切除。对无法切除的肝腺瘤，可作肝动脉结扎或附加肝动脉栓塞术，对制止肿瘤生长及防止肿瘤破裂出血，有一定作用。

（陈云飞）

第四节　肝恶性肿瘤

肝恶性肿瘤可分为原发性和转移性两大类。原发性肝恶性肿瘤源于上皮组织者称原发性肝癌，最多见；源于间叶组织者称原发性肝肉瘤，如血管内皮细胞肉瘤、恶性淋巴瘤、纤维肉瘤、肌肉瘤和黏液肉瘤等，因罕见，不作介绍。转移性肝癌较原发性肝癌多见，转移性肝癌是指全身各器官的原发癌或肉瘤转移到肝所致。

一、原发性肝癌

原发性肝癌（简称肝癌）是我国和某些亚非地区常见的癌症。根据我国普查的资料，肝癌的年死亡率仅次于胃癌、食管癌，居第 3 位。肝癌的地理分布特点：东南地区高于西北地区，沿海高于内陆，东南沿海各大河口及近陆岛屿和广西扶绥地区，形成一个狭长的肝癌高发带。肝癌可发生在任何年龄，男性比女性多见，男女发病比例为（5 ~ 11）：1 不等。发病年龄与发病率有关，即发病率越高的地区，肝癌患者的中位年龄越小，如非洲 30 ~ 40 岁，我国 40 ~ 50 岁，美国 55 ~ 65 岁。

（一）病因

原发性肝癌的病因迄今尚未完全清楚，可能与以下因素有关。

1. 肝硬化

肝癌并发肝硬化的发生率比较高。肝癌中以肝细胞癌并发肝硬化的发生率最高，而胆管细胞癌很少或不并发肝硬化。肝癌的过程大致是：肝细胞变性坏死后，间质结缔组织增生，纤维间隔形成，残留肝细胞结节状再生（假小叶）。在反复肝细胞损害和增生的过程中，增生的肝细胞可能发生间变或癌变，损害越重，增生越明显，癌变的机会也越高。

2. 病毒性肝炎

肝癌患者常有急性肝炎、慢性肝炎、肝硬化的病史，提示肝炎与肝癌可能有因果关系。近来的研究表明，病毒性肝炎与肝癌有关系的有乙型（HBV）、丙型肝炎。

3. 黄曲霉毒素诱发

肝癌相对高发地区粮食被黄曲霉菌及其毒素污染的程度高于其他地区。采集肝癌高发区居民常用的含黄曲霉毒素的玉米、花生等饲养动物能诱发肝癌。

4. 其他

如亚硝胺是一类强烈的化学致癌物质，能在很多动物中引起肝癌。肝癌发病与农作物中的硒含量有一定关系。此外还有寄生虫、营养、饮酒、遗传等与人类肝癌的关系，也在研究之中。

（二）病理

按病理形态，肝癌分为巨块型、结节型和弥漫型。

按肿瘤大小，传统上分为小肝癌和大肝癌两类。按生长方式，分为浸润型、膨胀型、浸润膨胀混合型和弥漫型。

按组织学类型，分为肝细胞型、胆管细胞型和肝细胞与胆管细胞混合型肝癌三类。

根据癌细胞的分化程度，可分三级，分别为高度分化型，中度分化型，低度分化型。

肝细胞癌在发展过程中很容易侵犯门静脉分支，形成门静脉癌栓，因此，易发生肝内转移。也可以通过血液和淋巴途径向肝外转移到肺、骨、肾和脑等，或直接侵犯胸腔；癌细胞脱落植入腹腔，则发生腹膜转移及血性腹腔积液，腹腔积液中可找到癌细胞。

（三）临床表现

1. 肝区疼痛

疼痛多为持续性隐痛、胀痛或刺痛，以夜间或劳累后加重。如肝病患者的肝区疼痛转变为持续性，且逐渐加重，虽经休息或治疗，仍不见好转时，应提高警惕。疼痛是因癌肿迅速生长使肝包膜紧张所致。肝区疼痛部位与病变部位有密切关系，如病变位于右肝，可表现为右上腹和右季肋部疼痛；位于左肝则常表现胃痛；位于膈顶靠后，疼痛可放射至肩部或腰背部。如突然发生剧烈腹痛并伴腹膜刺激征甚至出现休克，可能为肝癌自发性破裂。

2. 消化道症状

常有腹胀、腹泻、顽固性腹腔积液、黄疸等症状，还可见食欲减退、腹胀、恶心、呕吐、腹泻等，由于这些症状缺乏特征性，易被忽视。

3. 乏力、消瘦

早期常不明显，随着病情发展乏力日益加重，体重也日渐下降。晚期患者发热呈弛张型，其特点是用抗生素往往无效，而内服消炎痛常可退热。发热的原理尚不清楚，可能与癌组织出血、坏死、毒素吸收或癌肿压迫胆管发生胆管炎有关。

4. 癌旁表现

肝癌的癌旁表现多种多样，其中大多数表现为特征性的生化改变，而且先于肝癌局部症状出现，应予以注意。主要的癌旁表现有：低血糖，红细胞增多症，高血钙和高胆固醇血症。罕见的有：皮肤卟啉症，女性化，类癌综合征，肥大性骨关节病，高血压和甲状腺功能亢进。

5. 体征

（1）肝肿大：为中、晚期肝癌最常见的体征。肝呈不对称性肿大，表面有明显结节，质硬有压痛，可随呼吸上下移动。如肿块位于右肝顶部，叩诊时肝浊音区升高。有时出现胸腔积液。

（2）黄疸：多见于弥漫型肝癌或胆管细胞癌。常由于癌肿侵犯肝内主要胆管，或肝门部转移淋巴结压迫肝外胆管所引起。癌肿破入肝内较大胆管，可引起胆管出血、胆绞痛、黄疸等。癌肿广泛破坏肝可引起肝细胞性黄疸。

（3）腹腔积液：呈草黄色或血性。产生原因是腹膜受浸润、门静脉受压、门静脉或肝静脉内的癌栓形成以及并发肝硬化等。癌肿破裂可引起腹腔积血。

此外，并发肝硬化者常有肝掌、蜘蛛痣，男性可见乳房增大，脾肿大，腹壁静脉扩张以及食管胃底静脉曲张等。

（四）辅助检查

1. 血液学检查

（1）血清 AFP 检测：是当前诊断肝癌常用而又重要的方法，需排除妇科疾病及妊娠。AFP 低度升高者，应作动态观察，并与肝功能变化对比分析，有助于判断。有的肝癌患者 AFP 正常，检测甲胎蛋白异质体，有助于提高诊断率。

（2）血清酶学检查：肝癌患者血清碱性磷酸酶、谷氨酸转胺酶、乳酸脱氢酶的某些同工异构酶可增高，但对肝癌的诊断缺乏特异性，早期患者阳性率极低。

2. 影像学诊断

（1）B 超：广泛用于诊断肝癌，它可显示肿痛的大小、形态，所在肝的部位以及肝静脉或门静脉有无癌栓等，具有操作简便、无痛苦和在短期内可以重复检查等优点，是目前肝癌定性和定位诊断中最受欢迎的一种诊断方法。

（2）CT：具有较高的分辨率，对肝癌的诊断价值是肯定的。CT 能明确显示肿瘤的位置、数目、大小及与周围脏器和重要血管的关系，对判断能否手术切除很有价值。

（3）MRI：对良、恶性肝肿瘤，尤其是血管瘤的鉴别可能优于 CT。可做门静脉、下腔静脉、肝静脉及胆管重建成像，有利于发现这些管道内有无癌栓。

（4）肝动脉造影：此方法诊断肝癌的准确率最高，达 95% 左右。但患者要接受大量 X 线照射，并具有创伤和价格昂贵等缺点，仅在上述各项检查均不能确诊时才考虑采用。

（5）放射性核素肝扫描。

（6）肝穿刺活组织检查：B 超引导下肝穿刺可直接获得病理材料，对确定诊断有一定帮助。对诊断困难，或不适宜手术者，为指导下一步治疗，可考虑作此项检查。对不能排除肝血管瘤者，禁止使用。

（7）腹腔镜检查：因其窥视的肝部位较局限，又可能带来一定的并发症，已很少应用。

（8）剖腹探查：经各种检查仍不能排除肝癌的诊断，而又有切除可能者，在患者情况许可时，应及早采取剖腹探查，及时治疗。

在选择上述辅助检查方法时，应掌握如下原则；即方法快速、经济、无创或微创和确诊率高。能够满足上述要求的，只有 B 超检查加 AFP 定量测定。因此，目前已将这两种检查作为肝癌的一线诊断方法。

（五）鉴别诊断

原发性肝癌在诊断过程中，应与下列疾病相鉴别。

1. 转移性肝癌

转移性肝癌病情发展一般较慢，AFP 检测大多为阴性，多无肝炎病史或肝硬化表现。除肝部症状外，多有其他脏器原发癌的相应症状或手术史。患者血中癌胚抗原 CEA 升高，有助于鉴别诊断。

2. 肝硬化

大的肝硬化结节，影像学检查可显示为肝占位性病变，特别是 AFP 阳性或低度升高时，难与肝癌鉴别，应予以注意。

3. 肝良性肿瘤

通常病情发展慢，病程长，患者全身情况好，多不伴有肝硬化，AFP 为阴性，常见的有肝海绵状血管瘤、肝腺瘤等。借助 AFP 检查、B 超、CT 以及肝动脉造影可以鉴别。

4. 邻近肝区的肝外肿瘤

腹膜后软组织肿瘤来自右肾、右肾上腺、胰腺以及胃、胆囊等器官，可在腹部出现肿块，特别是右腹膜后肿瘤可将右肝推向前方，扣诊时误为肝肿大，肝受压变薄区在放射性核素肝扫描时可出现假阳性，鉴别起来比较困难，常需借助 AFP 检测，超声检查以及其他特殊检查（如静脉肾盂造影、胃肠钡餐检查、选择性腹腔动脉造影或 CT 等）。必要时行剖腹探查，才能明确诊断。

（六）并发症与转归

1. 肝癌结节破裂出血

发生率相当高，多由于肿瘤发展，坏死、软化或治疗后坏死、软化而自行破裂；也可因外力、腹内压增高（如剧烈咳嗽、用力排便等）或在体检后发生破裂。肝癌破裂出血时，可引起急腹症和休克。

2. 上消化道出血

肝癌常因并发肝硬化或门静脉内癌栓导致门静脉高压，引起食管胃底静脉曲张，一旦破裂可发生上消化道大出血。

3. 其他

肝癌终末期可发生肝功能衰竭。因长期消耗、卧床等，特别在化疗或放疗所致白细胞计数降低的情况下，机体抵抗力减弱而更易发生肺炎、败血症和真菌感染等。肝癌可直接浸润，或通过淋巴、血行转移引起血性胸腔积液，多见于右侧。也可因癌破裂或直接向腹腔浸润、转移出现精神或神经系统症状，播散而出现血性腹腔积液。转移部位不同，临床表现也各异，如脑腰椎转移会出现腰腿痛等。

（七）治疗

1. 手术治疗

肝切除目前仍是治疗肝癌首选和最有效的方法。微小肝癌切除术后 5 年生存率可达 9% 左右，小肝癌为 75% 左右。任何非肝切除方法都不可能达到这样的治疗效果。手术适应证（中华外科学会肝外科学组）：①一般情况较好，无明显心、肺、肾等重要脏器器质性病变；②肝功能正常，或仅有轻度损害，经短期护肝治疗后，肝功能恢复到 I 级；③无广泛肝外转移性肿瘤。

（1）根治性肝切除：①单发的微小肝癌；②单发的小肝癌；③单发的向肝外生长的大肝癌或巨大肝癌，表面较光滑，周围界限较清楚，受肿瘤破坏的肝组织少于30%；④多发性肿瘤，肿瘤结节少于3个，且局限在肝的一段或一叶内。

（2）姑息性肝切除：①3~5个多发性肿瘤，局限于相邻2~3个肝段或半肝内，影像学检查显示，无瘤肝组织明显代偿性增大；如超越半肝范围，可分别作局限性切除；②左半肝或右半肝的大肝癌或巨大肝癌，边界较清楚，第一、第二肝门未受侵犯，影像学检查显示，无瘤侧肝明显代偿性增大，达全肝组织的5%以上；③位于肝中央区的大肝癌，无瘤肝组织明显代偿性增大；④肝门部有淋巴结转移，如原发肝肿痛可切除，应作肿瘤切除，同时进行肝门部淋巴结清扫；淋巴结难以清扫者，术后可进行放疗；⑤周围脏器（结肠、胃、右肾上腺等）受侵犯，如原发肿瘤可切除，应连同受侵犯脏器一并切除。远处脏器单发转移性肿瘤（如单发肺转移），可同时作原发肝癌切除和转移瘤切除。

肝癌并发胆管癌栓、门静脉癌栓和（或）腔静脉癌栓时，如癌栓形成时间不长，患者一般情况允许，原发肿瘤较局限，应积极手术。取出癌栓，切除肿瘤。伴有脾功能亢进和食管静脉曲张者，切除肿瘤，同时切除脾，并作断流术。

最近有经腹腔镜切除位于边缘部位的微小或小肝癌的报道，因例数较少，其实用性及疗效有待进一步观察。

不能切除肝癌的外科治疗：可根据具体情况，术中作肝动脉结扎或肝动脉栓塞化疗，冷冻、射频和微波治疗等，都有一定的疗效。

此外，肝癌也可作肝移植治疗，但国内外报道的疗效都不理想。

2. 介入治疗

B超引导下经皮穿刺肿瘤行射频、微波或注射无水酒精治疗这些方法适用于瘤体较小而又不能或不宜手术切除者，特别是肝切除术后早期肿瘤复发者。它们的优点是：安全、简便、创伤小，有些患者可获得较好的治疗效果。

3. 化疗

原则上不作全身化疗。经剖腹探查发现癌肿不能切除者，可采用肝动脉和（或）门静脉置泵（注药器）作区域化疗或栓塞化疗。也可行放射介入治疗，即经股动脉作超选择插管至肝动脉，注入栓塞剂和抗癌药，有一定的姑息性治疗效果。

4. 免疫和基因治疗

现在常用的制剂有免疫核糖核酸、胸腺素、干扰素、IL-2等。

5. 放疗

肿瘤较局限、无远处广泛转移而又不适宜手术切除者，或手术切除后肝断面有残癌或手术切除后复发者，也可采用放疗为主的综合治疗。

6. 中医中药治疗

我国已普遍应用中医中药治疗肝癌。临床上多与其他疗法配合应用，对保护或改善肝功能，减轻不良反应，提高机体抵抗力起到一定作用。

7. 肝癌并发症的处理

常见的并发症是癌结节破裂出血。肝癌破裂的裂口较小时，往往可被大网膜黏着而自行止血。肿瘤破裂较大而不能自行止血者，需紧急手术。手术中如发现癌肿较小而局限，最好切除肿瘤，已有小肝癌结节破裂经手术切除而长期生存的报道。如条件不许可，可作肝动脉结扎或肝动脉栓塞术，也可作射频或冷冻治疗，以延长患者生命。

二、转移性肝癌

身体其他部位的癌肿转移到肝，并在肝内继续生长、发展，其组织学特征与原发肝癌相同，称转移性肝癌，或称继发性肝癌。常常发生肝转移的癌肿有：胃癌、结肠癌、胆囊癌、胰腺癌、子宫癌和卵巢癌等。

（一）转移途径

癌转移到肝的途径有：①经门静脉转移，为主要转移途径。消化道及盆腔部位的恶性肿瘤多经此途径转移至肝，占转移性肝癌的 35% ~ 50%；②肝动脉转移，肺癌、乳腺癌、肾癌、恶性黑色素瘤、鼻咽癌等可经此途径转移入肝；③经淋巴回流转移，胆囊癌可沿胆囊窝淋巴管扩展至肝内，也可以经肝门淋巴结循淋巴管逆行转移到肝；④直接蔓延，如胃癌、胆囊癌等可直接蔓延侵犯肝。

（二）病理

转移性肝癌可为单个或多个结节，但多为弥漫型。癌结节外观多呈灰白色，质地较硬，与周围肝组织之间有明显分界。结节的中央常因坏死而凹陷。其病理组织结构与肝外原发癌相似。如来自胃腺癌的继发性肝癌，其组织中显示腺状结构；来自眼部的黑色素瘤，肝的转移性癌结节也呈煤黑色。

（三）临床表现

转移性肝癌很少并发肝硬化，而肝硬化也较少发生于转移癌。根据临床上发现原发癌与转移癌先后时间不同，将转移性肝癌分为以下 3 种类型。

1. 早发型

即未发现原发癌，而先发现肝转移。这种类型的肿瘤恶性程度较高，预后差。

2. 同步型

原发癌与肝转移同时被发现。

3. 迟发型

原发癌手术数月或数年后，发现肝转移癌。转移性肝癌结节较小时，一般无临床症状，多见乏力、食欲差。转移瘤长大后，可出现上腹或肝区闷胀不适或隐痛。随着病情发展，患者出现消瘦或发热等。

体检时在上腹部可扪到肿大的肝，或质地坚硬有触痛的癌结节，晚期患者可出现贫血、黄疸和腹腔积液等。转移性肝癌的诊断，关键在于查出原发癌灶，如发现肝区疼痛的同时查到其他脏器有原发癌灶存在，有利转移性肝癌的诊断。血清 AFP 测定多为阴性。B 超检查发现"胃肠道癌肝转移患者"，AFP 阳性率约为 50%。

（四）治疗

在治疗上，如为单发转移癌或癌肿局限于半肝内，而原发癌灶又可被切除，则在切除原发癌的同时，切除肝转移癌。如果原发癌切除一定时期后才出现孤立或局限于半肝内的转移癌结节，未发现其他部位有转移，也适宜手术切除。对不能切除的转移性肝癌，可根据患者身体情况及原发癌的病理性质，术中行冷冻或射频治疗，经肝动脉置入皮下埋藏式储药器行肝动脉栓塞化疗或肝动脉持续灌注化疗。也可作介入法肝动脉插管栓塞化疗，对肿瘤比较小又不宜手术治疗者，也可以在 B 超引导下行射频、微波固化治疗，或向肿瘤内注入无水酒精治疗，对缩小肿瘤、延长生存期有一定作用。对不宜手术的转移性肝癌，用中医中药辅助治疗，有一定效果。

（陈云飞）

第五节　肝硬化门静脉高压症

在我国，常见的肝硬化有两种，一种是肝炎后肝硬化，全国各地均多见；另一种是血吸虫性肝硬化，主要见于长江中下游地区。

一、病理生理

血吸虫性肝硬化引起门静脉阻塞的部位在窦前。血吸虫在门静脉系内发育成熟、产卵，形成虫卵栓子，顺着门静脉血流抵达肝小叶间汇管区的门静脉小分支，引起这些小分支的虫卵栓塞、内膜炎和其周围的纤维化，以致门静脉血流受阻，门静脉压力增高。窦前阻塞继续发展，引起肝细胞营养不良和肝小叶萎缩。

肝窦和窦后阻塞的常见病因是肝炎后肝硬化，主要病变是肝小叶内纤维组织增生和肝细胞再生。由于增生纤维索和再生肝细胞结节（假小叶）的挤压，使肝小叶内肝窦变狭或闭塞，以致门静脉血不易流入肝小叶的中央静脉或小叶下静脉，血流淤滞，门静脉压升高。又由于很多肝小叶内肝窦的变窄或闭塞，导致部分压力高的肝动脉血流经肝小叶间汇管区的动静脉交通支而直接反注入压力低的门静脉小分支，使门静脉压更加增高。另外，在肝窦和窦后阻塞，肝内淋巴管网同样被增生纤维索和再生肝细胞结节压迫扭曲，导致肝内淋巴回流受阻，肝内淋巴管网的压力显著增高，这对门静脉压的增高也有影响。正常时，门静脉、肝动脉小分支分别流入肝窦，它们之间的交通支细而不开放。肝硬化时，交通支开放，压力高的肝动脉血流流入压力低的门静脉，从而使门静脉压增高。

二、病理

门静脉高压症时，压力大都增至 2.45 ~ 4.9 kPa（25 ~ 50 cmH_2O），并会引起下列变化。

1. 脾肿大、脾功能亢进

门静脉压力增高，加之其本身无静脉瓣，血流淤滞，可出现充血性脾肿大。长期的充血引起脾内纤维组织增生和脾组织再生，继而发生不同程度的脾功能亢进。长期的充血还可引起脾周围炎，发生脾与腹肌间的广泛粘连和侧支血管形成。

2. 交通支扩张

为了疏通淤滞的门静脉血到体循环去，门静脉系和腔静脉系间存在的交通支逐渐扩张形成曲张的静脉。临床上特别重要的是胃冠状静脉、胃短静脉与奇静脉分支间交通支，也就是食管胃底静脉丛的曲张。这一交通支离门静脉主干最近，离腔静脉上干也较近，压力差最大，经受门静脉高压的影响也最早、最大，因而食管下段和胃底发生静脉曲张也最早、最显著。由于黏膜因静脉曲张而变薄，易被粗糙食物所损伤；又由于胃液返流入食管，腐蚀已变薄的黏膜；特别是恶心、呕吐、咳嗽等使腹腔内压突然升高，门静脉压也随之突然升高时，就可致曲张静脉的突然破裂，发生急性大出血。

其他的交通支也可以发生曲张，如直肠上、下静脉丛的曲张可引起继发性痔。脐旁静脉与腹壁上、下深静脉吻合支的曲张，可引起腹壁、脐周静脉曲张，所谓海蛇头征。腹膜后静脉丛也明显扩张、充血。

3. 腹腔积液

静脉压力的增高，使门静脉系统毛细血管床的滤过压增高、组织液回收减少并漏入腹腔而形成腹腔积液。特别是在肝窦和窦后阻塞时，肝内淋巴的产生增多而输出不畅，因而促使大量肝内淋巴自肝包膜表面漏入腹腔，是形成腹腔积液的另一原因。但造成腹腔积液的主要原因还是肝功能损害。血浆清蛋白的合成减少，引起血浆胶体渗透压降低，而促使血浆外渗。肝功能损害时，肾上腺皮质的醛固酮和垂体后叶的抗利尿激素在肝内分解减少，血内水平升高，促进肾小管对钠和水的再吸收，因而引起钠和水的潴留。以上多种因素的综合，就发生腹腔积液。

三、临床表现

门静脉高压症主要见于中年男子，病情发展缓慢，症状因不同病因而有所差异，但主要是脾肿大和脾功能亢进、呕血或黑便、腹腔积液。

1. 脾肿大和脾功能亢进

所有患者都有不同程度的脾肿大，大者脾下极可达盆腔。早期，脾质软、活动；晚期，由于纤维组织增生而脾的质地变硬，如脾周围发生粘连可使其活动度减少。脾肿大常伴有脾功能亢进，白细胞计数降至 $3 \times 10^9/L$ 以下，血小板计数减少至 $(70 \sim 80) \times 10^9/L$ 以下最为明显。因出血、营养不良、溶血或骨髓抑制而逐渐出现贫血。

2. 呕血或黑便

半数患者有呕血或黑便史，出血量大且急。由于肝功能损害使凝血酶原合成发生障碍，又由于脾功能亢进使血小板减少，以致出血不易自止。患者耐受出血能力远较正常人差，约25%患者在第一次大出血时可直接因失血引起严重休克或因肝组织严重缺氧引起肝功能急性衰竭而死亡。有部分患者出血虽然自愈，但常又复发；在第一次出血后2年内，约半数患者可再次发生出血。

3. 腹腔积液

大部分患者有腹腔积液。呕血常引起或加剧腹腔积液的形成，很难消退。此外，部分患者还有黄疸、肝肿大等症状。

需要指出的是，血吸虫性肝硬化引起的门静脉高压症主要是窦前阻塞，因此患者的肝功能尚好，临床表现上主要是脾肿大和脾功能亢进。肝炎后肝硬化引起的门静脉高压症主要是肝窦和窦后阻塞，因此患者的肝功能都较差，而脾肿大和脾功能亢进则不甚显著。

四、诊断

临床上有脾肿大和脾功能亢进、呕血或黑便、腹腔积液等表现者，可诊断为门静脉高压症。上述3种临床表现并不一定同时出现，可能只出现一两种体征。

1. 血液学检查

脾功能亢进时，白细胞、血小板或红细胞计数减少；肝炎后肝硬化患者，肝炎病毒学检测常为阳性，也可评价肝硬化的程度和肝储备功能。

2. 食管 X 线吞钡检查

食管充盈时，曲张静脉使食管的轮廓呈虫蚀状改变；食管排空时，曲张静脉表现为虫蚀样或串珠状负影，阳性发现率高。

3. 胃镜检查

能确定静脉曲张的程度，以及是否有胃黏膜病变或溃疡等。

4. B 超和多普勒超声检查

可帮助了解肝硬化的程度、脾是否肿大、有无腹腔积液以及门静脉内有无血栓等。门静脉高压时，门静脉内径通常 1.3 cm，半数以上患者肠系膜上静脉和脾静脉内径 1.3 cm。通过彩色多普勒超声测定门静脉血流量，是向肝血流还是逆肝血流，对确定手术方案有重要参考价值。

5. CT、MRI 和门静脉造影

如病情需要，患者经济情况也许可，可选择下述检查。①螺旋 CT 可用以测定肝的体积，肝硬化时肝体积明显缩小，如小于 750 cm^3 时，分流术后肝性脑病发生率比肝体积大于 750 cm^3 者高 1.5 倍。②MRI 不仅可以重建门静脉，准确测定门静脉血流方向及血流量，还可将门静脉高压患者的脑生化成分作出曲线并进行分析，为制定手术方案提供依据。③门静脉造影及压力测定，经皮肝穿刺门静脉造影，可以确切地了解门静脉及其分支情况，特别是胃冠状静脉的形态学变化，并可直接测定门静脉压。经颈内静脉或股静脉穿刺，将导管置入肝静脉测定肝静脉楔入压，同时测定下腔静脉压，计算肝静脉压力梯度。由于肝窦和门静脉均无瓣膜，因此肝静脉可以较准确地反映门静脉压，而 HVPG 则反映门静脉灌注压。

五、治疗

肝硬化患者中，约 40% 出现食管胃底静脉曲张；而有食管胃底静脉曲张患者有 50% ~ 60% 并发大出血。这说明有食管胃底静脉曲张的患者，并不一定都发生大出血。临床上还看到，本来不出血的患者，在经过预防性手术后反而引起大出血。尤其鉴于肝炎后肝硬化患者的肝功能损害多较严重，任何一种手术对患者来说都有伤害，甚至引起肝衰竭。因此，对有食管胃底静脉曲张但没有出血的患者，倾向"不做预防性手术"，重点应放在护肝治疗方面。

（一）非手术治疗

1. 适应证

（1）对于有黄疸、大量腹腔积液、肝功能严重受损（Child-Pugh C 级）的患者发生大出血，如果进行外科手术，死亡率很高。对这类患者应尽量采用非手术疗法。

（2）上消化道大出血一时不能明确诊断者，要一边进行积极的抢救，一边进行必要的检查，以明确诊断。

（3）作为手术前的准备工作。

2. 输血

严密观察血压、脉搏变化，如果收缩压低于 10.7 kPa（80 mmHg），估计失血量已达 500 mL 以上，应立即快速输血。

3. 注射血管升压素

血管升压素促使内脏小动脉收缩，血流量减少，从而减少了门静脉血的回流量，短暂地降低门静脉压，使曲张静脉破裂处形成血栓，达到止血作用。对高血压和有冠状血管供血不足的患者不适用。如必要，可加用硝酸甘油以减轻不良反应。特利加压素的不良反应较轻，近年来应用较多。

4. 应用生长抑素

能选择性地减少内脏血流量，尤其是门静脉系的血流量，从而降低门静脉压力，有效地控制食管胃底静脉曲张破裂大出血。生长抑素对心搏量及血压则无明显影响。首次剂量为250 mg 静脉冲击注射，以后每小时 25 mg 持续滴注，可连续用药 3～5 天。生长抑素的止血率（80%～90%）远高于血管升压素（40%～50%），不良反应较少，是目前治疗食管胃底静脉曲张破裂出血的首选药物。

5. 三腔二囊管压迫止血

利用充气的气囊分别压迫胃底和食管下段破裂的曲张静脉，以达到止血的目的。该管有三腔，一通圆形气囊，充气 150～200 mL 后可压迫胃底；一通圆柱形气囊，充气 100～150 mL 后可压迫食管下段；一通胃腔，经此腔可行吸引、冲洗和注入药物、饮料等。

放置三腔二囊管前要耐心说服患者，并轻轻将管经鼻孔放入，直至插入 50～60 cm，抽得胃内容物为止。先充气胃囊，然后轻轻拉管，感到不再被拉出时，即悬以 0.25～0.50 kg 重的物品作牵引压迫，或固定在鼻孔下方。接着经第三腔注入冷盐水洗胃，如无继续出血就不需要再充气食管囊，否则要再充气食管囊，以压迫食管下段。放置时间一般为 24～72 小时，放置过久可使食管或胃底黏膜发生溃烂、坏死。因此，在放置 24 小时后，可先排空食管气囊，再排空胃气囊，观察一段时间，如又出血，则再向气囊充气。这样，间断地排空和充气气囊来观察出血和压迫止血，不少患者可将三腔二囊管放置 7～10 天，最终达到了止血目的。重要的是在行三腔二囊管压迫止血期间，要加强护理。常吸尽患者咽喉部分泌物，防止发生堵塞咽喉，甚至引起窒息。

6. 经纤维内镜治疗

（1）经内镜将硬化剂直接注入曲张静脉内疗法：纤维内镜检查时，曲张静脉表面黏膜极薄，有多个糜烂点处极易发生破裂大出血。硬化剂的注射可在急性出血期或在出血停止后二三天内进行。注射后如出血未止，24 小时内可再次注射。注射疗法只有短暂的止血效果，近期效果虽较满意，但再出血率较高，可高达 45%，且多发生在治疗后 2 个月内。主要并发症有食管溃疡、狭窄或穿孔，应予以注意。

（2）经内镜食管曲张静脉套扎术：操作相对简单、安全。经内镜将严重曲张的静脉吸入到结扎器中，用橡皮圈套扎在该曲张静脉的基底部。最近发现，此疗法治疗后近期再出血率也较高。还有，硬化剂注射疗法和套扎术对胃底静脉曲张破裂出血无效。

（3）经内镜喷洒组织黏合剂止血。

（二）手术治疗

对于没有黄疸、没有明显腹腔积液的患者（肝功能 A、B 级）发生大出血，应争取即时手术；或经非手术治疗 24～48 小时无效者即行手术。因为食管胃底静脉曲张一旦破裂引起出血，就会反复出血，而每次出血必将给肝带来损害。积极采取手术止血，不但可以防止再出血，而且是预防发生肝昏迷的有效措施。手术方式分为两类：一类是通过各种不同的分流手术，来降低门静脉压力；另一类是阻断门奇静脉的反常血流，达到止血的目的。

分流手术：手术方式很多，全口径门体分流术因术后肝性脑病发生率高达 30% 左右，早已弃用。现在常用的有：①脾肾静脉分流术，脾切除后，将脾静脉断端和左肾静脉的侧面作吻合；②"限制性"侧侧门腔静脉分流术，将门静脉直接和下腔静脉行侧侧吻合（分流口径 0.5～0.9 cm）；③肠系膜上静脉、下腔静脉间桥式 H 形分流术，即在下腔静脉和肠系膜上静脉之间用人造血管或自体静脉（一段右侧颈内静脉）架桥吻合。

上述任何一种分流术，虽然一方面降低了门静脉压力的灌注，但术后肝性脑病的发生率仍达 10% 左右；另一方面，也会影响门静脉血向肝流入。

（陈云飞）

第六节　布-加综合征

巴德-吉亚利综合征，也称布-加综合征，指的是由肝静脉或其开口以上的下腔静脉阻塞引起的以门静脉高压或门静脉和下腔静脉高压为特征的一组疾病。最常见者为肝静脉开口以上的下腔静脉隔膜和肝内静脉血栓形成。1845 年和 1899 年 Budd 和 Chiari 分别描述了本病，故称 Budd-Chiari 综合征。

一、病因

在东方国家，如我国、印度、日本和韩国，布-加综合征以下腔静脉发育异常为多见，少数由肝静脉隔膜引起。欧美则多由肝静脉血栓形成所致，与高凝状态，如真性红细胞增多症、抗凝血酶Ⅲ缺乏、高磷脂综合征等有关。其他原因尚有真性红细胞增多症、阵发性夜间血红蛋白尿、口服避孕药、严重充血性心力衰竭、心包炎、白塞综合征、非特异性血管炎、血液高凝状态、腔外肿瘤、肥大的肝尾叶压迫或妊娠等。另有 10% 左右的患者尽管做了全面检查仍不能确定病因。

二、分型

尚未完全统一。为治疗需要按病变部位的不同分为以下 3 型。

1. A 型

为局限性下腔静脉阻塞。

2. B 型

为下腔静脉长段狭窄或阻塞。

3. C 型

为肝静脉阻塞。

以 A 型和 C 型为多见。

三、诊断

（一）病史

本病以男性多见，男女发病比约为 2∶1，多发于 20～40 岁。发病年龄则视发病原因而异，因先天性发育异常者，发病较早；因后天原因致病者，则发病年龄较晚。

单纯的肝静脉阻塞者，以门静脉高压症状为主；并发下腔静脉阻塞者，则同时出现门静脉高压和下腔静脉阻塞综合征。

（二）查体

除有常规门静脉高压的体征外，下腔静脉回流受阻还可引起双侧下肢静脉曲张、色素沉着，甚至经久不愈的溃疡；严重者，双小腿皮肤呈树皮样改变。

下腔静脉阻塞后，胸壁、腹壁及腰部静脉扩张扭曲，部分代偿下腔静脉的回流。腰背部静脉曲张和下腹壁静脉曲张血流向上不是单纯门静脉高压症所能引起，而恰恰提示下腔静脉阻塞性病变。

晚期患者由于腹腔积液严重，为减轻症状而反复抽吸腹腔积液，蛋白不断丢失，最后常死于严重营养不良、食管静脉曲张破裂出血或肝肾功能衰竭。

（三）辅助检查

1. 常规检查

同门静脉高压症。

2. 其他检查

（1）B超或彩色多普勒检查：是简单、可靠且方便的无创性首选检查，诊断准确率达90%以上。

（2）下腔静脉造影：是诊断本病的金标准。采用Seldinger技术经股静脉插管，将导管经导丝插至下腔静脉，在高压注射造影剂的同时施行连续摄片。也可同时经颈静脉或贵要静脉途径，插入另一导管经上腔静脉和右心房进入下腔静脉上端。可清楚地显示病变部位、梗阻的程度、类型及范围，对治疗具有指导意义。

（3）经皮肝穿刺肝静脉造影：可显示肝静脉有无阻塞，除具有与上述方法同样的意义外，在适当病例，可同时扩张和置放支架治疗，还可帮助预测手术效果及预后。

（4）上消化道钡餐检查：可见胃底、食管静脉曲张，十二指肠受肥大的尾叶推压而移位。

（5）CT及MRI检查：不如上述方法准确。

（6）肝穿刺活检有辅助诊断意义：慢性患者肝小梁中的肝细胞被红细胞取代，被认为是其特征性改变。如除外心脏疾病，有高度瘀血性肝硬化时，应首先考虑本病。

（四）诊断

有门静脉高压表现并伴有胸壁、腹壁，特别是腰背部及双下肢静脉曲张者，应高度怀疑为布-加综合征。根据典型临床表现和B超检查诊断不难，下肢静脉造影可确诊。

急性患者起病急骤，有不同程度的右上腹痛，呕吐，发热，下肢麻木、水肿，继之出现肝脏肿大、腹腔积液，部分患者可出现轻度黄疸，有些病例甚至休克，迅速死亡。肝颈静脉回流征阴性为其特点。腹腔积液积聚迅速，蛋白含量较高。

慢性患者可有如下表现。

1. 顽固、难以消退的腹腔积液

患者肝静脉回流受阻，血流不能回流入右心，肝静脉压力明显升高致肝中央静脉和肝静脉窦扩张、瘀血，血浆经狄氏间隙渗入肝淋巴间隙，淋巴液通过肝纤维囊漏入腹腔，形成顽固的腹腔积液。

2. 肝脾肿大

由于肝脏充血，压力增高，导致肝和脾肿大、食管和胃底静脉曲张等门静脉系统压力增高的表现。

3. 消化不良

由于小肠静脉瘀血引起。如肝静脉回流得以早期解决，病变可以逆转。如果长期不予处理，可继发肝硬化，少数发生癌变。

4. 静脉曲张

伴下腔静脉阻塞者不仅引起双下肢、会阴部肿胀和胸肋、背部静脉曲张，尚可引起肾静脉回流受阻导致肾功能不全。

5. 心功能不全

由于血液淤滞在下半躯体，回心血量明显减少，心脏缩小。患者常有心悸，轻微活动即可引起心慌、气短，重者处于端坐呼吸状态。

部分病例仅表现原发性疾病的症状，多在尸检时方才发现，临床上并无特殊表现。

四、治疗

应根据不同病型采用不同的治疗方法。首选介入性方法或介入与手术联合法，其次才考虑手术方法解决。治疗应该首先针对门静脉高压症及其引起的并发症，其次针对由下腔静脉阻塞引起的一系列由下半躯体静脉回流障碍所致的不良后果。

（一）一般治疗

在急性期宜采取内科治疗，不宜手术，以病因治疗为主。有血栓形成者可试用抗凝剂尿激酶和链激酶治疗，使用抗生素。利尿剂和低盐饮食有利于腹腔积液的消退。

（二）手术治疗

手术方法大致分为6类：①间接减压术，包括腹腔-颈内静脉转流术和胸导管-颈内静脉重新吻合术；②断流术，包括经食管镜硬化剂注射；③各种促进侧支循环的手术，如脾肺固定术；④直接减压术，包括各型肠系膜上静脉或下腔静脉或前两者与右心房之间的转流手术；⑤病变根治性切除术；⑥肝移植术。

1. 下腔静脉局限性阻塞或狭窄的治疗

（1）经皮球囊导管扩张和内支架植入术：经皮血管腔内血管成形术或称血管内球囊扩张术，为近年新建立的比较安全、简便、损伤小的术式。目前已成为膜性阻塞患者的首选治疗方法，也可用于节段性阻塞患者的治疗。一般要用 20～30 mm 内径球囊的特制导管反复扩张数次，以获得稳定疗效。为防止复发，近年在经皮腔内血管成形术（PTA）的基础上发展起来一种新的治疗方法称经皮血管腔内支架置入术。其方法同 PTA，在球囊扩张后，导入直径 2 cm 可扩张性金属支架撑开狭窄部，从而建立起静脉流通道，有逐渐取代 PTA 的趋势。

（2）经右心房破膜术：当阻塞不能被穿破时可择期采用本法。此术 5 年通畅率约 60%，现已被以下术式替代。

（3）经右心房破膜与经股静脉会师式破膜、扩张和内支架植入术：经股静脉插入球囊扩张导管施行"会师"或穿破、扩张术后，在伸入右心房的指尖定位下，将 20～30 mm 直径的内支架置于合适的位置。

（4）下腔静脉-右心房人工血管转流术：当采用上述方法仍不能穿破阻塞时，可加做上腹正中切口，在十二指肠水平部下方显露下腔静脉前侧壁4 cm。取人工血管经右膈前缘适当位置行下腔静脉-右心房人工血管转流。转流血管5年通畅率约为50%。

（5）根治性矫正术：由于介入球囊扩张和支架法的问世，适用于此术式者已明显减少。

2. 下腔静脉长段阻塞或狭窄的治疗

此时尽管患者存在双下肢静脉回流障碍，但在绝大多数患者，食管静脉曲张出血和顽固性腹腔积液和恶病质状态为患者的主要死因。以缓解门静脉高压症的方法常可明显缓解病情，使患者部分或完全恢复体力劳动，由于下腔静脉阻塞引起的下肢肿胀等表现也常获间接缓解。所用手术方法如下，

（1）肠系膜上静脉-右心房人工血管转流术：首先分离出肠系膜上静脉约4 cm，转流法则与上述腔房转流相似。转流成功后肝脏即发生皱缩。5年通畅率约为70%。

（2）脾静脉-右心房人工血管转流术：当肠系膜上静脉有病变时采用。

（3）门静脉-右心房人工血管转流术：上述两种方法不能实现时采用。

（4）肠系膜上静脉-颈内静脉人工血管转流术：适用于有严重顽固性腹腔积液、胸腔积液，恶病质和高危患者。优点是仅在颈部和腹部做切口，避免开胸手术，明显减少了手术的危险性。

3. 下腔静脉通畅而肝静脉阻塞的治疗

急性患者应先试用纤溶疗法，取经皮经肝穿刺途径则效果更好。慢性病例应先做经皮经肝穿刺肝静脉造影，如属主肝静脉开口阻塞，可先试用扩张和内支架术。当以上方法无效时，可取肠-腔、脾-肾、门-腔静脉转流术中的一种方法进行治疗。

4. 肝移植

适用于肝功能衰竭、肝昏迷发作或继发严重肝硬化病例。

五、预后

近年来，随着相关知识的推广和各种介入方法的涌现，布-加综合征的大多数病例可获早期诊治，疗效较好，手术率已明显下降，但复发率仍较高。本病的预后与病理类型和病情轻重直接相关，其中隔膜型效果最好，C型效果最差。

（陈云飞）

第七章

腹外疝

第一节　腹股沟疝

一、概述

腹股沟区是腹部和股部移行区域的统称，在此区域内，存在一个肌筋膜缺损区，这个解剖结构上的缺陷被称为耻骨肌孔，解剖标志为腹内斜肌和腹横肌的肌腱弓下缘至耻骨上支上缘之间，它是整个正常腹壁范围内唯一缺乏肌层保护的区域，因此，腹股沟区好发疝的最根本原因就是解剖因素。腹股沟韧带将此区域分成上区和下区，上为腹股沟区，下为股区。腹股沟疝特指发生于前腹壁下部的一个三角形区域内的腹外疝，下界为腹股沟韧带，内界为腹直肌外侧缘，上界为髂前上棘至腹直肌外侧缘的水平线，腹壁下动脉再将此三角区域分为侧方三角区和中间三角区。目前，国外通行的疝分类法是将这两个三角区和股三角区的疝统称为腹股沟疝，这与传统分类法中将股疝单立是有区别的。国内仍沿用旧法，多将股疝和腹股沟疝的诊治分开。将腹股沟疝和股疝统一，一方面两者术前鉴别诊断有时会有难度，而且有两种疝合并存在的现象，有时要等到术中才能确定，而这种"误诊"并不影响治疗；另一方面股疝和腹股沟疝的手术方式很多是一样的，尤其是筋膜后疝修补手术，这两种疝的区别只是疝环位置的不同，而手术修补范围是一致的。腹股沟疝又被称为耻骨肌孔疝，有学者认为，斜疝、直疝和股疝的实质都是耻骨肌孔区的筋膜出现了病变，手术目的就是全耻骨肌孔区的修复和加强，从治疗角度看，术前鉴别这三种疝没有实际意义。这种变化与腹腔镜疝修补技术及筋膜后疝修补技术的发展是密切相关的。

腹股沟疝又分为斜疝和直疝。斜疝指疝囊经过腹壁下动脉外侧的腹股沟管内环（深环）突出，向内、向下、向前斜行经过腹股沟管，再穿出腹股沟管外环（浅环、皮下环），甚至可以进入阴囊。直疝指疝囊经过腹壁下动脉内侧的直疝三角直接向前突出于腹股沟管，不经过内环，也不进入阴囊。腹股沟区侧方三角区疝几乎全是斜疝，而腹股沟区中间三角区的概念和直疝三角是完全吻合的。

腹股沟疝依据年龄可分为婴幼儿型和成年型，儿童和青年的腹股沟疝几乎全是斜疝，成人疝只有一小部分是直疝。腹股沟斜疝是最多见的腹外疝，发病率占全部腹外疝的75%～90%，占腹股沟疝的85%～95%，欧美国家的流行病学资料显示，腹股沟疝的发病率为1%～5%。成年人腹股沟疝常见于老年人，60岁以上的男性是疝发病的高危人群，腹股沟疝具有明显的性别差异，主要见于男性，男女发病比为 10 ∶ 1 ~ 15 ∶ 1，右侧较左侧多见，比例为 2 ∶ 1 ~ 3 ∶ 1。股疝占腹外疝的 3% ~ 5%，多见于 40 岁以上妇女，这与女性骨盆较宽广、腔隙韧带较薄弱、股管上口宽大松弛有关。

二、诊断

（一）病史

1. 现病史

（1）肿块：腹股沟区肿块是腹股沟疝的典型表现，肿块出现与体位或增加腹压动作相关是最具有特征意义的。疝囊较小者，可能仅表现为咳嗽瞬间局部囊性肿块的突起和消失，而且只有持续屏气的状态下，才可能保持肿块的显现。随着病程的延长，肿块逐渐增大，出现频率增多，回纳难度增加；有的斜疝病例病程极短而肿块明显，没有由小变大的过程，这与患者病前存在开放的鞘状突有关。成年男性鞘状突未闭高达 20%，年轻患者没有疝病史，腹压骤然增加时突发嵌顿疝的例子就是典型证据。可复性肿块突然回纳困难或突然出现不可消失的疼痛性肿块是嵌顿疝的表现。由于腹股沟管和股管的解剖特点，斜疝和股疝容易嵌顿，直疝很少发生嵌顿，腹外疝中股疝嵌顿者最多，可高达 60%。

（2）疼痛：除了肿块，腹股沟疝可以没有任何其他症状，局部或下腹部的坠胀、牵拉感因人而异，随着肿块增大这种不适感变得明显、加重，不过有的患者并不会因为此而有强烈的就医要求，可以等至肿块巨大、影响下肢行走时才就诊。疼痛程度与肿块大小无密切关系，而与疝内容物的肿胀、受压、缺血有关，突发性剧痛是嵌顿疝的信号，如果是肠袢嵌顿，可表现为剧烈的腹部绞痛伴恶心、呕吐，年轻者尤为明显，可有强迫性曲蹲体位。疼痛缓解伴肿块消失是嵌顿疝回纳的重要标志，但是，要注意疼痛减轻也可能是闭袢肠管穿孔后减压所致，此时肿块依然存在，疼痛缓解、减轻只是暂时现象。一种特殊的情况是没有肿块的疼痛，特点是间歇性发作，和肿块出现规律相似，与站立体位或腹压增加的时间和动作相关，位于腹股沟或下腹部，可以是剧痛也可以是钝痛，坐卧后或于内环处按摩后可以立刻缓解，通常是疝囊非常小的斜疝。

（3）其他：因不全肠梗阻而出现的营养不良、消化不良、便秘等比较少见，多见于疝块巨大的难复性疝。

2. 既往史

婴幼儿期有无类似病史，有无便秘、前列腺增生症、慢性支气管炎、肝硬化、腹腔积液等与发病有关的疾病，对于诊断是有帮助的。还应了解是否存在高血压、冠心病、糖尿病等增加手术风险的疾病。对于复发疝，既往治疗的术式（包括注射治疗）对本次治疗的术式选择有重要意义。

3. 个人史

了解有无长期吸烟史，吸烟与腹股沟疝的关系不仅是肺损害后腹压增加这个单一的机械性间接因素。有研究表明，吸烟可以直接导致包括腹壁筋膜在内的全身结缔组织病变，是疝发病、复发的诱因之一。

4. 家族史

疝形成具有明显的家族倾向性，先天性腹股沟斜疝是一种父系因子占优势的常染色体控制的不完全性显性遗传。

（二）体格检查

（1）强迫体位如下蹲、屈曲等见于疝嵌顿，青壮年患者表现得尤为明显，这与腹肌发达、疝环强力锁住疝内容致其缺血引发剧痛有关。腹股沟部的可复性肿块是腹股沟疝的典型体征，斜疝可延伸至阴囊或大阴唇而呈梨形外观（腹股沟管为蒂柄）；直疝位于耻骨结节外上方的腹股沟管，呈前突的半球状；股疝肿块位于腹股沟韧带以下，通常有纵行向下延伸1~2 cm的条索状蒂，远端增大时可向股前内侧皮下扩展，股管前壁破坏后肿块位置偏高，加上髋关节屈曲大腿的挤压作用，肥胖者有时易与斜疝混淆，尤其是肿块不能回纳时。疝绞窄引起疝外被盖炎性浸润，局部软组织可有典型的红、肿、痛、热。肿块质地一般柔软，嵌顿时张力可增大变硬，有明显的触痛，疝内容的实质感与交通性鞘膜积液的液体感也是有明显区别的，挤压、回纳时有咕噜噜的感觉（声）是小肠疝特有的表现。回纳肿块后触摸腹股沟嘱咳嗽，疝环处瞬间感到的冲击（膨胀）感，也是疝的关键体征，对于查体时未能触及肿块的病例，这点尤为重要。

（2）回纳肿块后压迫内环体表投影处，观察患者做腹压骤增动作能否使肿块复出是鉴别直疝和斜疝的主要方法，但对于内环过大的斜疝可能无效；也可以用指腹感觉肿块复出的途径进行鉴别，直疝是从直疝三角向前顶出，而斜疝是从腹股沟管滑出。示指经扩大的外环伸入腹股沟管，直接触摸内环和近端精索，可判断内环是否扩大，咳嗽时精索有无膨胀冲击感。

（3）借助光源透照，比较容易鉴别肿块的质地是否为液性。根据腹股沟管内的肿块外延是否向内环处延伸，可以鉴别斜疝或精索肿块，但是对于紧靠内环的张力性或实质性精索肿块，与嵌顿疝的鉴别往往比较困难。

（4）疝嵌顿除有不可回纳的特征外，疝块常紧张发硬并伴有明显的触痛，嵌顿内容物如为大网膜，局部触痛常较轻微，如为肠袢，则触痛明显，并可出现肠梗阻的体征。疝绞窄可出现腹膜炎体征，严重者还可伴有中毒性休克的体征。

（5）患侧睾丸的检查有助于鉴别诊断，双侧比较还有助于发现是否存在睾丸的发育畸形或病变。

（三）辅助检查

B超、CT等影像学检查有助于鉴别诊断，但是由于疝的诊断不难，需要鉴别的疾病也多需要手术治疗，因此应用较少。隐匿性腹股沟疝不能确定时，腹腔疝囊造影术有一定的临床意义，但是这种有创检查临床很少应用。方法是在下腹部穿刺注入造影剂后变换体位，2~4分钟后俯卧位摄片，鞘状突未闭者显示的阳性率为95%。

（四）诊断

腹股沟区肿块，站立、行走、屏气等腹压增加的情况下肿块出现或增大；平卧、局部手按压后可缩小或消失；局部有程度不同的坠胀感或疼痛感。大斜疝可坠入阴囊或大阴唇，直疝位于耻骨结节外上方，股疝位于卵圆窝。疝内容回纳后压迫内环，嘱患者咳嗽，再次突出为直疝，被阻止者为斜疝，这是术前鉴别要点中最主要的，但是受各种因素的影响，术前判断不可能绝对正确，最终诊断依据的是解剖学标准，需要在手术中确定。直疝与斜疝的区别在于疝环和腹壁下动脉的关系，前者在血管的内侧，后者在血管的外侧（也就是内环）；股疝的疝环是股环，肿块位于腹股沟韧带下方，不在腹股沟管内。合并有两个以上的疝称为复合疝，直疝和斜疝并存又被形象地称为马裤疝。

根据疝的部位、疝环大小、腹股沟管后壁是否完整等客观指标对腹股沟疝分型，是国际上较为通行的方法，目前比较有影响的有 Cilbert、Rutkow‐Robbins、Nyhus 分型和欧洲疝学会分型。

通常股疝是指疝囊通过股环，经股管向卵圆窝突出的疝。事实上，股三角内除股疝外，还可有多种其他疝出现，包括血管前疝、血管后疝、股外侧疝、耻骨下疝及茎隙韧带疝。股三角区内的原发性疝主要是股疝，其他疝多为继发性疝，见于组织缝合疝修补术后。

腹股沟突发或加剧的疼痛，伴肿块不可回纳、张力增高、有触痛，是嵌顿性疝的表现，严重者可有剧烈腹痛、恶心、呕吐、肛门停止排气等表现，出现腹膜炎体征为绞窄性疝诊断依据之一。

三、鉴别诊断

1. 鞘膜积液

鞘膜积液和腹股沟疝可能合并出现。睾丸鞘膜积液所呈现的肿块完全局限在阴囊内，其上界可以清楚地摸到，肿块透光试验多为阳性，而疝块则不能透光，但婴幼儿的疝块因组织含水成分较高可以透光，容易混淆。腹股沟斜疝时，可在肿块后方扪及睾丸，鞘膜积液时，睾丸在积液中间，不能触及睾丸。精索鞘膜积液肿块较小，在腹股沟管内，牵拉同侧睾丸可见肿块移动。交通性鞘膜积液肿块外形与精索鞘膜积液或睾丸鞘膜积液相似，起床或站立活动时增大，平卧时缩小，挤压肿块也可缩小，透光试验阳性。

2. 隐睾

隐睾肿块较小，挤压有特殊胀痛感，患侧阴囊萎陷，囊内睾丸阙如。

3. 肿大的淋巴结

嵌顿性疝易误诊为腹股沟区淋巴结炎。

4. 脂肪瘤

股疝疝囊外常有一增厚的脂肪组织层，在疝内容物回纳后，局部肿块不一定完全消失。这种脂肪组织有被误诊为脂肪瘤的可能。两者的不同在于脂肪瘤的基底并不固定，活动度较大，股疝基底是固定而不能被推动的。

5. 大隐静脉曲张结节样膨大

卵圆窝处结节样膨大的大隐静脉在站立或咳嗽时增大，平卧时消失，可能被误诊为易复性股疝。压迫股静脉近心端可使结节样膨大增大。此外，下肢其他部分同时有静脉曲张对鉴别诊断有重要意义。

6. 急性肠梗阻

肠管被嵌顿的疝可伴发急性肠梗阻，故急性肠梗阻患者必须检查腹股沟部，排除疝嵌顿，尤其是反应比较迟钝的老年患者。

四、治疗

（一）一般治疗

积极治疗基础疾病，避免咳嗽、便秘、排尿困难、剧烈活动、过久站立或行走、跑跳等容易引起腹压增加的动作，维持水、电解质、酸碱平衡。为避免复发，术前应当及时处理各种可以引起腹压增高的疾病，如慢性咳嗽、排尿困难、便秘、腹腔积液等，另外糖尿病也是需要积极控制的疾病。

（二）非手术治疗

1. 等待观察

腹股沟疝诊断明确而又不愿手术治疗的患者，应嘱其观察肿块大小变化，如突发不能回纳并伴有疼痛，要随时就诊。婴幼儿疝可能会随着机体生长发育健全而自愈，考虑到手术风险，等待或保守治疗曾经被认为是婴幼儿疝的首选。但是，斜疝潜在的嵌顿风险对于婴儿可能是致命的，疝消失并不意味着鞘突关闭，这种"自愈"可能还是成年疝的病理基础。随着麻醉、手术技术的发展，婴幼儿疝手术已经没有年龄限制，新生儿疝囊高位结扎术也有专门的术式。权衡急诊手术风险和疝潜在的危害，小儿外科专业医生早已摒弃保守治疗的观念，国内专业医院提倡尽早择期手术也已经有 20 多年的历史。单从外科操作技术考虑，对于半岁或 1 岁以下的婴儿，如果没有疝嵌顿的病史，可以选择观察，但是决不提倡接受任何保守治疗措施。

2. 疝带治疗

原理是在疝环处施加外力，阻止疝囊突出，已有数百年的历史。佩带疝带不可能直接治愈疝疾病，压迫损伤可以使局部组织瘢痕化，有可能使疝环变小甚至关闭，但可能性很小。因此，这只是一种暂时性的姑息性措施，仅推荐于一些确实有绝对手术禁忌而无法接受手术治疗的老年患者。与手术治疗的利弊相比，这只是一种不得已的治疗方法，因为组织粘连、瘢痕增生可以增加手术难度，疝内容物受压可能导致坏死，长期佩带疝带还存在会阴部卫生、经济费用、生活质量等问题。婴幼儿疝存在自愈可能，采用棉带绑束压迫腹股沟管的治疗效果值得怀疑，而且可能造成疝内容物与疝囊粘连（损伤性），形成难复性疝，弊多利少。

3. 注射治疗

注射治疗也有悠久的历史。局部注射硬化剂、生物胶的原理是直接将疝环封闭或产生瘢痕间接关闭疝通道。实际操作中存在着注射部位的准确性、精确性和周围组织损害等问题，对于治疗失败再选择手术者，局部解剖难度大大增加，精索损伤概率极大。操作的盲目性、疗效不可确定性、治疗带来的副损伤等并发症问题，是这种治疗方法不被公认、推荐的关键。婴幼儿疝拒绝注射疗法的最根本原因是不可逆的输精管损伤。

（三）手术治疗

成人腹股沟疝不能自愈。手术修补可以阻止疝嵌顿、防止疝再发，因此，疝修补术是治疗首选。股疝容易嵌顿，一旦嵌顿可迅速发展为绞窄性，因此股疝更应及时手术治疗。对于嵌顿性疝和绞窄性疝应急诊手术。

1. 术前准备

嵌顿的疝内容为大网膜时，组织坏死不会造成急诊危象，如果肠管坏死，可引起腹膜炎甚至死亡，因此，嵌顿疝是手术绝对适应证。只有估计无绞窄缺血时，才考虑手法复位。手法复位后必须禁食、留待观察 6～12 小时，或交代病情后回家观察，有异常情况随时就诊。腹痛不缓解，腹部有压痛、反跳痛伴肌紧张，是剖腹探查的指征。对于腹股沟部短期（数小时至数天）发现的不可消失的肿块，观察和急诊 B 超检查是必要的，在没有排除嵌顿疝之前，需注意有无疼痛、呕吐及异常腹部体征，必要时应立刻手术探查。禁食观察期间应补液，维持水、电解质平衡，创造条件随时准备手术。病情严重尤其是年老、中毒性休克患者，术前应快速补充体液，待水、电解质紊乱适当纠正后再实施麻醉手术，并尽可能缩短手术时间。巨大阴囊疝的老年患者，术前要观察呼吸频率、幅度，尤其是回纳疝内容物后的情况，回纳后如出现呼吸异常，术前应准备 1~2 周时间，每日予以回纳并托住疝块或压迫疝环，逐渐延长时间；对于难复性疝，可用腹带加纱垫压迫腹部的办法进行准备；还可以做扩展胸廓、深呼吸等运动，进行呼吸功能锻炼。

2. 手术适应证

除非是巨大的腹股沟疝，疝手术对机体的创伤和生理的干扰较小，尤其是某些无张力疝的修补术，只要没有禁忌手术的疾病（如凝血机制障碍等），疝是绝对的手术适应证。不能耐受全身麻醉是腹腔镜疝手术的禁忌证。慢性咳嗽、便秘、腹水等对于传统的组织缝合疝修补术为相对禁忌证，对于采用补片的无张力疝修补术，尤其是筋膜后疝修补术，无须过多地考虑此类禁忌问题，但有条件者术前应尽量调整控制。对于无张力疝修补术或疝囊高位结扎术，双侧疝可同时手术，无须分期。对于双侧巨大阴囊疝，考虑到可能会引起呼吸、循环等功能障碍问题，应分期手术。嵌顿疝复位成功后，择期手术应在 3 天后进行，目的是等待局部组织水肿消除，便于安全解剖。

3. 手术方法

分为疝囊高位结扎术和疝修补术，后者包括传统的组织缝合疝修补术、开放式无张力疝修补术和腹腔镜无张力疝修补术。

传统的组织缝合疝修补术的基本原则是疝囊高位结扎加腹股沟管壁修补。实际上，疝修补术中疝囊是否高位结扎并不重要，关键是疝囊高位游离，疝囊可以回纳，只要后壁修补可靠，就不用担心疝囊的突出问题。这种观点在 Shouldice 手术中已经表现出来，无张力修补技术中，常可以看到应用疝囊回纳或疝囊内翻取代疝囊高位结扎。

（1）疝囊高位结扎术：疝囊高位游离，显露疝囊颈，予以高位结扎（或贯穿缝扎），然后切除多余的疝囊，以期堵住疝内容物进入疝囊的通道。主要适用于婴幼儿疝，因为绝大多数婴幼儿疝的内环不扩大、腹股沟管后壁没有缺损，为 Nyhus Ⅰ 型疝，单纯疝囊高位结扎就能获得满意的效果，不需要做任何修补。其次适用于绞窄性疝，因为伤口污染可能导致术后感染，一旦伤口感染，缝合修补手术就可能失败。

（2）加强腹股沟管前壁的 Ferguson 疝修补术：优点是不游离精索可以减少精索损伤机会，适用于青少年患者。青少年疝多为 Ⅰ 型疝，只需疝囊高位结扎术即可。因此 Ferguson 手术的实际疗效值得商榷。

（3）组织缝合修补腹股沟管术：腹横筋膜理论是腹股沟疝发病的重要基础，治疗腹股沟疝多围绕着修复或加强腹横筋膜进行。组织缝合修补腹股沟管后壁的手术有很多种，依据手术路径有前入路和后入路之分，最有影响的 4 种术式是 Marcy 手术、Bassini 手术、McVay 手术和 Shouldice 手术，这几种术式都是前入路手术，开始步骤相同，如打开腹股沟管前壁、高位结扎疝囊和游离精索等，区别在于修补后壁的方式，每一种手术的具体步骤有所不同。股疝修补术的入路有 3 种，常用的是腹股沟入路的 McVay 手术和股部入路的股环缝闭术；后入路的传统腹膜前疝修补术以前较少看到，随着新技术的发展，后入路的无张力疝修补术已成为治疗股疝的主要术式。下面简单介绍这些常用的组织缝合疝修补术的技术要点。

1）Marcy 手术：又称内环缩窄术，适用于儿童和青少年患者，已有 100 多年的历史。因为儿童和青少年腹股沟疝与鞘状突未闭有关，不存在腹横筋膜变性问题，即使凹间韧带缺失（后壁缺损），表现为内环异常扩大，其筋膜强度也完全正常。

手术要点：在内环内侧缘分离腹横筋膜边缘，注意将筋膜与深面的腹壁下动静脉分离，再将内环内侧的上下筋膜缘间断缝合数针，也可以将上缘与下方的筋膜缘和髂耻束一起缝合，缝合进针时注意避开腹壁下动静脉，重建的内环以血管钳尖通过为度。

2）Bassini 手术：适用于斜疝和直疝。国内教科书所介绍的 Bassini 手术多为改良术式，没有强调腹横筋膜的缝合，只是像 Ferguson 手术一样，将肌腱弓结构的肌肉（腹内斜肌和腹横肌）和肌腱组织（联合腱）缝合到腹股沟韧带上，区别仅在于将精索移位到腹内斜肌和腹外斜肌腱膜之间。经典 Bassini 手术已有 100 多年的历史，关键步骤与我们所熟悉的 Bassini 手术有所出入，它将腹横筋膜打开，暴露腹膜外脂肪和腹壁下动静脉，再将肌腱弓和腹横筋膜一起用粗丝线间断缝合到腹股沟韧带上，自上而下缝合 3 ~ 5 针。美国医生改良的 Bassini 手术虽不切开腹横筋膜，但需用鼠齿钳将腹横筋膜提起，缝合时将其一起带到腹股沟韧带上。

3）McVay 手术：又称耻骨梳韧带修补术，已有 50 多年的历史，适用于斜疝、直疝和股疝，是这 4 种术式中唯一可以治疗股疝的术式。由于我们所做的改良 Bassini 手术没有缝合腹横筋膜，因此会感觉到 McVay 手术更适合于腹壁肌肉重度薄弱的成年人疝、老年人疝和复发性疝。

手术要点：将精索牵开后，从内环向耻骨结节方向剪开腹横筋膜，推开疏松的腹膜前脂肪，显露出耻骨上支浅面的耻骨梳韧带。术者用示指沿耻骨梳韧带由内向外移动，就可触到髂外动脉和腹壁下动脉。临床很多医生由于没有接触过经典 Bassini 手术和 Shouldice 手术，在学习无张力疝修补术前，McVay 手术可能是唯一真正了解腹横筋膜和腹膜前间隙的机会。需要强调的是，如果不打开腹横筋膜，耻骨梳韧带是不可能看到的。与经典 Bassini 手术不同的是，McVay 手术是将肌腱弓组织游离缘与腹横筋膜一起缝合到耻骨梳韧带上，而不是腹股沟韧带上，内侧第一针可缝合在陷窝韧带上，共缝合 4 ~ 6 针。后面的步骤同 Bassini 手术一样，需将精索放回到加强的腹股沟管后壁表面，精索浅面缝合腹外斜肌腱膜、皮下等各层组织。

Bassini 手术和 McVay 手术是张力性疝修补术的代表，无额外的（补片）费用，手术操作相对简单，从经济和学习的角度考虑，仍有存在的理由。应用时要注意两点：一是组织缝合靠拢时打结的力量要适度，并非越紧越好；二是可以考虑在腹直肌鞘上做减张切口，减少对拉缝合产生的组织张力。

4）Shouldice 手术：上述三种后壁修补术有一个共同缺点，即将不同的解剖层次强行缝合到一起，除了张力外，也不利于组织愈合。现代观点认为，所有成年腹股沟疝患者皆存在不同程度的腹横筋膜薄弱或缺损，疝修补术能否成功，关键在于修补重点是否放在腹横筋膜上。Shouldice 发明了腹横筋膜重叠缝合修补术，被公认是组织缝合修补术中最好的术式，20 世纪 70 年代被欧美国家誉为腹股沟疝治疗的金标准，术后复发率约为 5%。

手术要点：切开腹横筋膜，自内环至耻骨结节，再将切开的两叶筋膜重叠缝合并重建内环。先将腹横筋膜外下叶缝于内上叶的深面，内侧应在腹直肌后鞘深面与其缝合，中间和外侧则应与腹横肌深面相缝合；再将腹横筋膜内上叶的边缘缝于髂耻束（或腹股沟韧带）上。

上述两层重叠缝合是以一根单股缝线用连续缝合的方式完成的，从内侧缝到外侧，然后再缝到内侧。新建内环以容纳精索后的缝隙仅能通过血管钳尖为合适。然后同改良 Bassini 手术一样，将肌腱弓缘缝于腹股沟韧带深面，重建增强腹股沟韧带，并缝合两层。最后缝合腹外斜肌腱膜等各层。

Shouldice 手术对于缝线有特殊要求，Shouldice 医院一直使用不锈钢丝缝线，其他医院现在多使用聚丙烯合成缝线。单股缝线异物反应小，不易感染；连续缝合可使张力均匀分布，避免局部撕裂和压榨过度导致组织坏死，这对减轻术后伤口疼痛和复发都是有益的；间段缝合还存在缝线间的缝隙，连续缝合可以使这种间隙缩小。另外，Shouldice 手术要求切除腹股沟管段的提睾肌，以降低术后复发率，但是相关的并发症处理起来比较棘手，因此很多学者建议应当放弃这一步骤。

5）低位股环缝闭术：在膨大的疝囊表面，做垂直、横行或皮纹切口，高位游离疝囊，切开疝囊检查疝内容物（通常是大网膜组织），向上推按回纳后，高位结扎疝囊，最后间段缝合腹股沟韧带和耻骨梳韧带及耻骨肌筋膜，关闭股环。对于难复性疝，有人会在疝囊内侧的陷窝韧带上切开一点以便还纳疝内容物，但是这有损伤异常走行的闭孔动脉可能，所以盲目切开腔隙韧带不宜提倡，在处理嵌顿疝时采用腹股沟入路或腹膜前入路的方法相对安全。松解股环传统的方式是在腹股沟韧带上做"Z"字形离断，最后再将断端作间段缝合恢复重建，如果是应用网片修补，则可以简单、快速地以横断腹股沟韧带的方式松解股环，最后只需将腹股沟韧带断端分别缝在网片上即可，中间留有缺损不会影响重建效果。

（4）开放性无张力疝修补术：是传统疝修补术的继续，近 20 年来，疝修补技术在不断创新和发展，开放性技术在腹股沟疝治疗领域始终占据着主导地位。从 20 世纪 50 年代开始，美国的 Usher、Nyhus 和法国的 Stoppa 就陆续开始分别应用人工合成网片来加强腹壁治疗腹股沟疝。直到 1989 年，Lichtenstein 等发表文章提出无张力疝修补概念，常规利用人工合成材料做疝修补术才渐渐被接受和认可。这类手术与传统组织缝合疝修补术的区别在于使用异质成型材料架构于组织缺损上，不再需要闭合缺损处的肌肉或筋膜，从而彻底解决了缝合修补产生张力所带来的一系列问题。聚丙烯网片用于腹股沟疝修补已成为疝外科的主流方式，目前腹股沟疝手术的复发率仅 1% 左右，下面介绍两种最有影响的术式。

1）Lichtenstein 手术：又称平片法无张力疝修补术，为筋膜前修补，是最简单的无张力疝修补术，是多种腹股沟疝修补术的基础，容易学习，方便示教，有 Bassini 手术经验者，可以很快掌握。美国（外科）住院医生培训课程将其作为基本内容，也是评判各种新术式效果的标杆，故此有人将其称为新的"金标准"。

技术要点：切口从耻骨结节开始向外侧，要很好地暴露耻骨结节和内环，腹外斜肌腱膜下要充分游离，要为放置补片提供一个足够的空间。分离、提起精索时要注意髂腹股沟神经、精索外静脉和伴随的生殖股神经生殖支，注意保护髂腹下神经。斜疝要暴露内环，疝囊高位游离后，小的可以翻入腹腔不结扎，阴囊疝则在腹股沟管中点水平离断疝囊、近端关闭；直疝疝囊可以直接翻入腹腔，大的疝囊还纳后要用可吸收缝线缝合腹横筋膜（或筋膜腹膜全层）将疝囊埋入腹腔。要注意后壁、联合腱处的探查，排除隐匿疝，避免疝遗漏。补片选本 8 cm×16 cm 的 Malex 网片，适当修剪后（宽 5.5～7.5 cm、长 11～15 cm），在外侧端剪一裂口，上尾片稍宽下尾片稍窄，精索根部置于上下尾片之间，补片内侧端剪成脚形圆角状，安放在腹股沟管内侧，要覆盖耻骨结节 1.5～2 cm，上面要覆盖腹内斜肌肌腱弓缘上 3 cm 以上。向上牵开精索，补片圆角以单股不可吸收缝线（4-0，Pzolene 缝线）缝合固定在耻骨结节表面的腹直肌前鞘上，注意不要缝在骨膜上；补片下缘与腹股沟韧带连续缝合，固定 4 针左右，止于内环；向下牵开精索，补片上缘展平于腹内斜肌表面，内环以内可吸收缝线间断缝合 2～3 针（3-0，Vicryl 缝线），注意不要损伤神经。放松牵开的腹外斜肌腱膜后，网片要有适当的松弛。补片两尾端交叉重叠，不可吸收缝线缝合，重建新的内环。补片外侧超过内环 5 cm，塞入腹外斜肌腱膜下。

腹外斜肌腱膜下放置过大网片防止复发有矫枉过正的嫌疑，腱膜下间隙游离范围过大也会带来相应的并发症。考虑到人种的体型差异，通常选用 6 cm×10 cm 的补片，就可达到上述覆盖范围。出于经济原因，只要不是巨大疝，固定补片的缝线也可以全部使用可吸收缝线。

平片法用于股疝修补，只需将腹横筋膜打开，将网片下缘改缝于耻骨梳韧带上即可。就好像组织缝合疝修补术中，肌腱弓-腹横筋膜在 Bassini 手术和 MoVay 手术中的下方缝合部位有所区别一样，分别缝合固定于腹股沟韧带和耻骨梳韧带上。

2）Rutkow-Robbins 手术：又称网塞-平片法无张力疝修补术或疝环充填式无张力疝修补术。1993 年 Rutkow 和 Robbins 阐述了网塞-平片技术可以治疗各型腹股沟疝，特点是操作简便、快捷。随着专用产品的面市，很快赶上 Lichtenstein 疝修补术，与其并列成为腹股沟疝治疗的两大主流术式。1997 年马颂章将其引入国内并大力推广，成为国内医生最熟悉的无张力疝修补术。该技术以网塞充填的方式修补筋膜缺损，以平片覆盖的方式修复薄弱的腹股沟管后壁以预防再发疝，马颂章将其形象地称为疝环充填式无张力疝修补术。

手术要点：切口、精索游离、疝囊寻找等同上，切口可缩短 1/3，斜疝、直疝为腹股沟管切口，股疝为股部切口。小疝囊不必打开，阴囊疝可在外环口水平离断，近端关闭。疝囊高位游离后予以回纳，注意疝囊不能高位结扎，内翻回纳后要留有网塞放置的空间；直疝要在疝囊基底部环形切开腹横筋膜，斜疝要在根部离断部分提睾肌。根据缺损大小，适当修剪掉网塞内瓣（股疝将内瓣全部剪掉），网塞充填缺损后，外瓣间段缝合数针固定于筋膜或周围坚固的组织上。最后将预裁平片修剪后平铺于腹股沟管后壁表面，注意内侧耻骨结节和肌腱弓上方的有效覆盖。股疝不必放置平片，单靠网塞从下向上充填于股环。

网塞技术最初仅用于股疝和复发疝，与平片技术结合后扩大了适应证范围，开始用于各型腹股沟疝的治疗。网塞需用可吸收缝线缝合固定于筋膜层，平片则无须缝合固定，这与 Lichtenstein 手术是有区别的，是 Rutkow 手术的精髓，是手术快捷的保证。但是，如果平片裁剪不充分或者腱膜下间隙游离不到位，平片放置有卷曲，就会影响平片与后壁筋膜的融合，再手术时可看到疝囊从平片与后壁间钻出，因此，有学者强调要像 Lichtenstein 手术一样，将平片内侧部分缝合固定 1～2 针，甚至更多。

（5）腹腔镜疝修补术：是无张力疝修补术的另一个发展方向，是腹腔镜技术在疝外科中的具体应用，是传统的后入路腹膜前疝修补术的延伸。腹腔镜疝修补术有 3 种方式：①腹腔内补片疝修补术（IPOM）。②经腹腹膜前补片疝修补术（TAPP）。③全腹膜外腹膜前补片疝修补术（TEP），3 种术式的修补效果完全一样，区别在于补片的放置位置。IPOM 在腹腔内紧贴腹膜表面，因此操作最为方便，缺点是补片与内脏没有腹膜的隔离，直接接触对材料有特殊的要求；TAPP 和 TEP 在腹膜前间隙，可以安全地放置聚丙烯网片或聚酯网片，是应用最多的腹腔镜疝修补术，后者对技术的要求较高。此外还有腹腔镜疝囊（鞘状突）关闭术，原理和效果类似于传统的疝囊高位结扎术，适用于小儿腹股沟疝等治疗。

腹腔镜腹股沟疝修补术可以方便地完成全耻骨肌孔修补，因此适用于任何类型的腹股沟疝，包括股疝和复合疝，同一戳孔还可以同时完成双侧疝的修补。缺点是需要全身麻醉，学习曲线与开放性技术相比要明显延长。

4. 术后观察

除短时间生命体征的观察外，术后观察的重点内容是排尿、排便情况，伤口有无出血、感染等，术后尽早下床活动是避免尿潴留的有效措施，腹股沟疝手术不需要术前留置尿管。肠切除者，术后重点观察腹部恢复情况，包括胃肠引流、腹腔引流、腹部体征等。嵌顿疝急诊手术后需禁食观察 24~48 小时，呕吐、高热伴异常腹胀、腹肌紧张、肠鸣音不恢复，尤其是中毒性休克时，需考虑肠坏死、肠穿孔或吻合口瘘引起腹膜炎的可能，剖腹探查是安全、明智的选择，诊断性腹腔穿刺有一定的风险。腹股沟疝术后腹股沟管、阴囊内出现的肿块，需观察其大小是否随体位有改变、能否回纳，来鉴别是遗漏疝、血肿、血清肿或复发疝，必要时 B 超检查观察肿块性质、延伸范围等有助于判断。术后几小时内出现的急性血肿，视血肿大小、张力，必要时应予以血肿清除、止血和引流；肿块有张力、不随体位变化、不能回纳、均质低回声是血清肿的特点，暂时不必处理，多可自行吸收；肿块随体位而改变或可以回纳者，应考虑疝性肿块，B 超可显示不均质内容或肠管，术后短期内（1 周）出现，可立即手术探查处理，否则可等到术后 3~6 个月再处理。除非肿块较难复位、嵌顿风险较大，无张力疝修补术者应争取尽早再手术。

5. 术后并发症

疝修补术出现各种并发症的总和约为 10%，国外的经验是专科疝治疗中心的并发症发生率明显降低，这说明疝手术虽然是"小手术"，但精细的手术技巧仍然是降低手术并发症的关键。

（1）出血和血肿：创面渗血和小血管出血是皮下瘀血和阴囊积血的主要原因，避免大面积剥离疝囊、疝囊离断时远端创面止血都非常重要，创面渗血较多时，可在腹股沟管内放置引流管，术后发现阴囊血肿可以等待自行吸收。腹壁下动静脉和异常闭孔动脉的损伤是腹股沟疝修补术的严重并发症之一，可见于缝针时盲目进针穿过血管后的撕拉、嵌顿疝松解时错误地离断疝环或是筋膜后分离时的暴力。分离腹壁下动静脉周围时显露血管是最安全的预防措施之一。活动性出血可形成巨大的腹膜外血肿，B 超检查有助于诊断的确立，腹膜外血肿进行性增大时，应考虑手术探查止血。

（2）浆液肿：主要表现为残留的疝囊远端积液，临床表现与阴囊血肿较难区别，肿块大多在术后 3~5 天开始出现，比血肿出现的时间稍晚，多见于病程较长的斜疝，穿刺可抽出黄色浆液性液体。需与复发疝和遗留疝鉴别，肿块大小不变化，具有张力，通常不延伸至腹股沟管，B 超检查有助于鉴别诊断，可见质地均匀的囊性肿块，其内可有絮状分隔。即使引流消除，拔管几天后可能再度出现，因此不必急于处理，一般在术后 1~3 个月内可自行吸收，如张力和大小无任何改变，再考虑穿刺抽吸。

（3）伤口感染：包括皮肤缝线周围的感染和创面的广泛感染，感染程度不同，后果也截然不同，应用抗生素、引流、拆除缝线为处理的主要措施，如有补片植入，还要考虑是否取出的问题。腹股沟疝修补术后伤口感染率各家报道的差异较大，可以肯定的是疝绞窄是一个高危因素，对于传统疝修补术，感染即意味着失败，因此原则上对于有可能污染和污染的病例，常采用疝囊高位结扎术而不予修补。聚丙烯网片对感染具有一定的耐受性，感染后不取出伤口也多可痊愈，达到修补的目的，如果应用一定要注意缝线的正确选择，但是考虑到网片的价格，暂不提倡无张力疝修补术用于因嵌顿、绞窄而接受急诊手术的患者。对于迟发性感染，尤其是网塞式疝修补术后形成窦道者，尽早去除游离网片是明智的选择。

（4）疼痛：缝合对组织的牵拉是传统疝修补术后疼痛的主要原因，严重者术后呈屈曲体位，短期内不能行走，站立时不能挺直身躯。术中避免强力收紧重建后壁的缝线、腹直肌前鞘加做减张切口、利用髂耻束是减轻缝合张力的主要措施。术后顽固性疼痛不仅见于传统手术，同样见于无张力疝修补术，发生率约为1%，常伴有感觉迟钝、感觉减退或感觉过敏等症状，可分为以下4种类型：神经瘤性疼痛、传入神经阻滞性疼痛、投射痛和牵涉痛。常见原因为神经被结扎和压迫，预防措施包括术中减少广泛解剖、避免损伤。服用止痛剂、局部封闭、手术松解、切除瘢痕、修剪网片及神经切除是治疗顽固性疼痛的方法和步骤。

（5）疝复发：术后疝复发是手术并发症中最敏感的一个问题，术后短期复发被认为主要和术式选择及操作技术有关，复发率是评价一种术式效果的主要指标。根据复发的部位可分为真性复发——复发疝和假性复发——再发疝及遗漏疝，无张力疝修补术强调腹股沟区或耻骨肌孔区的修复，复发率已降至0~3.4%；而传统疝修补术的复发率为5.1%~13.4%。复发疝仍应考虑手术治疗，上述3种情况从解剖、病因及发病时间等各方面来看并不完全相同，分析处理也应有所区别，但在临床实际工作中，再次手术前有时很难确定复发疝的类型，再次手术时，由于瘢痕形成，局部解剖层次发生不同程度的改变，要区分复发疝的类型有时并不容易。疝再次手术应当要求由经验丰富、能够做不同类型疝手术的医师施行，所采用的手术步骤及修补方式只能根据每个病例术中所见来决定，辨别复发类型并非必要。

（6）缺血性睾丸炎、睾丸萎缩：精索静脉广泛损伤、血栓形成或术后静脉回流障碍是缺血性睾丸炎的主要原因。表现为睾丸疼痛、肿胀，术后1周内表现明显，精索、附睾、睾丸变硬并有触痛，可持续数周甚至数月。可不遗留任何睾丸损害而痊愈，也可发展为睾丸萎缩，后者临床上可无任何症状，排除诊断需要随访1年的时间。避免术中精索的广泛分离是最有效的预防措施，对于大的疝囊应横断、旷置，不要求疝囊的完全切除。重建的内环口应能容纳血管钳尖端宽松地通过，传统疝修补术重建的内环具有一定的弹性，组织水肿期过后，不可能妨碍血液回流；无张力疝修补术重建的内环为补片裂口，由于补片皱缩、瘢痕形成，可能引起血液回流受阻，精索穿过网片处的非环状结构的处理可以预防束带样的压迫，病情严重者可考虑行内环处网片纤维索松解术。

（7）输精管损伤：可以是横断伤，用0号Prolene缝线做腔内引导对合修复，3天后抽除；也可以是粗暴操作造成的梗阻，如钳夹造成输精管纤维化，或术后输精管呈弯曲状粘连于腹股沟管后壁扭成结，常表现为射精过程中及射精后出现腹股沟区烧灼样疼痛，称射精不良，由输精管平滑肌突然扩张引起。

（8）膀胱损伤：开放性手术或腹腔镜手术都可以造成膀胱损伤，膀胱位于腹股沟管后壁的内后方，可与直疝或股疝粘连或滑入其中，如患者接受过前列腺的放疗或手术治疗，术中要格外小心，因为严重的纤维化可以使解剖层次消失，个别情况下可能撕裂膀胱憩室。发现膀胱壁损伤，可行双层缝合法修补。

（9）补片引起的问题：合成材料的应用已成为疝修补术的常规，国内目前使用的主要有聚丙烯网片和聚四氟乙烯补片。新材料和新术式的应用也带来了一些新的并发症，如聚丙烯网片刺激组织纤维生长有利有弊，如果与内脏隔离的腹膜有破损，就会与肠管粘连，形成肠粘连、肠梗阻甚至肠瘘；网塞浮动、突出，见于网塞式疝修补术，关键是网塞没有有效固定，缝合处撕裂，固定位置过浅；补片植入组织间隙应该是没有特别感觉的，但是如果将立体结构的定型补片植入一个有限的空间，就可能会因刺激而产生明显的异物感，将疝囊高位结扎未预留放置空间，是初学网塞式疝修补术者最容易犯的一种错误。

6. 手术技巧

准备行疝修补术者，打开腹股沟管后可首先游离精索，观察精索是否增粗、精索后上方有无疝囊，这样可以很快鉴别斜疝或直疝；对于大的斜疝，由于精索过粗可能导致游离困难，则改为先分开提睾肌处理完疝囊，然后再游离精索。游离精索后，后壁探查是必不可少的，这样避免疝遗漏，斜疝合并直疝并不罕见。疝囊还可能存在多囊、分隔的情况，尤其是斜疝，因此术中如果发现探及的疝囊容积与术前检查所见的疝块体积差别较大，一定要完全敞开"疝囊"，向疝环水平探查，或在疝环水平再解剖探查，直视其是否为真的疝囊，高达疝环水平处理（结扎）疝囊，才能避免疝囊（尤其是小疝囊）的遗漏。过大的疝囊需要横断，离断前做好一圈标记，避免离断时迷失走向，可以减少损伤、缩短手术时间。术中严密止血、使用电凝器、避免不必要的疝囊剥离和广泛解剖可以避免血肿的产生，术后依靠沙袋压迫的止血效果非常有限。从感染控制的角度看，无张力疝修补术缝合固定网片时，应选择合成的可吸收缝线或单股不可吸收缝线。

（四）嵌顿疝与绞窄性疝的处理

嵌顿疝发展成绞窄性疝后，疝内容物坏死可继发感染，对全身功能产生严重干扰。如能及时解除嵌顿，病变可能逆转，危象或许可以终止，但是疝嵌顿和绞窄是一个病理过程的两个阶段，依靠临床征象很难精确区分这两个时段，原则上需采取积极的处理措施。除了嵌顿时间短（4~12小时内）、手术条件差、没有绞窄征象的可以考虑手法复位外，原则上嵌顿疝应急诊手术。术前如有脱水和电解质紊乱，应迅速补液或输血。松解嵌顿、解除梗阻、清除坏死组织是手术的主要目的。切开疝囊前应避免挤压，检查时将受累肠管间的肠袢全部拖出是避免坏死肠管遗漏腹腔内的重要步骤，如肠管不慎回缩，进一步探查是必要的，可以扩大内环，也可以在下腹部另做一个切口。术中判断疝内容物是否具有活力非常重要，尤其是肠管组织，在扩张或切开疝环、解除疝环压迫的前提下，凡肠管呈紫黑色、失去光泽和弹性、刺激后无蠕动和相应肠系膜内无血管搏动者，即可判定肠坏死；不能判定时，可在其系膜根部注射0.5%普鲁卡因60~80 mL，再用温热的盐水纱布覆盖该段肠管或将肠管放入腹腔，10~20分钟后再行观察，如肠壁转为红色，肠蠕动及血管搏动恢复，证明尚具有活力，可回纳腹腔；如果肠管坏死或一时不能判断时，则应在患者身体条件允许的前提下，切除坏死肠管，做一期吻合，如患者身体情况不允许做肠切除时，可将坏死肠管置于腹腔外，并在其近侧端切一小口插入肛管以解除梗阻，观察1周左右，待全身情况好转后再行二期手术。既不要轻易切除肠管，更不能将坏死可疑的肠管留于腹腔内，剖腹手术以清除腹腔内坏死组织、引流为主要目的，病情危重者，切除坏死肠管后，肠吻合术应留待二期进行，甚至直接将可疑肠管外置，留待后期处理，不必消耗宝贵的时间来判断肠管是否坏死，这是降低手术死亡率的关键。如果在麻醉消毒过程中嵌顿疝复位，需根据病情和患者对治疗风险的理解态度等具体情况决定是否继续手术，并考虑手术方案的选择。最初的手术目的是松解嵌顿和清除坏死组织，如果此时没有绞窄征象，手术探查只是避免误诊的一种安全选择。通常估计肠管坏死的可能性极小，可终止手术，回病室观察；估计有肠管坏死可能时，应选择经腹切口而不是经腹股沟切口，这样便于手术探查，处理完毕后，经腹腔内行疝囊颈缝合关闭术，即可达到急诊手术的基本目的。

绞窄性疝或术后并发腹膜炎者，可能存在严重的水电解质紊乱，及时纠正可降低围术期风险，必要时还应予以营养支持等治疗。

五、预后

总的来说，腹股沟疝的预后良好。自然病程中，痛苦会随着病程表现地越来越明显，总体上约有3%的嵌顿发生率，股疝发生嵌顿和绞窄的情况大大高于斜疝和直疝。多数情况下，疝手术的目的是消除疾病潜在危险、改善生活质量。相对而言，这是一种比较安全的手术，也是唯一有效的治疗措施。手术风险更多的是患者本身因素所决定的，如冠心病等基础疾病，这些对于高龄患者尤其是急诊病例尤为明显，手术创伤已经降到非常轻微的程度。手术并发症绝大多数情况下也是可以治愈的，很少造成致命危险。

（陈云飞）

第二节　脐疝

脐疝分为婴儿脐疝和成人脐疝两种。婴儿脐疝属先天性疾病，发病原因为脐部发育不全、脐环没有完全闭锁或脐部组织薄弱不够坚固。当腹压增加时，内脏可从脐部突出形成脐疝。脐环上部脐静脉旁多为脐疝突出部位，一般直径在 0.5 ~ 2.0 cm，疝的内容物多是大网膜、小肠，被盖仅为瘢痕组织或皮肤。婴儿腹压增加的主要原因有啼哭、咳嗽或便秘等。婴儿脐疝多属易复性疝，嵌顿少见，哭闹、站立和用劲时，疝块出现增大、紧张，常无其他症状，往往在洗澡、更衣时无意中发现。

婴幼儿脐疝通常迟至 1~2 岁时可因脐环自行关闭而有自愈的可能，因此，在 2 周岁前，除非嵌顿，可以等待。贴胶布疗法和棉带束缚疗法不宜提倡，实际疗效值得怀疑，甚至可能影响自愈，而且可能产生并发症。3 个月大婴儿脐环大于 1.5 cm 的可以适当提前手术，2 周岁时脐环仍未闭者宜手术治疗，大于 4 岁者应考虑疾病给患儿带来的心理影响。手术要点：沿脐下缘做一半圆形切口，向上翻起皮瓣，分离并显露疝囊和脐环，游离疝囊，回纳疝内容物后在脐环处切除疝囊予以缝扎，然后将脐环用不可吸收缝线做间断对合缝合。

成人脐疝常发生在 40 岁以上的肥胖和糖尿病女性，女性和男性的发病比例为 3：1，成人脐疝与婴儿脐疝没有明确的关系，仅有 10% 的成人脐疝在儿童时期出现症状。常见的诱因是妊娠、大网膜脂肪过多、慢性咳嗽、肝硬化腹腔积液等。疝内容物初期多为大网膜，随后会有小肠、结肠等，因与疝囊壁发生广泛粘连，常可形成多房性间隙。成人脐环一般较小，周围结缔组织比较坚韧，因此容易发生嵌顿和绞窄。主要症状是脐部半球形肿块，内容物可回纳或不可回纳，咳嗽有冲击感，常伴有消化不良、腹部不适和隐痛，巨大的脐疝可呈垂悬状。同样表现为脐部包块的还有脐旁疝，缺损紧邻脐环的上方或下方，以脐上多见，可与脐疝、白线疝共存。术前脐上脐旁疝容易确诊，脐下脐旁疝容易和脐疝混淆，好在这些疝的治疗原则相同，术前误诊影响不大。

外科手术是成人脐疝的唯一治疗方法，嵌顿时，应做紧急手术。脐部保留并不影响手术治疗效果，修复的关键是筋膜层。从美学角度看，脐并非是可有可无的。保留脐部只需做一个纵行或横行绕脐切口，将脐部皮瓣翻起就行，对于皮下组织缺如者，剥离皮肤可能比较困难，可以将皮肤连同局部疝囊壁一起翻起。疝囊和疝内容物的处理没有特殊。疝环周围充分游离后，用不可吸收缝线将筋膜与腹膜一起做全层间段对合缝合，脐环边缘筋膜层变薄者，组织缝合修补术宜用 Mayo 手术，将筋膜上下重叠，宽度约 1 cm，全层间段缝合。组织缝合修补时，缝线要尽量带住坚实的肌鞘组织，合并有脐旁疝者，应采用纵行缝合。无张力疝修补优于组织缝合修补，有条件者尤其是肥胖者应尽量选用，可以使用网塞或平片，分离脐环周围腹膜前间隙植入网片是最理想的术式，脐环大于 2 cm 腹膜又难以保留者，可考虑选用 Composix Kugel 补片或 Ventralex 补片。

（陈云飞）

第三节　股疝

股疝通过上方由髂耻束、下方由 Cooper 韧带、外侧由股静脉、内侧由髂耻束变为 Cooper 韧带插入处而构成的腔隙产生。检查时常可见股疝在腹股沟韧带下方产生一个肿块。股疝女性比男性更常见。股疝可以采用标准的 Cooper 韧带（McVay）修补术进行修补。腹膜前途径和腹腔镜途径也提供了良好的视野和入路。股疝修补的最基本要素包括疝囊的分离和切除以及用网片覆盖股环和（或）使髂耻束与 Cooper 韧带对合。

疝囊突入股鞘、股管即为股疝。股疝发病率远较腹股沟疝低，有资料显示，股疝与腹股沟疝发病率之比为 1：10；股疝多见于女性，男、女患者发病比例为 1：4。男性股疝常继发于腹股沟疝有张力的修补术后，由于与腹横腱膜弓（联合肌腱）缝合，股环前缘-髂耻束及邻近的腹股沟韧带被拉向上方，使股环扩大所致。右侧多见，左、右比例为 1：2，双侧者为 1/15。应该强调，女性腹股沟疝和股疝几乎一样多。

一、病因与发病机制

股疝常见于中老年女性，且经产妇较多，这一事实提示女性骨盆的结构特点，妊娠时腹内压增高及肌腱组织牵拉是股疝发生的重要因素。慢性咳嗽、肠梗阻、便秘和劳动强度过大的妇女股疝发病率较高。10% 股疝患者先前有腹股沟疝手术史。

股环由髂耻束、腔隙韧带（陷窝韧带）、耻骨梳韧带（Cooper 韧带）和股静脉构成。股管的内侧为耻骨和腔隙韧带，外侧为髂腰肌。股管内容包括两部分，外侧为股动脉、静脉，内侧为网状间隙及淋巴组织。股管的前鞘为腹横筋膜的延续部分，后鞘与耻骨梳韧带相融合。在股疝突出至股管的过程中，可带有腹膜外脂肪和膀胱的前外侧壁。

一旦疝囊进入股部，内侧受到腔隙韧带压迫，后方有耻骨及 Cooper 韧带压迫，前方有腹股沟韧带、外有股静脉压迫。在卵圆窝处，筛状筋膜的锐利边缘也压迫疝囊。疝囊的压迫导致疝囊颈部纤维化，形成狭窄。疝囊颈的这种狭窄是绞窄的重要原因。通常造成嵌顿的组织结构是这种狭窄的疝囊颈而不是腔隙韧带或耻骨梳韧带。

股疝可压迫股静脉或大隐静脉，由此导致肉眼可见的静脉扩张可作为股疝与其他肿物相鉴别的诊断性体征。

二、治疗

由于以下两个原因，股疝必须手术治疗：①不可能佩带疝带控制股疝的脱出；②股疝绞窄的发病率很高，且多发于老年女性，一旦发生绞窄，可出现很多并发症。

股疝常发生嵌顿或绞窄，故急诊手术往往多于择期手术，多数文献报告二者比例为10：1。如患者出现肠梗阻，而疝局部无压痛，可试行手法复位，短暂观察；若局部触痛，提示有绞窄发生，不应用手法复位。肠管壁疝（Richter 疝）常发生于股疝中，此类患者症状不典型，容易混淆，给诊断造成困难。

（一）手术入路

1. 腿部入路，又称"低位切口手术"

低位途径适用于容易还纳、无并发症的股疝，尤其是体型不胖者。消瘦病例可在局部麻醉下施行。

2. 腹股沟入路，又称"高位切口手术"

腹股沟途径最好用于同侧共存腹股沟疝和股疝的病例，可同时进行修补。

3. 腹部、耻骨上、耻骨后、腹膜前或腹膜外手术入路

这种入路被称为 Mc Evedy 入路，包括正中切口、旁正中切口、横切口。腹膜外途径适用于梗阻或绞窄性疝、先前做过腹股沟疝手术、同时有腹股沟疝和股疝、双侧股疝。

腹膜外入路是进入股管的极好途径，并可进入腹腔处理绞窄的腹内脏器，但这种路径大多数外科医生不熟悉。绝大多数外科医生熟悉的是腹股沟入路，这种入路有两个缺点：一是破坏了腹股沟管的生理机制，二是不能很好地处理绞窄的内脏。腿部入路便于进入疝囊，且出血较少，修补方便，但处理绞窄的内脏很困难。绞窄疝最好做下腹正中切口，除便于处理外，还可全面检查肠管，避免遗漏肠管上的坏死灶。上述入路游离结扎疝囊后，均可运用网片封闭股环。

（二）腿部入路手术

1. 术前准备

无并发症的病例无须特殊准备。因膀胱常为滑疝的内侧壁，故应留置尿管。绞窄疝病例术前应留置胃管；术前应补液，尽量纠正水电解质紊乱。

2. 麻醉

可选用全身麻醉、椎管内麻醉或局部麻醉。

3. 手术

（1）体位：头低足高，15°仰卧位。

（2）铺巾：如有肠梗阻征象或疑有疝绞窄，消毒铺巾应包括下腹正中切口所需的范围。

（3）切口：在疝块表面做与腹股沟韧带平行切口 6 cm 左右，切开皮肤皮下组织，抵达疝外被盖（图 7-1）。

（4）游离疝囊：由于筋膜膜层的作用，疝囊在卵圆窝内常向前上转折，往往使疝囊底位于腹股沟韧带上方，确认后钝性分离其表面的筋膜。疝囊腹膜外的被盖层通常很厚且有纤维化，是导致股疝口狭窄和绞窄的真正原因。

（5）辨认股环：分离疝囊颈后可找到股环，先分离疝环内侧和前缘较方便。将疝颈提起，找到耻骨肌筋膜并找到后缘耻骨梳韧带。

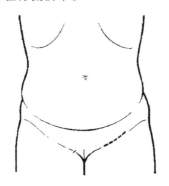

图7-1 股疝腿部切口

最后分离股环外缘股静脉，需十分小心，避免损伤股静脉。由于其表面为筋膜鞘覆盖，故较难辨认。可用触摸法确认股静脉，即触摸到股动脉搏动后，可以确定股静脉位于疝囊和股动脉之间。紧贴疝囊壁分离，使疝囊颈完全游离。

（6）检查疝内容物：注意勿在内侧切开，因为此处粘连常有一些扩张的静脉，一旦出血会影响手术视野。切开疝囊外侧壁，将疝内容物还纳入腹。

（7）缝合和切除疝囊：拉钩拉开周围组织，显露疝囊颈，直视下进针缝扎疝囊颈，避免误缝疝内容物。切除远侧多余疝囊。

（8）修补腹股沟管：将股静脉向外侧拉开，显露耻骨梳韧带及髂耻束，将裁剪好的网片置于二者深面（头侧），先靠近股静脉内侧从耻骨梳韧带深面进针，从其浅面出针。这一针应距离股静脉0.5 cm左右，过于靠近可能压迫股静脉，导致术后下肢血液回流障碍；离得太远则修补不完全。接着由浅到深将网片与耻骨梳韧带、陷窝韧带、髂耻束及其相邻的腹股沟韧带缝合（图7-2），或将网片卷成烟卷状塞入股管以堵塞股环。

缝合皮肤及皮下组织，如果分离困难或无效腔多，应放置引流。

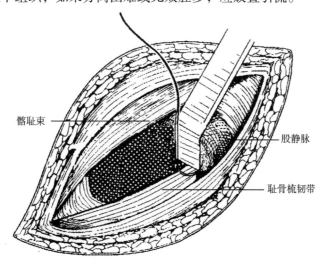

髂耻束

股静脉

耻骨梳韧带

图7-2 网片修补

4. 术式缺点

（1）难以将梗阻肠管拖出检查，这一点与 Ritcher 疝（肠管壁疝）关系最大，病变肠管很容易滑进腹腔，造成不可挽回的后果。

（2）不能行肠吻合，因吻合后不能经股管还纳入腹，行肠切除时需另做切口。

（3）疝内容物难以减少和游离时，腿部切口暴露不好。

（4）很难切除增厚纤维化的疝囊。

（5）病程长的疝，进行修补受到限制。

三、腹股沟入路手术

经腹股沟途径暴露股疝是通过打开腹股沟管后壁腹横筋膜进行分离及修补，切口及分离同腹股沟疝的 Shouldice 手术，腹股沟管后壁的腹横筋膜切开后，认清疝囊颈部的脂肪并钝性分离。

将疝囊从腹股沟韧带上方分出或在腹股沟韧带下方切开，还纳其内容物，贯穿缝扎疝囊颈。

然后用 Lichtenstein 无张力修补或 Shouldice 手术或 McVay 手术修补腹股沟管，前两种手术均应使网片或筋膜与耻骨梳韧带缝合。

四、腹膜外入路手术

可同时暴露两侧股管，但它不是新学者能做的手术，在有经验的医生手里，它是一种很好的术式，能同时经一个切口处理两侧股疝。

患者仰卧，留置导尿管使膀胱排空。耻骨上正中切口切开直至露出腹膜。

另一种切口为 Pfannenstiel 切口，为耻骨上横切口。切开腹直肌前鞘分开腹直肌，该切口瘢痕少。如果仅有一侧疝，可做一侧顺皮纹切口（图 7-3）。

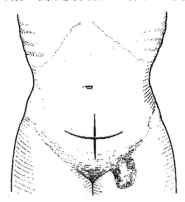

图 7-3　经腹膜外途径切口

向外侧拉开腹直肌，打开腹膜，轻轻钝性分开腹壁肌肉之间的间隙以进入每一边的股管。还纳疝内容物，缝扎疝囊颈，切除远端多余疝囊。若有绞窄，很容易将位于下方的腹膜切开，检查疝内容物等。

修补方法同"经腹股沟入路手术"。腹前壁分层关闭。

经腹膜外途径的缺点：

（1）需广泛游离下腹壁。

（2）不易在局部麻醉下完成。

（3）由于广泛游离，存在腹膜与盆内筋膜之间潜在出血和血肿形成的危险。

（4）如果腹壁修补不当，可发生腹壁切口疝。

（陈云飞）

第四节　白线疝

白线疝是发生于腹壁中线的腹外疝。绝大多数发生于脐与剑突之间，故也称上腹疝。

一、病因病理

白线的腱纤维均为斜线交叉，这一结构可使白线做出形态和大小改变，以适应在躯体活动或腹壁呼吸活动时的变化，如在伸长时白线变窄，缩短时变宽。但当腹胀时又需同时伸长和变宽，就有可能撕破交叉的腱纤维，从而逐渐形成白线疝。

上腹部白线深面是镰状韧带，它所包含的腹膜外脂肪常是早期白线疝内容物。白线疝进一步发展后，突出的腹膜外脂肪可把腹膜向外牵出，形成疝囊，于是腹内组织可通过疝囊颈进入疝囊。下腹部两侧腹直肌靠得较紧密，白线部腹壁强度较高，故很少发生疝。

二、临床表现

早期白线疝小儿无症状，不易被发现。以后可因腹膜受牵拉而出现明显上腹部疼痛，并伴有消化不良、恶心、呕吐等症状。患儿平卧、回纳疝块后，常可在白线区扪及缺损的空隙。

三、治疗

疝块较小而又无明显症状者，可不必治疗，症状明显者可行手术。一般只需切除突出的脂肪，缝合白线的缺损。如果有疝囊存在，则应结扎疝囊颈，切除疝囊，并缝合疝环（即白线上的缺损）。白线疝较大者，可用合成纤维网修补。

（陈云飞）

第五节　闭孔疝

腹腔器官经髋骨闭孔向股三角区（由腹股沟韧带、内长收肌和缝匠肌内缘组成）突出的腹外疝称为闭孔疝。

一、流行病学

女性闭孔疝的发生率高于男性（6∶1），高龄或瘦弱者较多。

二、解剖

闭孔由坐骨和耻骨环抱而成。此孔的盆腔侧的大部分被附着于孔周围的闭孔筋膜所覆盖，但其前上部被闭孔神经和闭孔动脉、静脉穿越处无筋膜覆盖，仅有腹膜和一些腹膜外组织遮蔽。神经和血管穿越的通道为闭孔管，其方向为向前、向下、向内，管长为 2.0～2.5 cm，管的下口在股三角区深层、耻骨肌深部的闭孔外肌上方。闭孔疝时，疝块应出现在股三角上内角深层、闭孔管外口的前方，有时则从闭孔外肌纤维束之间穿出。闭孔动脉在疝囊颈外侧，神经则在动脉上方。

女性骨盆宽大，承受更多腹内压力，闭孔上口略大于男性，闭孔疝发生与妊娠使腹内压增高，并使盆壁组织松弛等因素有关。疝内容物以小肠为主，有时可为结肠、膀胱或卵巢。

三、临床表现与诊断

闭孔疝体表肿块往往不明显，故容易漏诊或误诊。患者的主要症状是闭孔神经受压引起腹股沟区、股内侧疼痛，并放射到膝部，有麻木感或感觉异常。屈曲、内收髋部时疼痛可减轻，疝嵌顿时疼痛加剧如刀割样。此征是闭孔疝的特征性表现，即 Howship-Romberg 征。除 Howship-Romberg 征外，患者可因腹膜受牵扯而出现嗳气、恶心等症状。如进行阴道或肛内检查，可在阴道或直肠侧方触及具有压痛的肿块，压迫肿块时可出现或加重 Howship-Romberg 征。

闭孔疝疝门缺乏弹性，容易发生嵌顿，因易复性者多未被诊断，因此以急性肠梗阻就医者比例较高，其中还有不少以不明原因的肠梗阻而进行手术探查，至术中才确定诊断者。肠管壁疝在嵌顿性闭孔疝中发生率比其他腹外疝为多，因此有些患者并无肠梗阻表现。

四、治疗

闭孔疝一经发现，应尽早治疗。经腹手术是比较理想的进路。进腹后经疝囊颈夹住疝囊底体部，将疝囊翻至腹内并切开，显露闭孔管上孔，缝合其旁闭孔内肌和闭孔筋膜封闭缺口。如缝合时张力偏高，则宜用假体网片修补。最后可结扎疝囊颈并切除囊体。回纳嵌顿肠管有困难时，需切开股三角区，自下而上将疝内容物推向腹腔。

疝带有诱发绞窄的可能，不可采用。早期嵌顿性闭孔疝也不可试用手法复位。

（陈云飞）

第八章

下肢静脉曲张手术

第一节　大隐静脉高位结扎剥脱术

一、适应证

适用于大隐静脉瓣膜功能不全和交通支瓣膜功能不全导致下肢浅静脉曲张明显而深静脉通畅的患者。

二、禁忌证

（1）深静脉血栓后综合征的下肢静脉曲张患者。

（2）布-加综合征的下肢静脉曲张患者。

（3）盆腔肿瘤压迫或浸润引起的下肢静脉曲张患者。

（4）妊娠期的下肢静脉曲张患者。

（5）患肢有急性感染病灶的患者。

（6）重要脏器功能不全，不能耐受手术的患者。

（7）患肢有严重动脉缺血的患者。

三、术前准备

（1）详细检查并行彩色多普勒超声了解下肢深浅静脉的通畅情况及瓣膜功能，必要时做静脉造影。下肢深静脉通畅无阻塞方可手术，如果下肢深静脉瓣膜功能不全在 Kistner 分级Ⅲ级以上，则应行相应手术。

（2）下肢静脉曲张如并发小腿皮炎或溃疡时，应先处理，待炎症控制后再行手术。

（3）下腹、会阴及患肢常规备皮，用油性标记笔或用甲紫和碘酊溶液对需要处理的曲张静脉及功能不全的交通支准确标记。

（4）术前30分钟静脉滴注广谱抗生素。

四、麻醉

硬膜外麻醉、腰麻、局麻，必要时全身麻醉。

五、体位

仰卧位。

六、手术步骤

（1）在股部皮肤皱褶，股动脉搏动内侧卵圆窝处作一 3 cm 长沿皮纹行走的斜切口。

（2）切开皮肤、浅筋膜后，在切口中央显露出大隐静脉干的近段。

（3）游离大隐静脉，在切口下部钳夹横断大隐静脉主干。较早横断大隐静脉主干，有利于向近侧分离大隐静脉与股静脉的交汇处。

（4）提起近端分离近侧大隐静脉与股静脉交汇处，并显露出大隐静脉的分支股外侧浅静脉、阴部外静脉、腹壁浅静脉及旋髂浅静脉，将其分别钳夹、切断、结扎。

（5）自然状态下距股静脉 0.5 cm 处，用 7 号丝线结扎大隐静脉，远侧 0.2 cm 处止血钳压榨后 4 号丝线再缝扎一次，多余部分残端剪掉。

（6）提起远侧大隐静脉止血钳向远侧分离大隐静脉干，若视野内有股内侧浅静脉，钳夹、切断、结扎。向远端大隐静脉腔内插入静脉剥脱器，并用粗丝线结扎控制止血，然后将其送向远端内踝处。

（7）在内踝前上方 2 cm 处作长 1 cm 横切口，分离大隐静脉，钳夹、切断。远端结扎，近端引出剥脱器头部并用 7 号丝线将大隐静脉结扎在剥脱器杆上。

（8）点式切除预先标记好的曲张静脉团块和（或）功能不全的交通支静脉。用小尖刀点状切开皮肤 0.3 cm，小血管钳在皮下分离提出曲张静脉，旋转血管钳，卷曲剔除。结扎交通支，将曲张静脉充分剥离切除，小切口不用缝合。

（9）将剥脱器慢慢向上抽出，助手用纱布压迫已剥脱部位，以利止血。

（10）分别间断缝合切口，若用 5-0 可吸收缝线作皮内缝合关闭踝部和股部切口，外观效果更佳。纱布棉垫覆盖，从足踝部至腹股沟应用弹力绷带适度加压包扎。

七、注意事项

（1）分离大隐静脉要在卵圆窝下方 2 cm 处，此处有一淋巴结作为标志。不要直接在卵圆窝处分离，以免损伤股静脉。

（2）大隐静脉 5 个属支变异较多，有时独立汇入大隐静脉，有时合并后汇入大隐静脉，故高位结扎时一定要在卵圆窝处认清大隐静脉及股静脉，勿将大隐静脉分支误认为大隐静脉结扎，造成手术失败。

（3）剥脱器从股部大隐静脉切口不能向下插到踝部时，可改为从踝部大隐静脉切口向上插入。

（4）抽出剥脱器时动作要轻柔，力量均匀，以免拉断大隐静脉。

（5）术中尽可能结扎所有交通支静脉，避免复发。

八、术后处理

（1）椎管内麻醉术后 6 小时内行患肢气压治疗，每 2 小时 1 次，每次 30 分钟。若无条件，被动行踝关节背屈运动。

（2）术后 6 小时鼓励患者离床活动，每 1~2 小时 1 次，每次 5~10 分钟，卧床时抬高患肢 15°~20°，适度做踝关节背屈运动。

（3）静脉滴注低分子右旋糖酐 500 mL，每日 1 次，连续 3 天。

（4）术后股部切口 7 日拆线，踝部切口 10~12 日拆线。拆线后穿减压袜 3 个月。若静脉瓣膜功能不全，建议长期穿减压袜。

（陈云飞）

第二节　小隐静脉高位结扎剥脱术

一、适应证

（1）原发性小隐静脉曲张患者。

（2）大隐静脉曲张如合并有小隐静脉曲张患者，大隐静脉和小隐静脉需同时手术处理。

二、术前准备

同大隐静脉高位结扎及剥脱术。

三、麻醉

硬膜外麻醉、腰麻、局麻。

四、体位

俯卧位，膝关节稍屈曲。合并有大隐静脉曲张者先仰卧位处理大隐静脉，然后转为健侧向下侧卧位。

五、手术步骤

（1）在外踝与跟腱之间做一长 2 cm 的横切口，切开皮肤，分离出小隐静脉的远端。注意保护腓肠神经。

（2）钳夹、切断小隐静脉，远端结扎，近端插入抽剥器至腘横纹处。

（3）于腘横纹处在抽剥器引导下作一长 2 cm 的横切口，切开皮肤、皮下组织，显露腘筋膜。切开腘筋膜，游离出小隐静脉。

（4）钳夹后切断小隐静脉，近端以 7 号丝线结扎，止血钳压榨后 4 号丝线再缝扎一次，多余剪掉。引出剥脱器头，将小隐静脉远端结扎在剥脱器杆上。

（5）将剥脱器慢慢向上抽出剥脱小隐静脉，助手用纱布压迫已剥脱部位，以利止血。

（6）分别间断缝合切口，若用 5-0 可吸收缝线作皮内缝合关闭踝部和腘窝部切口，美容效果更佳。纱布棉垫覆盖，弹力绷带适度加压包扎。

六、注意事项

（1）在抽剥器引导下于腘横纹处作横切口，切口不宜过高，以免损伤腘静脉。

（2）一般不强求显露隐静脉、腘静脉交界，因分离过高时易损伤胫神经和腘静脉。

（3）腘筋膜应间断缝合，否则可发生脂肪疝。

七、术后处理

同大隐静脉高位结扎及静脉剥脱术。

（陈云飞）

第三节　下肢深静脉原发性瓣膜功能不全手术

下肢深静脉原发性瓣膜功能不全的手术，是指通过瓣膜重建，使关闭不全的瓣膜恢复紧密闭合的结构，以阻断静脉返流。常用术式有静脉瓣膜环缩术、带瓣膜静脉段移植术、肌腱袢腘静脉瓣膜替代术。

一、静脉瓣膜环缩术

静脉瓣膜环缩术首先由张柏根1985年报道临床应用。原理是在股浅静脉瓣膜下环缝缩窄，纠正静脉管径扩大而引起的静脉瓣膜相对关闭不全，减轻下肢静脉瘀血状态。以后虽然衍生了几种术式，在静脉瓣膜环缩使用的材料不同，缩窄部位有别，但理论基础一致。本手术操作简单，疗效确切。

（一）适应证

（1）患者有下肢深静脉瓣膜功能不全的临床表现。

（2）经顺行性造影显示深静脉通畅、扩大，呈直管状，静脉有明显扩张，瓣膜形态大致正常。

（3）Valsava试验和逆行造影显示股浅静脉瓣膜功能不全，返流程度在Ⅱ度以上。

（二）禁忌证

（1）既往有下肢深静脉血栓形成病史的患者。

（2）有引起下腔静脉回流障碍的疾病，如心脏瓣膜病、下腔静脉梗阻、肿瘤压迫的患者。

（3）经造影显示深静脉瓣膜缺如的患者。

（4）全身情况差，不能耐受手术的患者。

（5）全身或患肢有感染灶的患者。

（三）术前准备

（1）下肢深静脉逆行及顺行造影，了解静脉扩张剂逆流情况。

（2）如有下肢慢性溃疡，应连续换药，使创面洁净，周围炎症消退后方可手术。

（3）术前预防性应用抗生素。

（四）麻醉

连续硬膜外麻醉。

（五）体位

仰卧位，患肢略外展。

（六）手术步骤

（1）腹股沟韧带下方股动脉搏动内侧纵行切口，长约8 cm，显露大隐静脉，结扎大隐静脉各属支，显露出股总静脉、股浅静脉和股深静脉。在股浅静脉与股深静脉汇合处的远侧可见到股浅静脉第一对瓣膜。此时该静脉瓣处静脉有不同程度的扩张。

（2）检测股浅静脉瓣膜功能：瓣膜所在处的股浅静脉略膨出，在瓣膜远侧5 cm处阻断股浅静脉血流，并同时阻断股深静脉血流，将阻断处近侧的血液挤压到股总静脉内，使之排空，如放开挤压的手指，可见血液立即通过瓣膜向远侧倒流，证实该瓣膜功能不全。

（3）确定股浅静脉最高的第1对瓣膜后，游离该静脉瓣下2 cm的静脉段，轻刺激股浅静脉使之呈痉挛状态。

（4）取7-0双针无损伤血管缝线，在瓣环最低点下约2 mm，自静脉后壁开始，沿静脉壁两侧缝至前壁，缝针间距约2 mm，不能穿透静脉壁。结扎缝线，使静脉保持痉挛状态时的口径。也可利用大隐静脉或人工血管制成5 mm宽的片状物，包绕在瓣窦下，并固定于静脉壁。

（5）若大隐静脉曲张未处理，可将大隐静脉高位结扎，分段剥脱曲张静脉。

（6）缝合切口。

（七）注意事项

（1）准确确定股浅静脉的第1对瓣膜，通常位于卵圆窝下方7~8 cm处。

（2）术中见股静脉扩张明显而静脉瓣膜存在时，手术效果较好，否则应根据情况行其他瓣膜重建术。

（3）环缩的松紧度要合适，不可环缩过紧，缝合及固定时要避免损伤静脉内膜，以防深静脉血栓形成。用7-0无损伤血管缝线，不能穿透静脉壁，使缝合后的静脉口径相当于痉挛状的静脉口径（一般缩小1/3）。

（八）术后处理

（1）低分子右旋糖酐500 mL，每日1次静滴，连续5天。

（2）口服阿司匹林50~100 mg，每日1次，服1~2个月。

（3）抬高患肢，以利静脉回流，早期床上做踝关节背屈运动，气压治疗，每6小时1次。第二天可下床活动。

二、带瓣膜静脉段移植术

利用一段带有正常瓣膜功能的肱静脉或腋静脉作股静脉间置移植，以替代失去功能的股静脉瓣膜，防止血液倒流，改善下肢静脉高压状态。

（一）适应证

（1）下肢深静脉血栓后综合征的患者，血管已再通而瓣膜遭破坏，造影显示深静脉有严重倒流。

（2）原发性下肢深静脉瓣膜功能不全而股浅静脉瓣膜破坏严重无法修复，造影显示深静脉有严重倒流的患者。

（二）禁忌证

（1）患者有下肢深静脉血栓后综合征，但髂静脉、股静脉未再通。

（2）供瓣膜侧肢体静脉回流不畅。

（3）术前检查或术中检查供移植段静脉瓣膜功能不全或静脉管径较细。

（三）术前准备

（1）下肢深静脉逆行或顺行造影，证明股静脉、髂静脉通畅，并了解深静脉瓣膜功能不全的程度及范围。

（2）上肢深静脉顺行造影，观察腋静脉、肱静脉管径粗细，以及其中瓣膜的数目和位置，选择适合移植的静脉段，确定静脉瓣膜功能正常，一般以左上肢为首选。

（3）手术开始前预防性应用抗生素。

（四）麻醉

上肢采用臂丛麻醉，下肢采用硬膜外麻醉。也可做全身麻醉。

（五）体位

仰卧位，取静脉侧患肢外展。

（六）手术步骤

（1）在股动脉搏动内侧自腹股沟往下作纵行切口，长约 10 cm。显露股总、股浅和股深静脉，并经测试证实有股浅静脉最高一对瓣膜功能不全。

（2）将选取移植段的上肢外展 90°，沿肱二头肌沟近侧段作纵行切口，长约 8 cm。

（3）切开皮肤、皮下组织和深筋膜。贵要静脉恰在肱二头肌沟内上行，小心避免损伤。将肱二头肌向外侧拉开，切开血管鞘膜，显露肱动脉和肱静脉。此段正中神经列于血管的外侧，慎勿损伤。找出将选用的瓣膜，测试其功能完好后，切取含瓣膜的静脉一段，长 2 cm，遗留静脉远近端结扎。

（4）严密止血，切口内放皮片引流，依次缝合上肢切口各层。拟移植的静脉段用肝素盐水冲洗，保存备用。

（5）移植静脉段的吻合：静脉注射肝素 1 mg/kg 使全身肝素化。用无损伤血管阻断钳阻断血流，控制股总、股浅及股深静脉。在股浅静脉最高一对瓣膜的远侧切断股浅静脉，断端回缩留下的空隙以备带瓣肱静脉移植，若断端空隙不足 2 cm，去除小段股浅静脉，使断端空隙为 2 cm。将带有瓣膜的静脉段顺行置入做端端吻合。用 7-0 的无损伤缝线做连续外翻缝合，肱静脉的近端对股浅静脉的近端。

（6）严密止血，置引流管，逐层缝合切口。

（七）注意事项

（1）移植段与受移植段管径的比例不能小于 1 : 3，尽可能口径一致，若取腋静脉段，应在头静脉汇入处远侧切取。

（2）静脉取下后立刻浸泡在生理盐水中，以防其干燥。

（3）吻合血管时动作要轻柔，保护静脉内膜，以免手术后血栓形成。

（八）术后处理

（1）术后卧床 1 周，患肢抬高，床上做踝关节背屈运动，气压治疗，每 6 小时 1 次。

（2）低分子右旋糖酐 500 mL，每日 1~2 次，共 7 天。

（3）低分子肝素 0.1 mL/kg，每日 2 次皮下注射，共 5~7 天，之后口服华法林 3 个月。

（4）下床时穿减压袜。

三、肌腱袢腘静脉瓣膜替代术

腘静脉瓣膜替代术又称腘静脉外肌袢形成术。手术原理是利用半腱肌和股二头肌形成的腱袢，兜勒住腘静脉，在肌肉收缩和放松的过程中，使腘静脉获得瓣膜样功能，从而消除小腿静脉高压状态，是深静脉重度倒流、特别是先天性深静脉无瓣膜症和深静脉血栓形成后完全再通者，用其他方法无法应用时的唯一可供选用的方法。但本手术并发症较多，应严格掌握手术适应证并保证手术规范、精细操作。

（一）适应证

（1）下肢原发性深静脉瓣膜功能不全重度倒流的患者。
（2）下肢深静脉血栓形成后完全再通，静脉瓣膜已遭破坏的患者。
（3）患者为先天性下肢深静脉无瓣膜症。

（二）禁忌证

（1）各种原因不能耐受手术的患者。
（2）下肢深静脉血栓形成后无再通或部分再通的患者。
（3）不能正常行走的患者。

（三）术前准备

同前。

（四）麻醉

连续硬膜外麻醉或腰麻。

（五）体位

俯卧位。

（六）手术步骤

（1）俯卧位，膝下垫一软枕：在腘窝横纹近侧 3 cm 处作横"S"形切口，切口的内侧沿半腱肌向上延伸 4 cm，外侧向下达腓骨小头。

（2）切开皮肤、皮下组织和深筋膜，在该筋膜深面向上、向下分离 4 cm，以扩大手术野。

（3）在切口外侧股二头肌腱内侧缘腘窝脂肪组织中显露腓总神经，以橡皮带绕过免受损伤。在切口中部分离脂肪组织，显露胫神经，用橡皮带绕过牵向一侧。

（4）向侧方拉开胫神经在其深面继续分离脂肪组织，显露腘静脉。游离腘静脉一段，长 2~3 cm，用橡皮带绕过。此段腘静脉常有 1~2 个分支，游离时需切断、结扎。

（5）在切口内侧解剖半腱肌，在胫骨内侧的止点处切断，再向近侧游离 12 cm。将已切断的半腱肌经腘静脉的深面引向外侧，并使胫神经和腓总神经皆位于其浅面。

（6）在切口外侧股二头肌腱远侧段纵行剖开该腱的内侧部分，切取 1 cm 厚的肌腱片，向下在腓骨头止点处切断，向上游离达 12 cm 长度。将游离段的肌腱包绕缝合，使其表面光滑，且粗细约与半腱肌相当。

（7）将半腱肌和股二头肌两个游离端于腘静脉深面重叠缝合 1 cm，形成"U"形肌腱祥。提起"U"形肌腱祥，其宽松度一般以提起 4~5 cm 为宜。

（8）取细硅胶管 1 根，一端置于腘静脉深面腱祥旁，另一端置于切口外。缝合深筋膜、皮下组织及皮肤。

（9）待皮肤缝毕后注入醋酸氢化可的松 1 mL，预防腱祥粘连，注药后随即拔出细硅胶管。

（七）注意事项

（1）腱祥长度至关重要，过长对腘静脉无兜勒作用，过短则可钳闭腘静脉。

（2）在游离和切断股二头肌时，须注意保护腓总神经，以免损伤。

（八）术后处理

（1）术后卧床 1 天，患肢抬高，在床上做踝关节背屈运动，气压治疗，每 6 小时 1 次。

（2）低分子右旋糖酐 500 mL，每日 1~2 次，共 7 天。

（3）术后穿减压袜 3 个月。

（陈云飞）

第九章

慢性动脉硬化性闭塞症手术

慢性动脉硬化性闭塞症（ASO）的手术方式总体可以分为传统开放手术、腔内治疗和两者相结合的杂交手术。传统手术中主要包括旁路手术和内膜剥脱。前者一般根据近远端吻合口的部位来命名，常用的有腹主动脉-髂/股动脉旁路，股动脉-膝上/膝下腘动脉旁路，股动脉-胫前/腓/胫后动脉旁路，腋动脉-股动脉旁路，股动脉-股动脉转流。后两者的血流线路与生理解剖途径不符，又称为解剖外旁路。旁路的移植物目前主要仍然以自体大隐静脉和人工血管旁路为主。有少数脱基质的异种血管可以用于临床。虽然针对旁路手术设计研发组织工程血管移植物的相关研究不少，但是距离临床实际应用仍然有一定距离。内膜剥脱主要用于病变相对较短、硬化斑块集中的病变。腔内治疗是近年来兴起的新方法，主要包括球囊扩张、内支架、导管溶栓和斑块旋切等，主要优点是创伤小，术后恢复快，在 ASO 的总体手术中所占的比例不断升高，在大的血管中心高达 70%～80%。杂交手术将传统开放手术和腔内治疗相结合，例如髂动脉球囊扩张和内支架术后再行股-腘动脉旁路，髂股动脉段开放手术创伤相对较大，而内支架术后中远期通畅率高，适合于腔内治疗，同时为股-腘动脉旁路提供了流入道，而股腘动脉段长段闭塞不适合于腔内治疗，旁路手术的通畅率更高，这样通过两种手术方法取长补短，以求获得最佳的治疗效果。尽管腔内治疗发展迅速，所占比重明显上升，甚至已经超过旁路手术。但是，旁路手术仍然具有不可替代的价值，例如 TASC C 级和 D 级的长段或者多节段病变，内支架术后的中远期通畅率较低，仍然需要旁路手术。自体大隐静脉中远期通畅率高，抗感染能力强，顺应性好，是腹股沟水平以下动脉旁路的首选移植物。本章主要讲述腹股沟水平以下自体大隐静脉动脉旁路的几种常用术式。

第一节　大隐静脉倒置转流手术

一、相关解剖

股总动脉在腹股沟中点深面延续于髂外动脉，在腹股沟韧带下方 2～5 cm 处分为股浅和股深动脉。股深动脉向后、向外走行，发出旋股内侧和旋股外侧动脉。股浅动脉通过股三角入收肌管，逐渐由股前部转折股内侧部，出收肌管裂孔至腘窝移行为腘动脉，在腘肌下缘分为胫前和胫后动脉，胫前动脉向前穿过小腿骨间膜上方在小腿前群肌之间下降，移行于足背动脉。胫后动脉沿小腿后面浅、深屈肌之间下降，经内踝后方转入足底。腓动脉起于胫后动脉上部，其近端的胫后动脉也称作胫腓干，腓动脉经胫后动脉前面斜向下外，再沿腓骨内侧下降至外踝上方浅出。

大隐静脉起自足背静脉网内侧，于浅筋膜内经内踝前方沿小腿内侧上行，渐偏后经股骨内侧髁后方转至大腿内侧，向前上方行至耻骨结节下外方，经卵圆窝汇入股静脉。大隐静脉根部汇入股静脉前一般有 5 条属支：旋髂浅静脉、腹壁浅静脉、阴部浅静脉、股内侧静脉和股外侧静脉。大隐静脉全程有 9～10 对瓣膜，起到防止血液反流的作用，旁路手术中将大隐静脉取出倒置后再行吻合就是为了顺应瓣膜对血流方向的控制作用。

二、适应证

严重的间歇性跛行（＜100 m）；Rutherford 4～5 级缺血，即静息痛，下肢溃疡，或者局限性坏死；间歇性跛行绝对距离虽然未达到＜100 m，但是患者年龄较轻，对无痛步行时间要求相对较高。

三、术前准备

（1）全身检查：患者虽然以下肢症状前来就诊，但是 ASO 是全身性病变，下肢缺血的同时往往合并有心、脑血管病变，也是术后并发症发生的常见因素，所以要求医生必须具有"全局"观，术前注重全身情况的评估，除了血常规、血脂、血糖、肝肾功能、心电图、胸片等常规检查外，最好进行 24 小时动态心电图和心超评估。

（2）缺血程度客观评估：下肢无损伤节段性测压和动脉血流描计。

（3）血管影像学评估：是判断和评估旁路流入道和流出道条件的主要方法，常用的方法包括 MRA 和 CTA。两者各有优缺点，前者无造影剂肾病风险，无放射性损伤，但是对于斑块的显影相对较差，而且可能夸大血管闭塞程度，误判流出道条件差，影响远端吻合口位置的准确选择；后者虽然具有放射性损伤和造影剂肾病的潜在风险，但是可以清晰显示斑块，依靠"斑块减影"的技术处理可同时显示出斑块部位的血流情况，一般无明显"闭塞夸大"效应，而且随着等渗性造影剂的使用，肾损害和过敏反应发生率降低。因此，笔者倾向于使用 CTA。对于 MRA 或者 CTA 评估仍然存在疑问的病例，最后还可以通过数字减影血管造影进一步评估。另外值得一提的是彩超评估，更加简便、易行，目前国内应用所受的限制主要是临床医生检查时并不在场，只是获得文字描述和某一较短节段的图片，比较抽象地判断和"想象"闭塞及流入、流出道等情况，妨碍了对手术条件的准确全面评估。如果超声检查时手术医生能够在场动态了解血管和血流的全面情况，或者更加理想的是手术医生直接参与超声检查操作，从手术需要的角度直接获取信息，将可以最大限度地利用超声评估的优势，甚至可以避免 MRA 和 CTA，此外可同时评估大隐静脉、头静脉、贵要静脉和小隐静脉，包括直径、有无曲张、通畅度、有无血栓等。

（4）手术当天准备会阴部和下肢皮肤，估计一侧大隐静脉长度不能满足要求，需要同时取对侧大隐静脉拼接的患者，同时备对侧下肢皮肤。

（5）麻醉时静脉预防性使用抗生素。

四、手术步骤

1. 显露探查膝上/膝下腘动脉

靠近膝关节，大腿内侧，缝匠肌前缘，尽量靠近大隐静脉走行，做纵行切口，切开深筋膜，显露出血管神经鞘，分离出腘动脉，探查动脉壁硬化程度，了解是否存在管腔狭窄，评估作为远端吻合口的可行性。若不适合，在膝下内侧另作切口，切开深筋膜，利用自动牵开器将腓肠肌、比目鱼肌向后牵开，向前牵开内收肌，在胫骨后方显露出腘动脉，位于腘静脉的后外侧。游离 4～5 cm，用血管阻断带套起。

2. 显露股总动脉

腹股沟区，沿股动脉搏动走行，做纵行切口，1/3 位于腹股沟皱襞上。切开深筋膜，在股静脉外侧，股神经内侧显露股总、股浅和股深动脉，分别套血管阻断带。探查股总动脉硬化程度，硬化斑块分布，尽量避开斑块选择切开作为近端吻合口，如果整个周径硬化明显，不适合作为吻合口，可先行内膜剥脱。

3. 切取大隐静脉

利用显露股总动脉的切口，于股总动脉内侧、深筋膜的浅层，显露大隐静脉主干，离断、结扎 5 根主要属支。沿大隐静脉走行，根据所需长度，自大腿至膝下内侧，做多个间断切口制成皮桥，显露游离大隐静脉主干，离断、结扎 5 根属支，注意结扎时避免贴近大隐静脉管壁，以免缩小管腔，影响血流。在卵圆窝靠近隐股交接点切断大隐静脉，近端结扎两道，血管夹阻断远端。根据所需长度，离断大隐静脉主干远端，取下后，用平针头由远端向近端注射肝素生理盐水，注射时由远而近地分段阻断大隐静脉，一方面扩张管腔，另一方面检查有无漏扎的属支断端或者破口，结扎或者用 6-0 无损伤血管缝线修补。以血管夹为标记，或用其他方法，辨清大隐静脉的近远端，确保吻合时处于倒置状态。将大隐静脉理顺、放直，可用美蓝沿大隐静脉长轴做一标记，待完成一端吻合，经隧道引至另一端时作为防止扭曲的指引。

4. 建立隧道

使用隧道器，于缝匠肌下或者皮下，自腘动脉显露切口向腹股沟切口建立隧道，留置隧道器。相比较而言，在缝匠肌下建立的隧道大隐静脉走行的角度较为缓和，而且术后不易受压，因此推荐使用。在吻合前建立隧道，并将隧道器留置在位的优点是：避免建立隧道突破时可能撕裂已经建立的吻合口。

5. 近端吻合

外周静脉注射肝素 30～50 mg。无损伤血管钳阻断股总动脉的近远端，若靠近股总动脉分叉，可以分别阻断股浅和股深动脉。股总动脉前壁较软部位纵行切开 1 cm。纵行剖开大隐静脉远侧断端，剪去两角，6-0 无损伤血管缝线与股总动脉做连续外翻缝合。大隐静脉由外而内、股总动脉由内而外进针，以避免股总动脉内膜/斑块分离形成活瓣影响吻合口通畅。每一针均应穿过动、静脉壁全层，特别是内膜，吻合最后完成前，分别开放远近端阻断，冲出血凝块和空气，观察远端回血。

6. 远端吻合

伸直小腿，获得移植物所需的最大长度，将移植物的另一端缝合固定于先期留置到位的隧道器头端，注意对准调直，避免在隧道内扭曲。移植物引到腘动脉显露切口之后，开放其近端吻合口的阻断钳，通过喷血是否通畅，最后确认移植物有无扭曲受阻。用小的心耳钳阻断预期吻合的腘动脉节段，切开动脉前壁约 8 mm，肝素生理盐水冲洗管腔，纵行剖开大隐静脉近侧断端 8 mm，修建两角及边缘，与腘动脉做端侧连续外翻缝合，每一针必须缝合动、静脉全层，缝至最后 2 针时，松开腘动脉阻断钳，观察回血是否通畅。再次阻断腘动脉，完成吻合。开放近端阻断，检查移植物以及远端腘动脉搏动是否良好。

7. 关闭切口

严密止血，近远端吻合口各放置 1 根负压球引流，另戳口引出。

五、术中注意事项

（1）游离大隐静脉时操作轻柔，避免暴力，以免撕裂静脉壁。

（2）结扎大隐静脉属支时避免贴近主干，以免移植物缩窄。

（3）冲洗、扩张准备移植物时，避免压力过高，避免内皮细胞损伤，降低移植物血栓形成的发生率。

（4）吻合时，进针顺序为移植物由外而内，动脉由内而外，避免动脉内膜斑块翻起。对于动脉钙化严重、进针困难者，可以使用专门穿透钙化斑块的缝针。

（5）吻合口上下端的两个角容易漏血，适当缩小针距。

（6）与人工血管相比，大隐静脉在通过隧道时容易发生扭曲，导致闭塞，在牵引通过隧道的过程中注意避免，完成远端吻合口前后放血确认移植物是否通畅。

（7）大隐静脉留取的长短应合适，过短吻合口存在张力，可能导致吻合口撕裂出血，尤其术后伸直下肢/活动时；过长则大隐静脉迂曲甚至打折，引起闭塞。因而，在完成近端吻合口将移植物引至远端切口后，应该伸直下肢，反复确认移植物应该保留的长度。

六、术后处理

（1）监测生命体征，注意 ASO 患者全身基础疾病所带来的全身重要脏器的并发症。

（2）观察引流管是否通畅，引流液的颜色、总量以及引出速度。

（3）观察足背/胫后动脉搏动，足及足趾的皮色、皮温。

（4）抗炎治疗。

（5）围手术期抗凝，使用低分子肝素。

（6）对于流出道条件较好的患者，长期给予氯吡格雷抗血小板，配合使用西洛他唑，抗血小板、缓解缺血的同时，还有抑制内膜增生的作用。

（7）对于流出道条件差，尤其是膝下旁路的患者长期口服华法林，监测 INR，控制 INR 在 2~3，超过 3 立即暂停。

（8）卧床 1~2 天。

（9）拆线后下肢节段性测压，与术前相比，同时留作今后随访的参照。

（王佩珊）

第二节　大隐静脉原位旁路吻合术

原位大隐静脉股动脉-腘动脉旁路术由 Hall 在 1961 年首次成功施行，之后逐渐成为治疗下肢 ASO 的常用术式之一。与大隐静脉倒置旁路相比，其主要优点包括：①移植静脉与动脉的口径相近，匹配性更好，在膝下旁路时更加明显，尤其远端吻合口需要重建于胫动脉或者腓动脉时。②保留了部分移植静脉的滋养血管。③避免长时间热缺血给移植静脉带来的损伤。另外，原位旁路的特殊之处是需要使用瓣膜刀破坏大隐静脉瓣膜，保证血流通畅。

一、适应证

（1）同本章第一节相关内容。

（2）病变累及膝上腘动脉，甚至膝下腘动脉主干，远端吻合口需要重建于膝下腘动脉，甚至其远端分支。

（3）大隐静脉近端直径 <4 mm，远端直径 <2 mm，施行倒置大隐静脉旁路有困难时。

二、术前准备

同本章第一节相关内容。根据所需大隐静脉的长度和远端吻合口的预计位置，标记所需显露的大隐静脉的全程走行。

三、手术步骤

1. 显露探查膝上/膝下腘动脉

同本章第一节相关内容。

2. 显露股总动脉

同本章第一节相关内容。

3. 显露、准备大隐静脉

在股动脉内侧浅筋膜层中解剖显露大隐静脉，离断结扎主要属支，沿大隐静脉行径标记分别做几处皮肤切口，存留皮桥，显露大隐静脉前壁，结扎所有属支，保留后壁完整性，利于保留移植静脉壁的血供。

4. 近端吻合

外周静脉注射肝素 30~50 mg。切开卵圆窝处的浅筋膜，显露大隐静脉汇入股静脉处。可以连带一小部分股静脉壁切下大隐静脉，从而获取尽可能长的大隐静脉。5-0 或者 6-0 无损伤缝线缝合股静脉切口。阻断股总动脉近远端，或者分别阻断股总、股浅和股深动脉。切开股总动脉前壁 1 cm。剪大隐静脉近侧断端，头端两侧边缘修剪成椭圆形，自其根部 6-0 无损伤血管缝线从大隐静脉外侧进针，股总动脉切口的远端出针。大隐静脉边距 1 mm，股总动脉 1.5 mn，针距均为 1.5 mm，完成大隐静脉-股总动脉端侧连续外翻缝合。

5. 切除大隐静脉瓣膜

完成近端吻合，开放近端血流，血流进入至第 1 对瓣膜受阻，使得该段静脉扩张。将瓣膜刀从大隐静脉远心端向上插入至股总动脉和大隐静脉的近端吻合口，轻轻旋转并向下牵拉，依次切割破坏大隐静脉瓣膜，重复数次直至移植物远端出现剧烈的搏动性喷血。

6. 远端吻合

用小号心耳钳阻断预先显露的膝上/膝下腘动脉，纵行切开前壁约 8 mm。纵行剖开大隐静脉远侧端后壁，修剪成椭圆形，在椭圆形根部用 6-0 无损伤血管缝线从大隐静脉外到里进针，腘动脉切口的近端里到外出针，大隐静脉边距 1 mm，腘动脉边距 1.5 mm，针距

1.5 mm，行大隐静脉和腘动脉端侧连续外翻缝合，在缝至最后两针时先短暂依次开放腘动脉和大隐静脉血流，冲出血凝块和气体，然后完成吻合。

7. 关闭切口

严密止血，近远端吻合口各放置 1 根负压球引流，另戳口引出。

四、术中术后注意事项

1. 移植静脉撕裂

施行瓣膜切除破坏时，忌用暴力，否则可能撕裂移植静脉，以及破坏较多内皮细胞，增加移植物血栓形成的风险。预防的方法是瓣膜切除过程中如果遇到阻力，应该将瓣膜刀轻轻旋转，调整方向至阻力减小时再轻柔地继续切除瓣膜。

2. 大隐静脉瓣膜切除不全

原位大隐静脉旁路术成功的关键在于移植静脉瓣膜必须切除完全，否则移植物因为血流不通畅容易导致急性血栓形成，导致手术失败。所以，使用瓣膜刀切除瓣膜时应该多次反复，直至大隐静脉远端剧烈喷血为止。

3. 动静脉瘘形成

如果漏扎大隐静脉较粗的属支，术后可能形成流量较大的动静脉瘘，导致静脉分流，减少了远端动脉血供，同时增加心脏的前负荷。因此，术中尽量结扎大隐静脉较粗的属支，必要时可以术中移植物造影识别。

（王朋欢）

第三节　大隐静脉股动脉-胫前动脉、
胫后动脉-腓动脉旁路吻合手术

一、适应证

在缺血程度达到第一、第二节适应证所描述的程度基础上，闭塞的平面累及腘动脉主干，而胫前、胫后动脉或者腓动脉通畅。

二、术前准备

不像股动脉-腘动脉膝上旁路可以选择人工血管作为移植物，吻合到如此远端的水平，人工血管无论是直径的匹配性，还是通畅率都难以胜任，要求必须使用自体大隐静脉作为移植物，至少需要使用人工血管-大隐静脉复合移植物，利用大隐静脉跨越膝关节，与远端动脉吻合，如果吻合平面低，大隐静脉长度不能满足要求，可以考虑取两侧大隐静脉拼接，或者大隐静脉与头/贵要静脉拼接来完成。因此，术前评估除了参考本章第一、第二节的全身和局部评估外，需要着重评估双侧大隐静脉的长度、直径、通畅度以及有无曲张，同时必要时评估头静脉/贵要静脉的通畅度和直径，进行标记，便于指引术中切取。

三、手术步骤

1. 显露股动脉

同本章第一节相关内容。

2. 胫后动脉和腓动脉显露

可以利用小腿内侧取大隐静脉的切口，切开深筋膜，在胫骨后方切断比目鱼肌附着点，进入小腿后深肌室。胫后动脉位于后深肌室浅面（趾长屈肌上方），与成对静脉伴行，手指探查关闭是否柔软，是否存在管腔，游离出一段备吻合。

腓动脉位于后深肌室的深面，靠近腓骨。沿小腿上部蹞长屈肌的深面游离，可见成对伴行静脉包绕腓动脉，为了便于显露腓动脉，必要时离断静脉。

3. 胫前动脉的显露

沿小腿前外侧做纵行切口，沿胫前肌肌腹外侧，胫骨上方肌和趾长伸肌之间分离，在骨间膜上方可见胫前动静脉和伴行的腓深神经。近端有大量肌束，放低下肢显露部位可以使血管变浅，有利于操作。

4. 行大隐静脉倒置旁路

取大隐静脉或者行大隐静脉原位旁路，方法分别同本章第一、第二节。

大隐静脉长度不足时可以取上肢浅静脉作为补充。头静脉位置相对表浅，可以从远端游离至三角肌肌间沟，但前臂段接受穿刺、置管等操作的机会相对较多，可能存在管壁硬化或者血栓形成。贵要静脉位置相对较深，接受过穿刺等操作的机会相对较少，质量相对较好，近端可以一直游离至腋窝，游离过程中注意避免损伤臂内侧皮神经、尺神经和正中神经。

另外，还可以考虑取小隐静脉。切取时可以取俯卧位，在外踝后方取切口向小腿后方延长，注意保护相邻的腓肠神经。获取后转为仰卧位，重新消毒铺巾。

拼接所获取的几根静脉段，整理好各静脉段，近端向远端呈锥形。两拼接端剪成45°斜面，用7-0无损伤血管缝线行端端吻合。注意做到内膜对内膜的外翻缝合。完成之前，冲洗扩张静脉，防止静脉-静脉吻合的"荷包"缩窄效应。

5. 近端吻合

同本章第一、第二节相关内容。

6. 建立隧道

基本同本章第一节。远端吻合于胫前动脉时，可以通过小腿骨间膜建立隧道。在胫前动脉吻合口上方2 cm处的骨间膜上开窗，约15 mm，通过此窗与膝下腘窝之间建立一隧道。

7. 远端阻断

对于远端阻断空间小，尤其伴有明显钙化时，可以考虑使用驱血带驱血后，上止血带阻断的方法。

（高 兵）

第十章

周围动脉瘤手术

第一节　股动脉瘤与腘动脉瘤手术

一、概述

累及股动脉、腘动脉节段的动脉瘤是最常见的外周动脉瘤。然而，对于此类病变的理想处理方法的争论还在持续，尤其是那些发现时无症状的动脉瘤。自然病程数据包括无症状的动脉瘤，尤其是当它们还小的时候。一般规定，与预期正常动脉直径比较，局部动脉直径增大至少50%以上时为动脉瘤，实践中由于正常动脉直径随着年龄和性别而变化，小动脉瘤的诊断并不清楚。此外，扩张范围和附壁血栓的存在可能影响此类病变的自然病程。

组织学检查方面，真性动脉瘤表现为所有三层动脉壁扩张。与之相比，假性动脉瘤壁不包含所有三个微观层次，搏动性肿块是外伤、感染或动脉吻合口破裂引起动脉壁机械性断裂的结果。多数腘动脉瘤是真性动脉瘤，然而临床实践中遇到的多数股动脉瘤是假性动脉瘤。

累及股动脉、腘动脉的真性动脉瘤与对侧肢体或其他动脉节段的动脉疾病有重要联系。例如，约1/3到一半的股动脉瘤和腘动脉瘤患者会发现累及肾下主髂动脉节段的动脉瘤。相反的，累及主髂动脉节段的动脉瘤患者也更可能发现股动脉瘤和腘动脉瘤，这一发现要求仔细评估此类患者的相关动脉瘤。

二、自然病程

退行性股动脉瘤的自然病程并不清楚，这是由于此类动脉瘤是罕见病变，通常仅当它们出现症状或因为其他目的在影像学检查中偶然发现才会引起注意。此类动脉瘤被认为是相对良性的病变，很少破裂，但是它们是栓塞物质的来源，偶尔会威胁肢体。然而当它们长大时，可能与腿肿胀或因压迫邻近股静脉或股神经刺激的疼痛有关。相反的，股动脉假性动脉瘤更为常见，由于它们扩张、破裂、血栓或栓塞的倾向，也被认为会威胁肢体。相对比，腘动脉瘤通常是退行性动脉瘤，很少破裂。然而，30%~40%患者由于动脉瘤血栓形成或源于动脉瘤的栓子闭塞远端动脉流出道，与威胁肢体的缺血有关。此倾向被认为与腘动脉瘤的大小无关，而仅与其存在与否有关。大的腘动脉瘤由于其肿块效应也会引起疼痛或水肿。

三、诊断

股动脉瘤和腘动脉瘤的诊断常常基于仔细的病史和体格检查。由于腘动脉被小腿肌肉包裹，腘动脉瘤的诊断常常比股动脉瘤更加困难，尤其是当患者肥胖时。然而在腹股沟或腘窝发现大的搏动性肿块，尤其是当患者已知有主髂动脉瘤时，需要进行影像学检查来评估股腘动脉。有时囊性病变传导动脉搏动，例如腹股沟淋巴囊肿或腘窝 Baker 囊肿，可能误诊为动脉瘤。诊断通常由影像学检查确定，并用来测量动脉瘤的尺寸和范围。超声检查是最有用的初步影像学手段，而磁共振（MR）和计算机轴向断层扫描（CAT）也是确定动脉瘤尺寸和范围的有用方法。动脉造影能够显示有关流入道和流出道的闭塞性病变，在制定外科治疗计划时有用；然而由于动脉瘤腔内存在附壁血栓，在确定动脉瘤尺寸时作用有限。尤其是存在多发性动脉瘤或广泛动脉扩张时，为了制定有效的手术策略，估计需要修复的受累动脉节段的范围很重要。局部病变可以从某节段进入，与需要股腘动脉旁路术的广泛弥散性病变相比，可以用较短的动脉移植物。对于后者，也需要修复同时存在的股动脉瘤和腘动脉瘤。

四、治疗

（一）治疗原则

治疗股动脉瘤和腘动脉瘤的 4 项基本原则如下。

（1）消灭作为栓塞物质潜在来源或者破裂出血来源的动脉瘤。

（2）当动脉瘤大而且压迫其他结构时，消灭肿块效应。

（3）持久地维持远端血供。

（4）将复发风险降至最低。

存在多发性动脉瘤时，决定同时治疗还是分节段治疗取决于威胁最大病变的优先权，病变范围和患者条件。如果解剖允许，从有症状或威胁最大的病变开始分节段治疗较好。修复股动脉瘤和腘动脉瘤的重建手术远期成功的其他重要因素有移植物材料的选择、所需旁路移植物的长度和远端流出道血管床的状态。总之，最好选择短段移植物，腘动脉区域足够的自体隐静脉较合适，股动脉部位短段人工血管较合适。

（二）手术适应证

无论何种病因，一切有症状的股动脉瘤都需要治疗已成为共识。有威胁肢体的缺血、出血或局部疼痛、压迫症状的患者需要立即行修复手术。无症状真性股动脉瘤的干预指征有些争议，这是由于此类病变的自然病程被认为相对良性。多数人会同意超过 2.5 cm 或者系列影像学检查显示逐渐增大的无症状真性股动脉瘤，都应该修复，尤其是当患者有合理的预期寿命而成为良好的外科手术候选人。小的无症状股动脉瘤必须要修复，旨在为远端旁路术修复腘动脉瘤提供平台。相似地，当近端旁路移植物置于股动脉瘤患者的股动脉区域，股动脉瘤需要修复，这是由于若将移植物肢体直接植到成瘤股动脉上，可能出现吻合口假性动脉瘤。与之相比，股动脉假性动脉瘤，尤其是现吻合口假性动脉瘤，可能更具威胁，无论是否存在症状，除非患者外科风险较高且预期寿命有限，理应采用更主动的方法处理此类病变。

一切有症状的腘动脉瘤都应迅速治疗，尤其是那些表现为威胁肢体缺血的患者。由于约40%的患者中腘动脉瘤与威胁肢体的缺血有关，其中约半数最终失去肢体，对于大的腘动脉瘤，一致意见是当诊断明确时有指征修复，然而更具争议的是小的腘动脉瘤的修复。虽然因腘动脉瘤引起并发症的发病率与动脉瘤的大小无关，但尺寸大于 2 cm、存在腔内血栓和动脉畸形被认为是与最终血栓有关的因素，是修复术的争论要点，尤其是当病变局限时。

（三）术前评估

由于此类患者年老且常常有多种相关伴发病，术前必须进行仔细的医学评估。如前所述，需要主髂动脉节段的影像学检查来定位此处动脉瘤并允许优先治疗。由于已证明冠状动脉疾病与动脉瘤之间的关系，应优先用应激试验或心导管术评估心脏。术前也应特别考虑使已有的肾和肺疾病达到最佳状态。

建议术前血管造影，说明受累动脉瘤范围和有关闭塞性疾病范围，充分计划重建术。血管造影的其他优势在于可以应用辅助溶栓治疗，某些人提倡在急性流出道或动脉瘤血栓时打开流出道血管床。当血栓形成不久时，这种方法最有效，其应用需要认真判断，尤其是在严重缺血时。由于动脉瘤含血栓容量，尤其当容量大时，与单独的闭塞性疾病相比，溶栓需要更长时间。

虽然某些股动脉瘤和腘动脉瘤建议以腔内血管技术治疗，考虑到腔内血管技术的现状，此类病变最好以开放手术技术治疗。股动脉和腘动脉需要随着髋和膝运动分别大幅度地屈曲和伸展，目前支架型人工血管不能很好地适应这些要求。此外，开放外科手术并不要求侵入任何体腔，多数患者都可以很好耐受。

（四）手术治疗

某些导管介入手术引起小的股动脉假性动脉瘤，可以在影像学诊断时成功处理，用超声引导压迫诱发假性动脉瘤血栓形成而不完全闭塞动脉本身。此方法的加强可以辅助应用超声引导将凝血酶直接注入假性动脉瘤加速血栓形成。动脉穿刺的管道和动脉缺损本身小，上述方法容易成功。当动脉缺损大，由于血栓栓塞风险，开放外科手术直接闭合动脉缺损较合适，采用一期修复还是补片血管成形术取决于缺损范围。开放修复术的优势是可以解除大血肿的压迫，如果预期长期抗凝，还应放置引流。

局限的真性股动脉瘤可以用何种技术处理，取决于动脉瘤和相关闭塞性疾病的范围。此类手术通常经股动脉上方作纵行切口。纵行切口向内侧成角约 20° 便于显露股深动脉，当向远端解剖时特别有用。对于局限于股总动脉的动脉瘤，间置短移植物就足够，也可以作为股动脉、腘动脉旁路移植物的近端吻合口或主股动脉旁路移植物的远端吻合口。对于范围更广、累及股总动脉分叉的动脉瘤（Ⅱ型），近端股深动脉或股浅动脉，笔者倾向于股总-股深动脉旁路，并用移植物跳跃至股浅动脉。如果局部几何学结构适合这种方法，另一种有用的选择是重新将股深动脉或股浅动脉与间置移植物吻合。有学者建议股深动脉或股浅动脉形成共同开口，作为间置移植物的流出道，但是可能有困难并且费时，尤其是当动脉有闭塞性疾病时。由于人工移植物材料在股动脉处功能良好，而且与股动脉尺寸匹配，因此适用，除非局部感染需要使用自体静脉材料。

吻合口假性动脉瘤可以用相似的重建术处理，重点在于保留进入股深动脉的动脉血流和缝合足够多非动脉瘤动脉组织。对于感染性吻合口假性动脉瘤的特殊病例，一般应切除感染移植物材料，建立解剖外旁路或者行自体重建术。

影响腘动脉瘤修复入路的技术因素包括累及动脉的范围和动脉瘤尺寸。有学者偏向于将患者置于仰卧位后的内侧入路，此方法在处理广泛、大或多个动脉瘤时具有灵活性，使大隐静脉和股动脉入路得以保留。内侧入路的其他优势在于允许解剖内侧肌肉组织以完全显露腘动脉，当腘动脉瘤需要切开以消灭侧支流入道或者可以清除附壁血栓以解除压迫，这一特征偶尔有用。然后可以修复半膜肌、半腱肌和腓肠肌腱，对膝关节稳定性的负面影响可以忽略不计。腘动脉后入路可以为局限的腘动脉瘤提供绝佳的显露，但是术中患者应仰卧，而且无法经股动脉或浅动脉入路，麻醉中患者体位不重新摆放要取大隐静脉有困难，小隐静脉可以备用，但是通常口径小于大隐静脉。

对于小的、局限的腘动脉瘤，结扎动脉瘤近端和远端以消灭动脉瘤栓塞可能。用短的隐静脉旁路绕过动脉瘤可以重新建立远端灌注，通常用倒置静脉移植物，在腓肠肌腱内侧头深面作解剖位隧道。近端常常作端侧吻合，而远端常常作端端吻合，取决于局部血管几何学结构。大的腘动脉瘤，在清除附壁血栓后，有足够空间可以在动脉瘤腔内间置移植物，其形式与腹主动脉瘤修复技术相似。对于累及股浅动脉的更广泛的动脉瘤，需要从股总动脉建立长的隐静脉旁路，可以根据静脉和动脉尺寸采用原位或倒置静脉移植物技术。如果自体移植物材料无法取得，人工材料可以作为第二选择。移植物应尽可能短，与隔离动脉瘤节段的目的一致。目前笔者的做法是术中连续动脉造影，在关闭腿部切口前发现与重建术有关并可纠正的问题。远端广泛血栓栓塞需要偶然行术中取栓或溶栓治疗。

（五）术后处理

股动脉瘤和腘动脉瘤修复术后，不常规抗凝，术后第一天鼓励患者下床活动。当患者不积极走动时，应鼓励抬高患肢以减轻术后水肿。当患者可以走动而且充分控制疼痛后，假如伤口愈合满意而且未置引流，患者可以出院。如果需要人工移植物，应持续用抗生素直至去除引流。

（六）并发症

股动脉瘤和腘动脉瘤修复术后并发症的特征是与患者伴发症以及重建术本身有关。择期真性股动脉瘤的死亡率很低。在笔者处理的 110 例腘动脉瘤病例中，由于相关冠状动脉疾病，8 例术后早期死亡由心脏并发症如心肌梗死和充血性心力衰竭导致的有 6 例。

与重建术本身有关的并发症包括移植物闭塞、截肢、出血、伤口并发症和感染。由于血管管径大，流出道条件好以及移植物短，股动脉瘤修复术后很少有早期和晚期移植物闭塞。腘动脉瘤修复术后通畅率，短自体静脉移植物好于长人工移植物。考虑股动脉瘤或腘动脉瘤修复术，流出道条件好时择期手术肢体挽救率高，动脉瘤血栓形成或远端栓塞导致急性肢体缺血需要急诊手术时肢体挽救率低。

据报道有一种腘动脉瘤修复术并发症发生率增加，即动脉瘤经结扎加旁路术后仍逐渐扩张。此并发症的原因是膝部侧支返流充盈，或者较为少见的远端动脉瘤腔不能充分结扎造成返流灌注，动脉瘤受到持续压力。因此，有学者倾向于在腘动脉瘤修复时，结扎所有灌注小动脉瘤腔的大侧支血管，对于大腘动脉瘤，动脉瘤减压时，清除附壁血栓后在动脉瘤腔内完成此操作更容易。

（陈云飞）

第二节 内脏动脉瘤手术

内脏动脉瘤是指腹主动脉所属各内脏动脉及其分支所产生的动脉瘤。内脏动脉瘤的发生率约占人群的0.2%，未破裂时内脏动脉瘤的总死亡率为8.5%，而瘤体破裂的死亡率高达70%~80%，按其发生频率依次为脾动脉瘤（占60%）、肝动脉瘤（占20%）、肠系膜上动脉瘤（占3.5%）、腹腔动脉瘤（占4%），尚有肾动脉瘤、胃及胃网膜动脉瘤、肠系膜下动脉瘤。内脏动脉瘤病因多为动脉硬化、感染、先天发育不良、创伤等，一般临床症状隐匿，多在其他疾病的检查中偶然发现，但部分患者以破裂为首发症状，据统计22%的内脏动脉瘤表现为外科急腹症而行急诊手术治疗。

一、脾动脉瘤手术

脾动脉瘤多发于脾动脉远端1/3及近脾门处，此型约占78%，包括部分位于脾实质中的动脉瘤，位于脾动脉近端及中1/3者相对较少。因此，依照脾动脉瘤与脾动脉主干的关系将其分为3型：近脾门型、远离脾门型及中间型，以第一种最常见。

脾动脉瘤常见的原因有妊娠、动脉粥样硬化、中层纤维结构异常、门静脉高压症、外伤、炎症等。

（一）临床表现

脾动脉瘤的临床表现，因多数无症状，故早期诊断较为困难，少数患者表现为左上腹或中上腹部不适乃至钝痛。瘤体破裂可有先驱症状：间歇性的左季肋区或左上腹部疼痛，偶感左肩背部放射性疼痛，还可伴有 Kehr 征。脾动脉瘤以破裂为首发症状时，部分患者可直接破入腹腔内引起失血性休克。有时可表现为"二次破裂"现象，即脾动脉瘤破入小网膜囊，此时有晕厥、低血压、季肋部疼痛，当血块充满小网膜囊后，破裂口因填塞作用而止血。当血凝块从 Winslow 孔脱出后，血液流入腹膜腔，此时患者腹痛突然加剧，并可因血液沿右结肠旁沟流向右下腹部而出现该区疼痛，并出现低血压、失血性休克，腹腔穿刺可以抽出不凝固血液。动脉瘤如破入消化道可引起消化道出血，并出现明显贫血，甚至休克。

在体征方面，查体有时可扪及肿大的脾脏，瘤体较大时可于左上腹触及搏动性肿块，左上腹部可闻及血管杂音。在伴有门静脉高压症的病例，可扪及肿大的脾脏，伴有胰腺炎时，有时可触及胰腺假性囊肿的囊性包块。急性破裂时临床上表现出腹腔内出血及失血性休克的体征。

（二）诊断

主要靠各种影像学方法，如腰部 X 线平片。58%~72%的脾动脉瘤伴有钙化，腹部平片常可发现左上腹部曲线形或环状不透亮区域的钙化灶。彩色超声多普勒检查可显示瘤体的大小、破裂和瘤体内血流的变化情况。腹部 CT 扫描可了解动脉瘤的大小、与周围脏器关系等，可对动脉瘤的成因提供一些依据。选择性腹腔动脉造影，可确切了解脾动脉瘤的部位、大小、范围及与邻近器官的关系，并可了解脾动脉瘤是单发或多发、脾内型或脾外型以及是否合并其他部位内脏动脉瘤，是术前诊断及制定手术方案的最重要手段。

（三）手术治疗

1. 手术适应证

（1）症状明显，伴有急剧左上腹疼痛的患者，疑有破裂先兆或腹腔内出血者，应急诊手术。

（2）育龄期患者应在怀孕前择期手术。孕妇即使无症状，一经确诊，应尽早择期手术。

（3）动脉瘤一经诊断且直径 >20 mm，只要患者周身状况允许应手术治疗。

（4）脾动脉瘤逐渐增大者，应尽早手术。

2. 手术步骤

（1）传统切除手术。

1）麻醉：全身麻醉。

2）体位：仰卧位，左腰背下垫枕。

3）切口：左肋缘下做斜切口或左上腹 L 形切口。

4）如瘤体靠近腹腔动脉侧，远离胰腺时，可切除瘤体，移植血管重建脾动脉。

5）如瘤体紧靠胰腺，则行脾动脉瘤远、近端动脉结扎术。脾脏是血供十分丰富的器官，有很广泛的侧支循环，结扎脾动脉不会引起脾脏缺血、坏死。胃短动脉和胃网膜左动脉是最主要的侧支血管，手术时需要保留。

6）脾动脉破入脾静脉形成脾动静脉瘘，造成肠系膜窃血综合征，或门静脉高压症食管下端静脉破裂出血，脾动脉瘤破入胃、结肠时，手术应同时处理继发病变，行胃、结肠部分切除；破入胰腺及主胰管可合并切除部分胰腺；急慢性胰腺炎时应同时处理胰腺病变及血管病，肝移植术中发现的脾动脉瘤应同时切除。

妊娠时，对多产及高血压、动脉纤维发育不良等病史阳性孕妇应加强监护与检查。脾动脉瘤小者，可继续妊娠并住院观察，适时选择剖宫产分娩，同时处理脾动脉瘤；瘤体大时，应果断中止妊娠。育龄妇女检查发现脾动脉瘤者，应尽可能在妊娠前择期手术切除。

（2）保脾技术。由于脾脏的重要免疫功能，手术时应尽可能保全脾脏，这对于儿童及肝移植术后免疫抑制使用者尤为重要。脾脏的双重血液循环通路是保留性脾手术的关键与基础。脾动脉切断后也可对端吻合或自体血管移植脾动脉重建。脾动脉是胰体尾的重要血供来源，游离脾动脉瘤体时应防止胰腺缺血。保留脾脏者，术中应仔细确认脾脏血运无障碍，有异常时应及时检查补救，切不可勉强保脾。保留的脾脏应定期复查超声、CT 或核素扫描，以判断脾功能状况。

（3）介入手术。近年来，介入医学的发展日新月异，为脾动脉瘤提供了新的治疗手段。大量临床报道证实，动脉栓塞是择期处理脾动脉瘤的有效方法，成功率达85%，尤其适用于无法耐受手术者或高危患者。栓塞疗法的基本原理是将动脉瘤的供血通道加以阻断，导致瘤腔内血栓形成并机化。一般采用 Seldinger 插管法。常用钢圈作为栓塞物，栓塞的部位应尽量靠近脾动脉瘤，对破裂性脾动脉瘤，脾动脉栓塞术能达到紧急止血的目的，并可为择期手术创造条件。一般瘤体近端脾动脉干 <7 mm 时，先用直径 8 mm 的钢圈栓塞，如能成功停留于近端主干，再加一至二枚完全栓塞主干。如钢圈不能停留而入瘤腔或其远端，可用 3~5 mm 钢圈数枚，栓塞脾门动脉。因介入栓塞需在放射透视下进行，故不宜用于孕妇。也可应用内支架支撑于脾动脉瘤的近远端动脉，以达到动脉瘤与动脉血流隔绝的目的。此方法手术创伤小，免于开腹，又可以保留脾脏的血运，具有广阔的发展前景。

1）手术禁忌证：全身感染、脓毒血症，可引起脾脓肿；全身衰竭、严重出血倾向者；碘剂过敏者；孕妇。

2）手术并发症：发热；脾脓肿；脾梗塞；左侧胸腔积液、肺炎；栓塞剂反流入其他脏器引起梗死，如胰腺炎；损伤动脉内膜形成假性动脉瘤等。

（4）腹腔镜手术。在左锁骨中线上和脐下各置 10 mm 套管，在中上腹和左上腹外侧各置 5.5 mm 套管。电凝钩打开胃大弯侧网膜组织，进入胃后区小腹膜腔，见一扭曲而明显扩大的脾动脉瘤自胰腺上缘凸出，确切游离后双重结扎和贯穿缝扎。动脉结扎按改良型 Roeder 方法，即用缝线绕过动脉后将线的两端提出套管外，采用腔外打结法，收紧缝线完成结扎，可再加贯穿缝扎，在两缝线之间切开动脉。术后影像学检查确定动脉瘤无血流，无并发症发生。Makoto 等人于 1993 年首次应用腹腔镜对脾动脉瘤进行结扎。适于脾动脉明显扭曲且突出于胰腺的患者，术后效果良好。国内也有应用腹腔镜治疗脾动脉瘤的报道。

1）禁忌证：血流动力学不稳定，不能耐受二氧化碳气腹者；积血或胀气不能再做气腹者；有多次腹部手术者，腹腔粘连严重者；有颅内压增高表现者。

2）并发症：操作器械机械性损伤；出血；气体栓塞；膈下感染、脓肿；急性胰腺炎；肺炎、肺不张等；下肢深静脉血栓及并发肺栓塞。

3. 并发症

（1）腹腔内出血，由于术中损伤血管或处理不当引起。

（2）胸腔积液、膈下脓肿、肺不张、肺炎，为术后发热的常见原因，由于膈下广泛被剥离、呼吸受限制等引起。

（3）血小板增多症、血管栓塞，由于脾切除引起，血小板一般在 1~3 周内恢复正常，早期应用小剂量阿司匹林可预防血管栓塞。

（4）难治性血小板减少症，认为是脾切除后副脾增生肥大引起。

（5）脾热，体温一般为 38.5~39℃，多在 1 个月内自行消退，症状明显者可口服非甾体抗炎药。

（6）水、电解质平衡紊乱，多见于大出血而发生失血性休克的患者。

二、肝动脉瘤手术

肝动脉瘤发病率在内脏动脉瘤中居第 2 位，约占所有内脏动脉瘤的 20%，患者高发年龄为 50~70 岁，男女发病比例为 2：1，常为孤立性。肝外型占 80%，其中肝总动脉占 63%，肝右动脉占 28%，肝左动脉占 5%，肝左、右动脉均累及约占 4%，肝内型占 20%，以右侧最为多见。

（一）临床表现

肝动脉瘤的临床表现，在症状方面是隐匿的，有时出现右上腹部隐痛，常无特异性的临床表现。急性扩张时可引起右上腹部剧烈疼痛，并向腰背部放散，进而压迫胆道可引起梗阻性黄疸，压迫胰管可导致继发性胰腺炎。很多患者以急性破裂为首发症状。依其破裂方式不同，临床表现有所差别。破入胆道可出现典型的 Quincke 三联征——胆绞痛、上消化道出血和梗阻性黄疸。破入腹腔表现为腹腔内出血和失血性休克。肝动脉瘤很少破入十二指肠导致上消化道出血，也很少破入门静脉引起门静脉高压和食管静脉曲张。

在体征方面，肝动脉瘤较大的患者在右上腹部可触及搏动性包块。大多数胆道出血患者有发热，少数可表现为胆囊肿大或上腹部包块，破入腹腔者可以出现腹腔内出血和失血性休克的体征。

（二）诊断

对肝动脉瘤的诊断，主要依靠彩色多普勒超声、CT 检查、选择性腹腔动脉造影、MRI 和 MRA、X 线检查等，实验室检查常缺乏特异性，可有血清中肝脏转氨酶及淀粉酶的水平升高，大便潜血阳性，白细胞升高。

由于肝动脉瘤症状、体征不明显，影像学检查是确诊的主要手段。而对于肝动脉瘤突发破裂，发生腹腔内出血、失血性休克时，剖腹探查常是及时准确的诊断及治疗方法。

（三）治疗

肝动脉瘤手术治疗迄今已有百余年的历史。Kehr 于 1903 年率先用肝动脉结扎法治愈了肝动脉瘤。1951 年，Paul 等应用血管重建术治疗肝动脉瘤获得成功。

1. 适应证

肝动脉瘤的破裂率为 20%，病死率高达 35%。因此，肝动脉瘤一经诊断，如情况允许，均应手术治疗。

2. 手术步骤

患者取仰卧位，右肋下垫枕。常采用右上腹经腹直肌切口或右肋缘下斜切口。

（1）传统开腹手术：根据肝动脉瘤的位置变化，采用不同的术式。

1）胃十二指肠动脉近端的肝动脉瘤，由于侧支循环丰富（主要是肠系膜上动脉和胃十二指肠动脉之间的侧支循环），可行瘤体结扎或结扎加切除术，不影响肝脏的血供，故不需要血管重建。

2）位于胃十二指肠动脉远端的肝动脉瘤则需血管重建术，通常选用自体静脉或人工血管，行瘤体结扎或结扎加切除术后，进行间置或旁路架桥手术，恢复肝动脉血运。

当肝总动脉同时受累不适于作为流入道时，可结扎并切除动脉瘤行十二指肠后主动脉-肝动脉旁路移植术。

对于无肝脏疾病的患者，如果暂时阻断肝动脉后肝脏表面无变色（提示无明显缺血），不需进行瘤体远端血管重建术，如果上述操作使肝脏血流减少很明显，则必须重建血运。

3）对肝内动脉瘤来说，结扎所有供应动脉瘤的侧支血管是手术成功的关键，如果结扎失败或肝内巨大动脉瘤可行动脉瘤所在肝叶或肝段切除术。

（2）介入治疗：1976 年，Walter 等首次应用肝动脉栓塞治疗肝动脉破裂成功。此技术的优点是，栓塞前的肝动脉造影可明确动脉瘤及出血部位、肝动脉解剖变异，从而避免肝动脉结扎的盲目性；微创；非开腹手术。对于高危患者、远端肝动脉瘤或感染性动脉瘤及破裂性动脉瘤的患者，经介入行动脉栓塞术成为治疗肝动脉瘤的有效手段，成功率达 76%，既能达到紧急治疗的目的，也能为手术切除创造条件。如果动脉栓塞失败，部分肝叶切除可解决肝内动脉瘤引起的出血。①肝总动脉栓塞术，适用于瘤体位于肝总动脉、胃十二指肠动脉近侧的肝动脉瘤。②瘤体栓塞术，适用于瘤颈有较明显变化者。③血管内支架置入术，适用于瘤体较大者，胃十二指肠动脉近侧及远侧肝动脉瘤均可用。

1）禁忌证：瘤颈过大者因栓塞后不易形成血栓效果不满意；无明显瘤颈者无法施行该技术，所以都不宜行栓塞治疗。

2）并发症：发热，肝功能异常，局部肝坏死，肝脓肿，败血症，栓塞剂反流入其他脏器引起梗死等。

三、肾动脉瘤手术

肾动脉瘤的发病率为 0.01% ~ 0.1%，50% ~ 80% 病例同时伴有肾性高血压。临床将肾动脉瘤分为非夹层性（囊状、梭形肾动脉瘤和肾内动脉瘤）和夹层性肾动脉瘤两类。

（一）非夹层性肾动脉瘤

非夹层性肾动脉瘤（囊状、梭形肾动脉瘤和肾内动脉瘤）男女发病比例约 1∶1.2，常为右肾受累。临床上最常见的是囊状动脉瘤，约有 75% 位于肾动脉的一级或二级动脉分叉处，囊壁可有部分钙化，容易破裂；其次为梭形动脉瘤，常伴有肾动脉狭窄，狭窄的近远端扩张，较少累及分叉部；肾内动脉瘤仅占 10% 以下，常为多发细小的动脉瘤。

其病因与病理变化主要有：动脉粥样硬化、先天性、创伤、感染等。

1. 临床表现

主要症状有，高血压引起的头晕、视物模糊，还可有肉眼血尿，肾动脉瘤扩张或栓塞造成肾梗死时症状明显，常有明显腹痛、腰痛。肾动脉瘤破裂时常表现失血性休克症状。

在体征方面，腹部听诊可有血管杂音，因肾动脉瘤体较小，触及腹部搏动性包块的情形少见。急性破裂时可出现腹腔内出血及失血性休克的体征。

2. 诊断

诊断依靠腹部 X 线平片、彩色超声多普勒、肾动脉造影、静脉肾盂造影等。其他如尿常规，内生肌酐清除率，血尿素氮、肌酐等检查，可以帮助了解肾脏功能情况。CT 有助于肾动脉瘤的诊断，并了解邻近关系。有条件作磁共振（MR）检查，对于肾动脉瘤的诊断也有帮助。

对临床上出现高血压、血尿、腹痛、腹部杂音的患者，应警惕肾动脉瘤的可能，通过彩色超声多普勒及肾动脉造影、IVP 常可确定诊断。

3. 治疗

对其治疗，因肾动脉瘤随瘤体直径增加，破裂倾向增大，一旦破裂常不可避免地需行肾切除术。肾动脉瘤在妊娠期破裂率高，可造成 85% 的胎儿死亡和 45% 母亲死亡。手术仍然是治疗肾动脉瘤的主要手段，对于不适合手术的患者，应通过内科治疗控制血压和保护肾脏功能。

（1）手术适应证：①所有有症状的肾动脉瘤；②合并肾动脉狭窄的肾动脉瘤；③合并肾动脉远端栓塞的肾动脉瘤；④孕妇或育龄期患者；⑤肾动脉瘤直径大于 1.5 cm，非钙化性动脉瘤。

（2）手术步骤：手术原则是切除肾动脉瘤、尽最大可能保留肾脏血运和维持正常的肾功能。

1）体位：仰卧位。

2）切口：常采用左、右上腹经腹直肌切口或腹正中切口。

3）手术步骤。对位于肾动脉主干或偶尔累及分叉起始部的单个动脉瘤，可切除动脉瘤外加修补术。

对累及肾段动脉的动脉瘤，切除动脉瘤后，直接将受累动脉移植于邻近未受累动脉或利用自体大隐静脉行肾血管重建术，对于肾动脉瘤切除后肾动脉太短或合并肾动脉狭窄时，可利用大隐静脉或人工血管行主动脉-肾动脉旁路移植术。

若肾动脉瘤累及肾门，呈多发性时，可将动脉瘤逐个切除，然后用大隐静脉或下腹部血管进行重建。但对于破裂性肾动脉瘤，肾切除可能是唯一选择。对肾内动脉瘤，有时需要部分肾切除甚至全肾切除，但需保证对侧肾脏功能良好。

（二）肾动脉夹层动脉瘤

男女发病比约 10∶1，右肾多于左肾，约 1/3 的患者为双侧性。原发性肾动脉夹层动脉瘤易发生于肾动脉近端与第一级分支的近端之间，可自发产生或由腹部钝性损伤、腔内插管引起，也可以是主动脉夹层动脉瘤延续所致。

1. 临床表现

腰腹疼痛、血尿和高血压通常是急性肾动脉夹层动脉瘤的主要表现。慢性期通常为肾动脉受损和肾血管性高血压。

在体征方面，腹部听诊可有血管杂音，因肾动脉瘤体较小，触及腹部搏动性包块的情形少见。急性破裂时可出现腹腔内出血及失血性休克的体征。

2. 诊断

对其诊断主要依靠彩色超声多普勒、CT、肾动脉照影、经静脉肾盂造影等。对临床上出现高血压、血尿、腰腹疼痛、腹部杂音的患者，应警惕肾夹层动脉瘤的可能。通过彩色超声多普勒及肾动脉造影常可明确诊断。

3. 治疗

保存肾脏是治疗的宗旨。

（1）手术适应证：对原发性夹层动脉瘤，如果有引起肾血管性高血压和肾功能受损的狭窄或阻塞时，主张积极手术治疗。

（2）手术步骤。

1）体位：仰卧位。

2）切口：常采用左、右上腹经腹直肌切口或腹正中切口。

3）手术步骤。可用大隐静脉或髂内动脉进行血管重建。

部分病例适合采用非原位肾移植术，即在低温肾灌注下切除患侧肾脏，移植于同侧髂血管上。巨大肾动脉瘤的手术治疗有时难度很大，特别是左肾动脉的巨大动脉瘤有时类似胸腹主动脉瘤的治疗难度。

晚期修补适用于持续性高血压和肾功能受损的患者。

近年来随着介入治疗的发展，动脉栓塞术和应用血管内支架等技术治疗肾动脉瘤报道逐年增多，但其远期疗效仍在探讨中。

四、肠系膜动脉瘤手术

肠系膜动脉瘤是指肠系膜上、下动脉及其分支扩张形成的动脉瘤，肠系膜上动脉瘤多见，发病率约占内脏动脉瘤的 5.5%，男女发生率相等。根据病变部位不同分为肠系膜上动脉瘤、肠系膜下动脉瘤和分支动脉瘤。

（一）肠系膜上动脉瘤

肠系膜上动脉瘤（SMAA）发生率居内脏动脉瘤第 3 位，占其总数的 5% ~8%。其好发部位多位于肠系膜上动脉起始端 5 cm 以内，多为囊状动脉瘤或梭形动脉瘤。男性发生率略高于女性，约占 63% 左右。平均发病年龄为 52 岁，13~87 岁均有病例报道。

其病因主要有感染、动脉粥样硬化、肠系膜上动脉夹层形成、中膜退行性病变、外伤、医源性损伤等。

1. 临床表现

动脉瘤引起的肠道缺血或破裂出血是其主要临床表现。疼痛是最常见的症状，约 67% 患者会出现渐进性的局限于上腹部的疼痛，可为阵发的绞痛或持续的隐痛，有时向腰背部放散。还可以有消化不良、腹胀等慢性肠缺血的表现。其他症状还包括发热、恶心、呕吐、胃肠道或胆道出血、黄疸、慢性贫血及体重减轻等。

大于 50% 的肠系膜上动脉瘤最终会发生破裂，因为发病位置靠近腹主动脉，出血往往迅猛，可形成急性的腹膜后巨大血肿，或引起严重的腹腔内出血、胃肠道大出血等。临床上表现为突发的上腹及腰背疼痛，可伴有恶心、呕吐等消化道症状，常导致患者发生失血性休克，甚至突发死亡。

在体征方面，大部分患者无明显体征，27% 的患者在查体时会发现柔软、移动度很好的可能有搏动的肿物，听诊可以听到杂音。

2. 诊断

对其诊断，主要依据腹部 X 线平片、多普勒超声检查、CT 检查、MRI 和血管造影等。

肠系膜上动脉瘤的自然进程是渐进性生长、扩张，在直径很小时即可发生破裂，破裂后患者病死率在 30% 以上，而且其并发的动脉内夹层或动脉瘤内血栓形成乃至脱落栓塞可导致肠管缺血、坏死。因此，目前认为，肠系膜上动脉瘤一经诊断，无论瘤体大小，均应手术治疗，其目的是解决肠管的缺血问题，挽救患者生命。

3. 治疗

肠系膜上动脉瘤外科手术原则是切除病变动脉瘤，并重建供血动脉。手术治疗通常采用经腹膜腔或腹膜后入路。经腹膜腔入路需要切开横结肠系膜根部并向上游离、操作时间短，可以充分暴露病变部位，迅速处理难以控制的大出血；经腹膜后入路创伤小、恢复快，适合于局限的腹膜后血肿且全身状况良好的患者或择期手术患者。

（1）肠系膜上动脉主干动脉瘤：特别是怀疑侧支血运不足的病例，行瘤体切除、动脉重建术是必须的。如果动脉瘤没有感染，可以应用自体静脉或人工血管行主动脉-肠系膜上动脉旁路移植或其他血管重建术，因肠缺血易致移植血管感染，故以自体大隐静脉或髂内静脉作为首选移植物；在处理感染性动脉瘤或有肠缺血情况存在的动脉瘤时，动脉瘤结扎旷置近远端动脉血管旁路术或自体静脉与邻近动脉旁路移植手术也可以适当采用；如果肠系膜动脉的根部是正常的，也可以在动脉瘤切除后采用自体静脉原位单纯重建肠系膜上动脉；对于瘤颈较小、相邻肠系膜上动脉管壁结构尚完好的囊性动脉瘤，单纯行动脉瘤内缝术也可以考虑应用。

（2）肠系膜上动脉分支动脉瘤：可单纯结扎或切除动脉瘤，切除后需观察肠管活力 20~30 分钟，如肠管活力可疑或不佳，应将该动脉所供血的肠段一并切除。

介入治疗：导管的超选技术和金属丝的应用使定位和治疗肠系膜上动脉以及其分支动脉的动脉瘤成为可能。在术前造影明确远端脏器有丰富侧支循环供血时，通过充填动脉瘤或使动脉瘤颈闭塞来治疗，并成功避免肠缺血的发生。对于外科手术很难探查到的黏膜下动脉瘤或小动脉瘤，以及没有外科手术条件或外科手术失败的患者，经导管的动脉瘤栓塞术非常适合。但由于仍有肠梗死的潜在危险，经导管栓塞治疗在临床上并不常用。

（二）肠系膜下动脉瘤

肠系膜下动脉瘤（IMAA）十分罕见。病因通常为动脉粥样硬化或相应部位胸/腹主动脉瘤导致肠系膜上动脉及腹腔干动脉狭窄或闭塞，上腹部脏器血运供应不足，肠系膜下动脉作为侧支供血动脉代偿蜿蜒扩张所致。

本病多无明显临床表现，有报道患者有轻微腹部不适，可伴随腹泻、慢性血便、体重减轻等症状。常在外科手术前或进行其他相关疾病造影检查时发现肠系膜下动脉蜿蜒状动脉瘤，扩张的血管逆行向结肠、空肠甚至上腹部脏器供血。

因为存在临床症状及潜在的破裂危险，因此一旦发现，应处理相关疾病，恢复脏器血运同时手术切除动脉瘤，人工血管重建肠系膜下动脉以恢复其供血能力。因不能除外切除相应结肠可能，术前需肠道准备。对侧支血运完好的局限动脉瘤，也可在结肠缺血耐受试验后仅行动脉瘤切除术。

五、胃动脉瘤与胃网膜动脉瘤手术

胃动脉瘤（GAA）占内脏动脉瘤的4%，胃网膜动脉瘤（GEAA）仅占0.4%，绝大多数胃动脉瘤和胃网膜动脉瘤是孤立的，可发生在胃网膜动脉、胃十二指肠动脉或胰十二指肠动脉，多为真性动脉瘤。男女发病比例约为3：1，多在60~70岁发病。

（一）临床表现与诊断

一般胃动脉瘤和胃网膜动脉瘤直径并不大，所以通常并无临床症状，只有少数迅速增大的动脉瘤可以有放射至肩背的上腹痛，有些还会被原发疾病诸如胰腺炎、胰腺假性囊肿或胆管炎等所掩盖。胃动脉瘤和胃网膜动脉瘤破裂率高达90%，即使很小的动脉瘤也有可能破裂。因此，临床上尽管有些胃动脉瘤和胃网膜动脉瘤是因为出现相关症状进行检查或在其他疾病的造影中被偶然发现的，但仍有90%的患者是以意想不到的破裂导致的出血或失血征象作为首发症状而被诊断。

以破裂作为首发症状的胃动脉瘤及胃网膜动脉瘤患者，其中2/3动脉瘤破入胃腔，表现为上消化道出血；另外1/3破裂至腹膜腔，表现为自发腹膜腔出血或腹膜后血肿；也有少数胆道出血、胃壁内血肿，与伴行静脉形成动静脉瘘甚至发生胸腔积液，形成食管旁血肿的报道。胃动脉瘤和胃网膜动脉瘤破裂常伴有大出血，可发生血流动力学紊乱甚至失血性休克，病死率为70%。紧急发病的患者，70%出现上消化道出血，30%表现为危及生命的自发腹膜腔内出血。

胃壁内黏膜下微动脉瘤破裂是导致上消化道出血的主要原因，胃壁外动脉瘤和胃网膜动脉瘤则以发生自发性腹腔内出血或形成腹膜后血肿多见。

诊断的依据是腹腔动脉造影、选择性内脏动脉造影、CTA和MRA等。

（二）治疗

鉴于动脉瘤破裂这种严重并发症的存在，因此建议对所有的胃动脉瘤及胃网膜动脉瘤，一旦确诊，无论动脉瘤破裂与否，都应积极外科治疗。动脉瘤治疗的具体实施既要考虑患者的状态和动脉瘤的定位，又要考虑手术的风险和病死率。

1. 手术治疗

表现为破裂的患者因为发生致命性大出血，常需要紧急处置。胃及胃网膜动脉血流丰富，有发达的侧支循环，因此对胃壁外动脉瘤和胃网膜动脉瘤的手术多为结扎而不是重建，特别是对那些生命体征不稳定的患者一般不需要血管吻合或移植，仅需手术结扎动脉瘤远近端，切除动脉瘤；对破入胃壁的胃动脉瘤或胃壁内出血的黏膜下微动脉瘤，可以楔形切除出血部位；如果血肿破坏胃壁较多，则应行胃次全切除术切除出血部位及血肿。通常处理这些患者除切除或闭塞动脉瘤外，还应处理相应的原发病变，例如治疗继发于胰腺假性囊肿的动脉瘤，应行胰腺假性囊肿的内引流手术。

2. 介入治疗

对于距离主干较近、可行超选择性插管的动脉瘤，可以应用经皮穿刺小动脉选择性栓塞来治疗。介入栓塞可以是钢圈填塞动脉瘤、钢圈远近端阻断"结扎"动脉瘤，或通过导管注入生物胶填塞破裂出血的动脉瘤。因为有可能发生再通或栓塞不完全，多交通支动脉瘤的治疗对栓塞术是一种考验，该技术应用于胃动脉瘤和胃网膜动脉瘤时要考虑局部血管解剖因素。

3. 腹腔镜治疗

对于破裂进入腹腔的自发性出血病例，若定位明确、出血不多，也可施行腹腔镜手术结扎瘤变动脉远近端，达到止血或预防远期破裂的目的。

总之，若动脉瘤破裂，传统的外科手术多半是必须的。对于无症状的动脉瘤，择期外科治疗是一种安全有效的方法，经皮穿刺动脉瘤栓塞术及腹腔镜动脉瘤结扎术作为可以替代外科手术的治疗技术，正逐渐显示出优势。

六、胃十二指肠、胰十二指肠动脉瘤

胃十二指肠动脉瘤约占内脏动脉瘤的 1.5%，胰十二指肠动脉瘤约占内脏动脉瘤的 2%。这些胰周围动脉瘤是所有内脏动脉瘤中最难处理的。

（一）临床表现与诊断

绝大多数患者有上腹部疼痛和不适感，可能与原有胰腺病变有关，无症状的动脉瘤少见。有 65% 的动脉瘤破裂出血直接进入胃肠道，引起呕血和黑便。也有一些出血经胰胆管间接进入肠道，只有少数是出血进入腹腔表现为急腹症。

胰十二指肠动脉瘤的常见症状是腹痛，有的表现为全腹痛或局限性的上腹痛，与胃、胆道或胰腺疾患的疼痛相似，或伴有消化不良、黄疸等症状。胃十二指肠动脉瘤可压迫其周围组织而产生疼痛、黄疸或出血。黄疸除可因该动脉瘤压迫胆总管外，也可能由于动脉瘤破入胆道后，血块堵塞胆道而造成阻塞性黄疸。

胃十二指肠动脉瘤和胰十二指肠动脉瘤约半数发生破裂（出血可发生于 75% 炎性病变和 50% 非炎性病变），破裂出血可以到腹腔、腹膜后、胃肠道、胰胆管等，出现相应的临床症状，破裂死亡率达 50%。

（二）治疗

胃十二指肠动脉瘤的手术较为简单，即游离胃窦的远端和十二指肠就能结扎或切除该动脉瘤。

　　胰十二指肠动脉瘤的手术有一定困难，据报道手术死亡率将近50%，须根据具体情况采用动脉瘤结扎、切除或者根治性的胰十二指肠切除。位于胰十二指肠上动脉的动脉瘤经游离十二指肠与进一步解剖胰头后可达到结扎或切除的目的。由于胰十二指肠动脉通常（60%～70%）来源于肠系膜上动脉，而且胰十二指肠下动脉的前下支与后下支都紧贴胰实质，因此胰十二指肠下动脉瘤的手术时势必部分切除胰腺而施行部分胰十二指肠切除，手术并发症与死亡率均很高。对于处理困难的胰十二指肠下动脉瘤，术中做选择性动脉造影，将造影结果与手术所见相参照，明确病变的位置，然后把动脉瘤的近端（包括供血的侧支）予以结扎后，再重复动脉造影。如不再显示原可见的病变，说明结扎有效。此法比胰十二指肠切除简便，手术死亡率低，远期效果好，一般无并发症。

（高　兵）

参考文献

[1]王宇. 普通外科学高级教程［M］. 北京：人民军医出版社，2015.

[2]杨雁灵. 普通外科基础手术精讲［M］. 北京：科学出版社，2017.

[3]李春雨，汪建平. 肛肠外科手术学［M］. 北京：人民军医出版社，2015.

[4]赵玉沛，陈孝平. 外科学［M］. 北京：人民卫生出版社，2015.

[5]林擎天. 普通外科临床解剖学［M］. 上海：上海交通大学出版社，2015.

[6]张福先，张玮，陈忠. 血管外科手术并发症预防与处理［M］. 北京：人民卫生出版社，2016.

[7]李南林，凌瑞. 普通外科诊疗检查技术［M］. 北京：科学出版社，2016.

[8]刘新文. 临床普通外科诊疗指南［M］. 西安：西安交通大学出版社，2015.

[9]钱锋. 实用胃癌手术图解操作要领与技巧［M］. 北京：人民卫生出版社，2015.

[10]苗毅. 普通外科手术并发症预防与处理［M］. 4版. 北京：科学出版社，2016.

[11]金中奎. 胃肠外科围术期处理［M］. 北京：人民军医出版社，2015.

[12]杨玻，宋飞. 实用外科诊疗新进展［M］. 北京：金盾出版社，2015.

[13]蒋米尔. 临床血管外科学［M］. 北京：科学出版社. 2016.

[14]王存川. 普通外科手术图谱［M］. 北京：科学出版社，2015.

[15]王春林. 精编临床普通外科诊疗新进展［M］. 西安：西安交通大学出版社，2015.

[16]王国斌，陶凯雄. 胃肠外科手术要点难点及对策［M］. 北京：科学出版社，2018.

[17]王天宝. 胃肠手术策略与操作图解［M］. 广州：广东科技出版社，2016.

[18]卫洪波. 胃肠外科手术并发症［M］. 北京：人民卫生出版社，2016.

[19]吴孟超，吴在德. 黄家驷外科学［M］. 8版. 北京：人民卫生出版社，2021.

[20]张启瑜. 钱礼腹部外科学［M］. 2版. 北京：人民卫生出版社，2017.

[21]王锡山，汪建平. 结直肠外科名家手术精粹［M］. 北京：人民卫生出版社，2021.